(2015)

10	11	12	13	14	15	16	17	18	族／周期
								2 He ヘリウム 4.002602	1
			5 B ホウ素 10.806～ 10.821	6 C 炭素 12.0096～ 12.0116	7 N 窒素 14.00643～ 14.00728	8 O 酸素 15.99903～ 15.99977	9 F フッ素 18.998403163	10 Ne ネオン 20.1797	2
			13 Al アルミ ニウム 26.9815385	14 Si ケイ素 28.084～ 28.086	15 P リン 30.973761998	16 S 硫黄 32.059～ 32.076	17 Cl 塩素 35.446～ 35.457	18 Ar アルゴン 39.948	3
Ni ケル 6934	29 Cu 銅 63.546	30 Zn 亜鉛 65.38	31 Ga ガリウム 69.723	32 Ge ゲルマ ニウム 72.630	33 As ヒ素 74.921595	34 Se セレン 78.971	35 Br 臭素 79.901～ 79.907	36 Kr クリプトン 83.798	4
Pd ジウム 6.42	47 Ag 銀 107.8682	48 Cd カドミウム 112.414	49 In インジウム 114.818	50 Sn スズ 118.710	51 Sb アンチモン 121.760	52 Te テルル 127.60	53 I ヨウ素 126.90447	54 Xe キセノン 131.293	5
Pt 白金 .084	79 Au 金 196.966569	80 Hg 水銀 200.592	81 Tl タリウム 204.382～ 204.385	82 Pb 鉛 207.2	83 Bi* ビスマス 208.98040	84 Po* ポロニウム (210)	85 At* アスタチン (210)	86 Rn* ラドン (222)	6
Ds* ーム 81)	111 Rg* レントゲ ニウム (280)	112 Cn* コペルニ シウム (285)	113 Uut* ウンウン トリウム (284)	114 Fl* フレロ ビウム (289)	115 Uup* ウンウン ペンチウム (288)	116 Lv* リバモ リウム (293)	117 Uus* ウンウン セプチウム (293)	118 Uuo* ウンウン オクチウム (294)	7

| Gd
ドリ
ウム
7.25 | 65 Tb
テルビウム
158.92535 | 66 Dy
ジスプロ
シウム
162.500 | 67 Ho
ホルミウム
164.93033 | 68 Er
エルビウム
167.259 | 69 Tm
ツリウム
168.93422 | 70 Yb
イッテル
ビウム
173.054 | 71 Lu
ルテチウム
174.9668 | | |
| Cm*
リウム
247) | 97 Bk*
バーク
リウム
(247) | 98 Cf*
カリホル
ニウム
(252) | 99 Es*
アインス
タイニウム
(252) | 100 Fm*
フェル
ミウム
(257) | 101 Md*
メンデレ
ビウム
(258) | 102 No*
ノーベ
リウム
(259) | 103 Lr*
ローレン
シウム
(262) | | |

元素については放射性同位体の質量数の一例を（ ）内に示した．ただし，Bi，Th，Pa，Uに

数値あるいは変動範囲で示されている．原子量が範囲で示されている12元素には複数の安定
が与えられない．その他の72元素については，原子量の不確かさは示された数値の最後の桁

放射薬品学

共著

小佐野博史
志村　紀子
原武　　衛
坂本　　光
奈良場博昭
岸本　成史
小原　東也

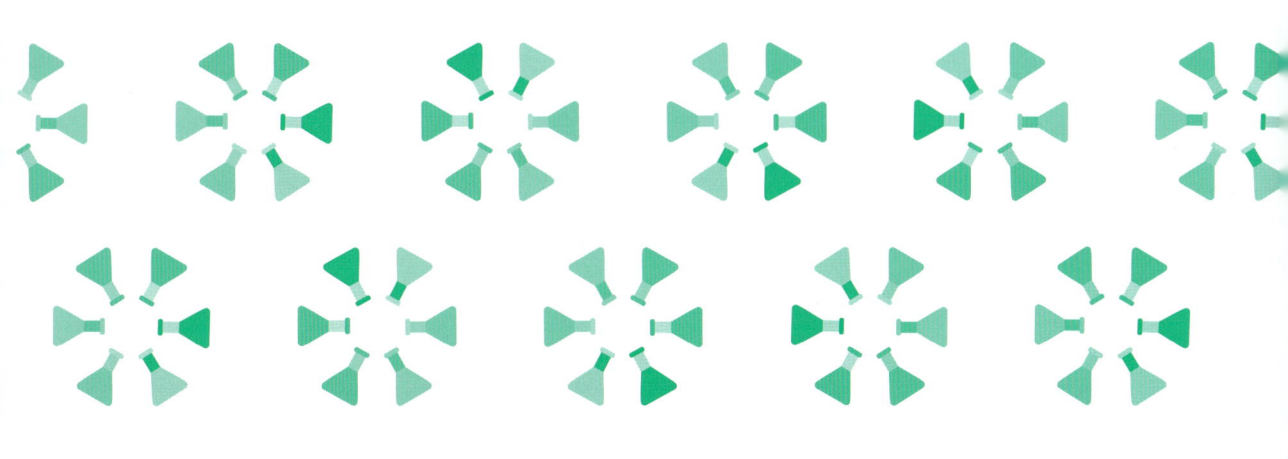

南江堂

執筆者 (執筆順)

小佐野博史	こさの ひろし	帝京大学薬学部 名誉教授
志村　紀子	しむら のりこ	奥羽大学薬学部 教授
原武　　衛	はらたけ まもる	崇城大学薬学部 教授
坂本　　光	さかもと ひかる	北里大学薬学部 講師
奈良場博昭	ならば ひろあき	岩手医科大学薬学部 教授
岸本　成史	きしもと せいし	昭和薬科大学 教授
小原　東也	おばら とうや	岩手県立中部病院放射線科 放射線治療科長

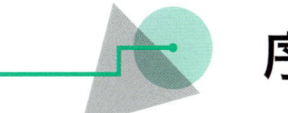

序　文

　東日本大震災以降，放射線や原子力に対する話題が多くなったが，本当に放射線や原子力のことを熟知して，私たちは将来を語っているのであろうか．

　被曝と汚染の違いは？　放射線と放射能の違いは？　目に見えない放射線の測定方法は？　放射性同位元素がかかわる分野は身近に不安を煽る要素が多いわりに正しいことが十分に伝わっていない．

　一方，学生の文字離れが懸念されて久しいが，本当に若者は文字が多い本は嫌いなのだろうか．趣味や大好きな分野なら，また，わかりやすく書かれている本ならば抵抗なく文字を追ってゆくのではないだろうか．

　薬剤師をはじめ専門職の世界では，生涯にわたって学ぶことが必要である．若いときはまだしも，いい年をして勉強はつらいと感じる人は多い．

　では，成人が学びたいと思うのはどんなときであろうか．
　①目標がはっきりしているとき，
　②感化する人がいるとき，そして，
　③知識の深い部分を体験するとき，の3つの動機であるといわれている．

　本書を手にとってこれから放射薬品学を勉強する読者は，成人式を迎えるか迎えないかといった年代から上の年齢であることを考えると，この3つの動機はとても重要である．

　①はもちろん薬剤師として放射線に関する知識を十分に使いこなすことにある．
　②はこの教科書を使って講義や実習を行ってくれる教員ではないだろうか．
　③については特に，成人が学ぶ「専門」といわれる分野では，知識をただ覚えるのではなく，それらを使って目の前の事実に意味づけをし，解決することによって社会の役に立ってはじめてその意義と深さがわかり，さらに学ぼうとする姿勢の醸成である．

　だから，専門的な分野の教科書というものは，学ぶ者を引き上げ，学問の面白さを伝えることが使命である．

　本書は，このような観点から専門家として放射薬品学を学ぶ者にとって，印象に残るしっかりとした基礎から，基礎を積み上げて実現した臨床応用まで，理解できたときに面白さがわかるようにと，執筆者が大変な労力をかけてわかりやすく作成した教科書である．ただ，放射薬品学の要点，いわゆる「ヤマ」だけを幅広く簡単に解説したものではない．

　放射薬品学で扱う分野はとても広い．そして難しい．原子力，放射線，放射性同位元素が現代社会で，特に医療分野でどのように役に立っているのか，何のために放射薬品学を学ぶのかも本書を通して考えていただければ幸いである．

　寺田寅彦のエッセイ，「小爆発二件」のなかの一文「ものをこわがらな過ぎたり，こわがり過ぎたりするのはやさしいが，正当にこわがることはなかなかむつかしいことだと思われた．」という言葉に，情報収集の的確さ，専門的知識の正当な意味づけ，そして実行力の大切さを感じる．

　最後に，この企画の実現に向けてご尽力いただいた北里大学名誉教授中川靖一先生に心からお礼を申し上げる．また，企画，編集から出版までご尽力いただいた南江堂編集部，野澤美紀子さん，宮本博子さんにもお礼を申し上げる．

2015年9月

執筆者を代表して
小佐野博史

目 次

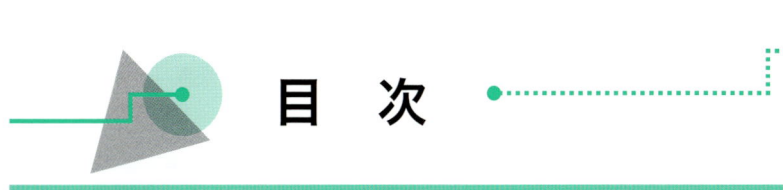

1章　はじめに　　小佐野博史　　1

A 放射線と環境 …………………… 2
1. 環境放射線 …………………… 2
2. 放射性核種のもつ特徴 ……… 3
3. 食品と身体に含まれる放射性同位元素 …… 3
4. 体内での代謝 ………………… 3
5. 食品への放射線の利用 ……… 4

B 放射線と医療 …………………… 4
1. 医療事故と放射線 …………… 4
2. 医療における放射線の有用性 …… 5

C まとめ ………………………… 5

2章　原子核および放射能　　志村 紀子　　7

A 原子の構造 …………………… 7
1. 原子 …………………………… 7
2. 原子核の構造 ………………… 8
3. 原子質量とエネルギー ……… 8
4. 結合エネルギーと原子核の安定性 …… 9
5. 核種，同位体 ………………… 11
6. 放射線の種類 ………………… 12
　a．粒子線 …………………… 13
　b．電磁波 …………………… 13

B 壊変の形式，壊変図式 ……… 13
1. 放射性壊変 …………………… 13
　a．α壊変（α崩壊） ……… 13
　b．β壊変（β崩壊） ……… 14
　c．γ転移と核異性体転移 …… 16
　d．自発核分裂 ……………… 16
2. クーロン障壁とトンネル効果 *Advanced* …… 17
3. 壊変図式 ……………………… 18
4. 核スピン，パリティ *Advanced* …… 19

C 壊変の法則と放射平衡 ……… 20
1. 壊変の法則（壊変律） ……… 20
2. 放射平衡 ……………………… 21

D 放射能の単位，比放射能 …… 24

3章　放射線と物質の相互作用　　原武 衛　　27

A α線 …………………………… 27

B β^-線 ………………………… 30

C β^+線 ………………………… 32

D γ線 ………………………… 32

E 中性子線 ……………………… 35

F 放射線量を表す単位 ………… 36
1. 照射線量 ……………………… 36
2. 吸収線量 ……………………… 37
3. 等価線量 ……………………… 37
4. 実効線量 ……………………… 37

4章　原子核反応と放射同位元素の製造　　志村 紀子　　39

A 天然放射性核種 ……………… 39
1. 1次放射性核種 ……………… 39
　a．壊変系列を構成する1次放射性核種 …… 39
　b．壊変系列を構成しない1次放射性核種 … 41
2. 2次放射性核種 ……………… 42

- 3 誘導放射性核種 … 42
  - a．宇宙線によるもの … 42
  - b．放射性鉱物によるもの … 42
- 4 消滅放射性核種 … 43

B 核反応 … 44

C 核分裂 … 44
- 1 自発核分裂 … 45
- 2 誘導核分裂 … 45

D 人工放射性核種とその製造 … 46
- 1 原子炉による製造 … 46
  - a．中性子の照射によって製造する方法 … 46
  - b．核分裂生成物の精製によって製造する方法 … 46
- 2 サイクロトロンによる製造 … 47
- 3 ジェネレータによる製造 … 48
- 4 加速器の種類と開発の歴史 Advanced … 49

5章　放射線測定法　坂本　光　51

A 放射能と測定値 … 51
- 1 放射能と測定値の関係 … 51
  - a．放射能と計数率 … 51
  - b．放射能と計数効率 … 52
- 2 測定値の取り扱い … 52

B 放射線測定器 … 54
- 1 放射線の種類と放射線測定器 … 54
- 2 気体の電離を利用した放射線測定器 … 56
  - a．電離箱 … 58
  - b．比例計数管 … 58
  - c．GM計数管 … 59
- 3 固体の電離を利用した放射線測定器 … 62
  - a．半導体検出器 … 62
- 4 物質の励起・発光を利用した放射能測定器 … 65
  - a．シンチレーション検出器 … 65
  - b．NaI（Tl）シンチレーションカウンタ … 68
  - c．液体シンチレーションカウンタ … 69
  - d．チェレンコフ効果を利用した計測 … 73
- 5 サーベイメータ … 74
  - a．エネルギー依存性 … 75
  - b．方向依存性 … 75
  - c．感度 … 76
- 6 個人被曝線量計 … 77
  - a．蛍光ガラス線量計（RPLD） … 77
  - b．光刺激ルミネセンス線量計（OSLD） … 77
  - c．熱ルミネセンス線量計（TLD） … 77
  - d．電子式ポケット線量計 … 78
- 7 その他の測定法 … 78
  - a．オートラジオグラフィ（ARG） … 78

C 放射線エネルギーの測定 … 79
- 1 α線のエネルギー測定 … 80
- 2 β線のエネルギー測定 … 80
- 3 γ線のエネルギー測定と核種の同定 … 80

6章　薬学領域における放射性同位元素の利用　奈良場博昭　83

A 放射性化合物を用いた体内動態の解析 … 83
- 1 トレーサー実験 … 83

B 放射性化合物を用いた基礎研究や臨床検査における分析手法 … 85
- 1 ラジオイムノアッセイ（RIA） … 86
- 2 イムノラジオメトリックアッセイ（IRMA） … 87
- 3 オートラジオグラフィ（ARG） … 88

C 同位体希釈分析 … 88
- 1 直接希釈法 … 88
- 2 間接希釈法 … 89
- 3 二重希釈法 … 90

D 放射化分析 … 90

E 滅菌 … 92

F ライフサイエンス研究における新たな利用 … 92

7章　放射性医薬品　　小佐野博史　95

A 核医学検査と放射性医薬品　95

B 放射性医薬品の定義　95

C 放射性医薬品の分類　95

D 放射線医薬品総論　96

1. 特徴 …… 96
2. 診断用放射性医薬品に汎用される ^{99m}Tc …… 96
3. 診断用放射性医薬品に用いられる核種の用途とエネルギー …… 97
4. 診断用放射性医薬品一覧 …… 98
5. 治療用放射性医薬品に用いられる核種とエネルギー …… 99

E 放射性医薬品各論　100

1. 体内診断用医薬品各論 …… 100
   - a. 脳機能診断薬 …… 100
   - b. 脳脊髄液腔病変診断薬 …… 102
   - c. 心機能診断薬 …… 102
   - d. 甲状腺機能診断薬 …… 106
   - e. 肺機能診断薬 …… 108
   - f. 肝機能診断薬 …… 109
   - g. 腎機能診断薬 …… 111
   - h. 骨疾患診断薬 …… 112
   - i. 造血骨髄診断薬 …… 113
   - j. 赤血球寿命の測定 …… 113
   - k. 副腎疾患診断薬 …… 114
   - l. 悪性腫瘍診断薬 …… 115
   - m. ^{15}O を用いた検査 …… 117
2. 治療用放射性医薬品 …… 117
   - a. 甲状腺疾患治療薬 …… 117
   - b. 骨転移部位の疼痛緩和 …… 118
   - c. B 細胞性腫瘍の診断と治療 …… 118
3. 体内診断用 (in vitro) 放射性医薬品 …… 120

8章　物理的画像診断法　　岸本成史　121

A X線による画像診断　121

1. X線を用いた画像検査の概要と原理 …… 121
2. 単純X線撮影 …… 122
3. X線透視撮影 …… 123
4. X線コンピュータ断層撮影（X線CT） …… 124
5. X線造影検査とX線造影剤 …… 124

B 核医学検査　126

1. 核医学検査の概要とその原理 …… 126
2. シンチレーションカメラ …… 127
3. SPECT 装置 …… 128
4. PET 装置 …… 128

C 核磁気共鳴（NMR）による画像診断　129

1. 磁気共鳴画像法（MRI）の概要 …… 129
2. MRI の原理 …… 130
3. MRI の実際 …… 132
4. MRI 造影剤 …… 132

D 超音波による画像診断　133

1. 超音波による画像検査法の概要 …… 133
2. 超音波検査の原理 …… 133
3. 超音波検査の実際 …… 134

E その他の方法による画像診断　134

1. 内視鏡検査 …… 134
2. 眼底検査 …… 134

9章　放射線の生体への影響　　奈良場博昭　137

A 環境からの放射線被曝　137

B 直接作用と間接作用　138

1. 放射線の影響における時間的過程 …… 138
2. 線質と線量率（LET）効果 …… 139
3. 直接作用の概念と標的説 …… 139
   - a. 1標的1ヒットモデル …… 139
   - b. 多標的1ヒットモデル …… 140
4. 間接作用の概念とラジカルの生成 …… 141

5 照射回数および照射範囲と細胞環境による変化 …………………………………… 141
6 間接作用で認められる効果（希釈，酸素，化学的防護，増感，温度）…………………… 143
   a．希釈効果 ………………………………… 143
   b．酸素効果 ………………………………… 144
   c．化学的防護効果 ………………………… 144
   d．増感効果 ………………………………… 145
   e．温度効果 ………………………………… 145

C 放射線が細胞に及ぼす影響　145
1 DNAの損傷と修復 ………………………… 145
2 細胞の種類による放射線感受性の違い …… 147
3 細胞周期と放射線感受性 …………………… 147
4 突然変異と染色体異常 ……………………… 148
5 染色体型異常と染色分体型異常 …………… 149
6 染色体異常の構造的な種類と安定性 ……… 150

D 放射線が組織に及ぼす影響　151
1 組織の放射線感受性 ………………………… 151
2 造血器および血液の放射線感受性 ………… 152
3 生殖腺の放射線感受性 ……………………… 153
4 輸血血液の放射線照射 ……………………… 153

E 放射線が個体に及ぼす影響　154
1 身体的影響と遺伝的影響 …………………… 154
2 確率的影響と確定的影響 …………………… 154
3 急性放射線障害 ……………………………… 155
4 晩発性障害 …………………………………… 156

F 放射線が胎児に及ぼす影響　157
1 妊娠時期と影響 ……………………………… 157

G 内部被曝　158
1 核種と集積部位 ……………………………… 158
2 実効半減期（有効半減期）………………… 159

H 外部被曝　160

I 非電離放射線の生体に及ぼす影響　161
1 非電離放射線の種類と利用法 ……………… 161
2 電波が生体に及ぼす影響 …………………… 162
3 可視光線が生体に及ぼす影響 ……………… 162
4 紫外線が生体に及ぼす影響 ………………… 163
5 赤外線が生体に及ぼす影響 ………………… 164

10章　放射線安全管理　坂本　光　167

A 国際放射線防護委員会（ICRP）による勧告　167
1 ICRPによる放射線防護の目的と放射線防護体系 …………………………………………… 167
2 ICRP勧告での放射線被曝の分類 ………… 168

B 放射性同位元素等の規制に関する法律（RI規制法）　171
1 RI規制法における放射線・放射性同位元素の定義 ……………………………………… 172
2 RI規制法の構成 …………………………… 172
   a．使用の許可・届出 ……………………… 173
   b．使用施設と管理区域 …………………… 173
   c．放射線取扱主任者の選任 ……………… 175
   d．放射線障害予防規程の作成 …………… 176
   e．放射性同位元素取り扱い上の安全管理基準 ……………………………………… 176
3 RI規制法に関係する法律・法令 ………… 178
   a．医薬品医療機器等法および関連法令 … 179
   b．放射性医薬品基準 ……………………… 179

C 放射性同位元素の安全取り扱い　179
1 外部被曝の防護 ……………………………… 180
   a．距　　離 ………………………………… 180
   b．遮へい …………………………………… 181
   c．時　　間 ………………………………… 182
2 内部被曝の防護 ……………………………… 183
   a．経気道摂取（吸入摂取）に対する防護 … 183
   b．経口摂取に対する防護 ………………… 183
   c．経皮膚摂取に対する防護 ……………… 183
3 作業環境および個人被曝線量の測定 ……… 183
   a．放射線量および放射性物質濃度測定モニタ ………………………………………… 184
   b．作業環境のモニタリング ……………… 184
   c．個人モニタリング ……………………… 184
4 汚染の管理 …………………………………… 185
5 放射性廃棄物の管理 ………………………… 186

D 事故と対策　186
1 事故・危険時の措置 ………………………… 186

| 2 | 被曝事故時の措置 …………………… 189
| 3 | 原子力災害と国際原子力事象評価尺度 …… 189
ａ．国際原子力事象評価尺度（INES）…… 189

11章　薬剤師と放射線のかかわり ……………………………… 191

A 環境における放射線と薬剤師　　岸本　成史　191

| 1 | 環境中の自然放射線と被曝 ………………… 192
　ａ．宇宙放射線 ………………………… 192
　ｂ．大地から放出される放射線 ………… 193
　ｃ．飲食物から体内に取り込まれる放射性物質
　　　………………………………………… 193
| 2 | 日常生活および職業上受ける被曝 ………… 193
　ａ．医療被曝 …………………………… 193
　ｂ．職業被曝 …………………………… 194
　ｃ．公衆被曝 …………………………… 194
| 3 | 核実験や放射線事故に起因する放射線や放射
　性物質と被曝 *Advanced* ………………… 194
　ａ．核　実　験 ………………………… 195
　ｂ．放射線事故 ………………………… 195
　ｃ．放射性物質による環境汚染および食品汚染
　　　に関する法律 ……………………… 198
| 4 | 被曝医療と薬剤師 *Advanced* …………… 199
　ａ．緊急被曝医療の概要 ……………… 199
　ｂ．緊急被曝医療で用いられる薬剤 …… 199

B 医療における放射線利用と薬剤師　　小原　東也　202

| 1 | 放射線医学の3大分野 ……………………… 202
　ａ．放射線診断 ………………………… 202
　ｂ．放射線治療 ………………………… 202
　ｃ．核　医　学 ………………………… 203
| 2 | 放射線診断学の臨床と薬剤 ………………… 203
　ａ．X線画像検査で用いられる造影剤 …… 203
　ｂ．磁気共鳴画像法（MRI）で用いられる造影剤
　　　………………………………………… 205
　ｃ．超音波検査（エコー）で用いられる造影剤
　　　………………………………………… 206
　ｄ．画像診断手技を治療に応用するIVR …… 206
| 3 | 放射線治療学の臨床と薬剤 ………………… 207
　ａ．放射線治療技術の概要 …………… 207
　ｂ．放射線治療による副作用とその対策 …… 209
　ｃ．化学放射線治療 …………………… 213
| 4 | 核医学と薬剤師 ……………………………… 214
　ａ．核医学検査の特性と存在価値 …… 214
　ｂ．病院における放射性医薬品管理の取り組み
　　　………………………………………… 217
　ｃ．核医学による治療と薬剤師 ……… 218

索　引 ……………………………………………………………………………………… 221

本書で対応する薬学教育モデル・コアカリキュラム（平成25年度改訂版）一覧

薬学教育モデル・コアカリキュラム　到達目標			本書の対応章
C1 物質の物理的性質　（1）物質の構造			
④放射線と放射能	1．原子の構造と放射壊変について説明できる．		2章
	2．電離放射線の種類を列挙し，それらの性質および物質との相互作用について説明できる．		3章
	3．代表的な放射性核種の物理的性質について説明できる．		4章
	4．核反応および放射平衡について説明できる．		4章（核反応） 1章（放射平衡）
	5．放射線測定の原理と利用について概説できる．		5章
C2 化学物質の分析　（6）臨床現場で用いる分析技術			
②分析技術	2．免疫化学的測定法の原理を説明できる．		6章
	5．代表的な画像診断技術（X線検査，MRI，超音波，内視鏡検査，核医学検査など）について概説できる．		8章
D2 環境　（1）化学物質・放射線の生体への影響			
④放射線の生体への影響	1．電離放射線を列挙し，生体への影響を説明できる． 2．代表的な放射性核種（天然，人工）と生体との相互作用を説明できる．		9章
	3．電離放射線を防御する方法について概説できる．		10章
	4．非電離放射線（紫外線，赤外線など）を列挙し，生体への影響を説明できる．		2章（定義） 10章（生体への影響）
F 薬学臨床　（2）処方せんに基づく調剤			
⑤医薬品の供給と管理	5．前）代表的な放射性医薬品の種類と用途，保管管理方法を説明できる．		7章，10章

1章 はじめに

　学習成果基盤型学習では，どのような学力をつけて卒業するか，つまり，いま学んでいることが，専門家としてどのような能力につながるかを意識した学習が求められている．つまり，高校の補習としての生物ではなく，病態を考えるための生物学的知識，医薬品の合成，物性を考えるための物理，化学という関連性を学習時に徹底することが重要である．

　このような観点から放射薬品学で扱う分野を俯瞰してみると，とても広い分野にわたっている．

　そこで本章では，放射薬品学がどのような分野で役に立っているか，代表的な成果の概要を示すことによって，何のために放射薬品学を学ぶのかを考えてみよう．まず，福島第1原子力発電所の事故後話題となっている低線量被曝の健康への影響についての問題を取り上げる．健康な生活に影響を与える環境因子の代表的なものを図1-1に示した．これらの因子はときとして個別に語られ，それぞれ話題性のある新しい知見が出ると強調されて報道されるが，私たちの身体への影響を考えた場合，それぞれが微量である場合，単独因子に原因を帰するのではなく，身体への影響を全体として考えなければならない．また，どれが主因でどれが誘因かわからない．すなわち，さま

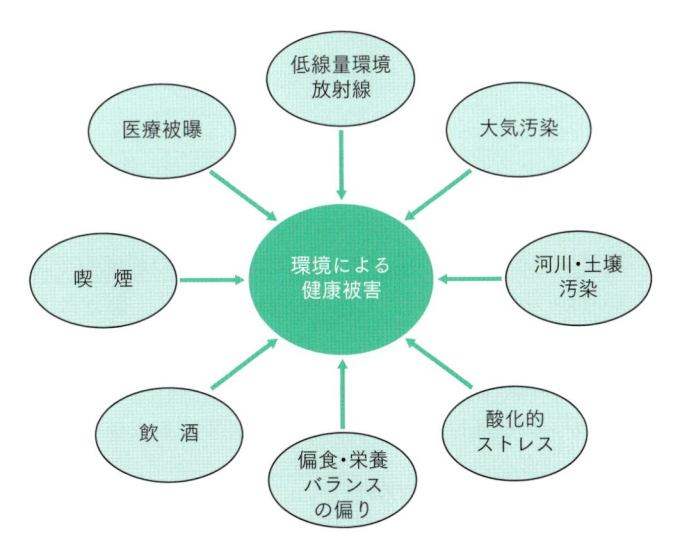

図1-1　人体に影響を与える環境因子と放射線の関係

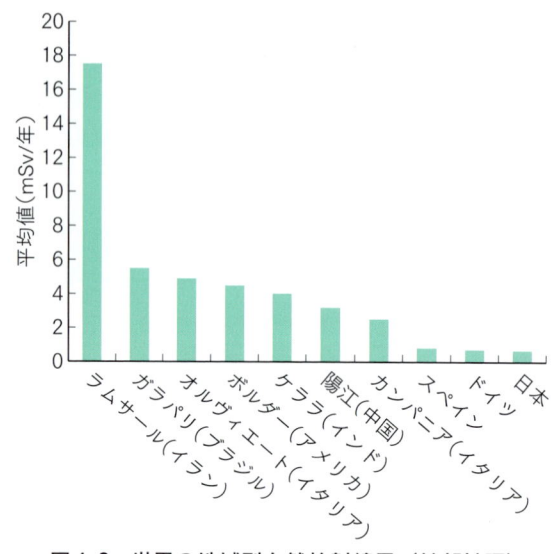

図1-2 世界の地域別自然放射線量（外部被曝）
[原子放射線の影響に関する国連科学委員会（UNSCEAR），2000年報告書]

ざまな因子が混じりあって影響を与えるが，混ざってしまっている状況から，原因因子を特定することは現代の科学をもってしてもきわめて難しい．低線量環境放射線をあえて分けて記載したが，実は放射線は大気汚染，河川・土壌汚染，医療被曝，酸化的ストレスに大きくかかわっており，環境を考えるうえだけでなく，医療を考えるうえでもとても重要な分野であることがわかる．

A 放射線と環境

1 環境放射線

　2011年3月14日，相模湖のほとりにあった大学屋上で空間放射線量を測定したところ，いままでの値の約7倍に相当する0.35 μSv/hであった．イタリアのピサの斜塔の前では，花崗岩が敷き詰められており，この程度の空間線量が日常的に測定されるというが，ベント[*1]のあった直後であったため，騒ぎは大きくなった．空間線量率は地域，国によってだけでなく，場所（飛行機の中，トンネルの中，地下室など）でも違うのは何故だろうか．環境問題でクローズアップされたイランのラムサールでは，環境からの被曝は平均でわが国の約20倍，最大値では約200倍高いといわれてい

[*1] ベント：原子炉格納容器のなかの圧力が高くなって，冷却用の注水ができなくなったり格納容器が破損したりするのを避けるため，放射性物質を含む気体の一部を外部に排出させて圧力を下げる緊急措置．

A 放射線と環境

る（図1-2）．しかし，発がんリスクを環境放射線の低い地域の住民と比較したところ，有意な変化はないといわれている．私たちは日常，放射線を浴び続けている．その原因は何なのだろう．環境放射線，天然放射線と，核分裂で生じた人工放射線とはなにが違うのか，共通の性質はないのだろうか．

2 放射性核種のもつ特徴

福島第1原子力発電所では，本当にもう核分裂は起きていないのだろうか．現在問題になっている核種は，^{137}Cs，^{90}Sr，^{3}H が主であるが，ベントが行われた直後に大きな問題となった^{131}I は，現在ほとんど検出されないため話題にはあがらない．このように，放射性同位元素の特徴と半減期を知ったうえで，^{131}I の環境への放出量の変化を追うことで，核分裂による放射線が環境に放出され続けているのか，以前放出された核種が環境に存在しているだけなのか，ある程度の判断が可能となる．また，それぞれの核種の生体内への影響を考えるうえでは，それぞれの原子の生体内分布，指向性を考えなければならない．I は甲状腺に，Sr は骨に集積しやすいが，Cs や H は全身に分布する．生体内への影響を考える場合，無視できない重要な知識である．

3 食品と身体に含まれる放射性同位元素

私たちの体には放射性同位元素はまったく含まれていないのだろうか．1983年にまとめられた資料によると[*2]，体重60 kgの人間には，^{40}K が約4,000 Bq，^{14}C が約2,500 Bq，その他微量ではあるが，^{87}Rb，^{210}Pb，^{210}Po などが含まれている．^{40}K はγ線放出核種なので，私たちの体から毎秒4,000個のγ線が放出されている計算になる．となりの人の放射線を気にして生きている人がいるだろうか．一方，^{14}C はβ線放出核種なので，放射能は体外に出ることはない．そのエネルギーはどこへいってしまうのだろうか．放射性同位元素が放出する線質（α，β，γなど）やエネルギー，透過率などを知ることは，環境放射線だけでなく，医療における診断と治療を考えるうえでも重要である．

4 体内での代謝

原子力発電所の近辺に住んでいた子どもの尿から^{137}Cs が検出されたことが報道されたのは，ベント後約4ヵ月たった7月だった．子どもの体内から放射性同位元素が検出されたという報道は，全国に衝撃を与えた．

放射線を出す能力（放射能）は時間がたつと減っていき，この減る割合は放射性物質の種類によって異なる．この放射能が半分になる時間を半減期（物理学的半減期）

[*2] 原子力安全研究協会：生活環境放射線データに関する研究，1983（昭和58）年

といい，^{137}Cs では約 30 年である．しかし，Cs 原子自体が体内に吸収された場合，どこかの組織に永遠にとどまるわけではなく，医薬品などと同様にある一定の期間で体外へ排泄される．つまり，放射性同位元素についても，薬物の体内動態と同じような観点で，体内からの排泄を考えることができる．体内から排泄され，元の量の半分になるまでの時間は生物学的半減期と呼ばれる．放射性同位元素は前述の「物理学的半減期」による減少と，「生物学的半減期」による減少の 2 つが同時に進むため，例えば ^{137}Cs のように物理学的半減期が長い放射性物質であっても，体内に残存する量は約 100 日で半減する．このため，前述の子どもの場合，約 4 ヵ月で体内から排泄されてきたと思われる．体外にでてきたことで内部被曝が軽減されたことになる．このように代謝という概念でみた場合，怖い話ではないと考えられる．

5 食品への放射線の利用

原子力発電所以外の話題として近年，食品への放射線照射が問題になっている．発端は「青汁」の原料である大麦若葉の微生物汚染の程度を示す「一般生菌」を減少させるために，海外で放射線照射を用いた原料を輸入し，国内で製品化したことである．わが国の食品衛生法では，ジャガイモの発芽防止目的を除いて食品への放射線照射を禁じている．

世界的にみると，食品への放射線照射が解禁されている国は多く，これからの実用化に向けて，食品を通した衛生管理，健康管理にも放射線の知識はとても重要であることがわかる事例である．

B 放射線と医療

1 医療事故と放射線

2011 年，ある病院で放射性テクネチウム（^{99m}Tc）を使って腎臓の働きを調べる検査を受けた子どもたちが過剰被曝したことが報道された．日本核医学会が定める推奨投与量は子どもの場合には体重に応じて 92.5〜46.25 MBq（メガベクレル）であるが，600 MBq という成人でも多すぎる量を投与していた．適正に施されても被曝が伴う核医学検査は，無駄な被曝を防ぐための「低被曝化」が原則である．「投与量を増やせば画像が鮮明になる」ことは事実であるが，「医療行為という利益と，被曝という不利益を比較して，できるだけ減らすのが医療人の責務」である．リスクとベネフィットのバランス感覚が重要である．この病院では，1999 年以降，15 歳以下の患者の半数以上に，基準を大幅に超える量の検査薬を投与していた．全身の被曝線量の平均は基準の 15 倍にあたる 30 mSv で，なかには 180 mSv に達した子どももいた．このような

事態の防止を含め，2011年6月には「放射性医薬品取り扱いガイドライン」が制定された．このガイドラインでは，薬剤師が積極的に放射性医薬品の管理にかかわることを求めている．放射性医薬品の管理はその性質上，専門教育が重要である．薬剤師は，患者はもちろん，医療人，そして自らを守るためにも放射線安全使用のための知識を十分に身につけ，安全な環境を構築する責務がある．

② 医療における放射線の有用性

核医学検査，画像診断の技術は劇的に進歩し，各疾患の早期発見，早期治療に大きな貢献をしている．以前は局方収載診断薬の一部しか注目されていなかったが，画像診断の検出測定器の進歩，診断薬の進歩はもちろん，治療薬にも臓器指向性を応用した骨転移による疼痛抑制，分子標的薬の進歩による診断と同じ分子標的薬に異なる核種を搭載したミサイル療法など，放射性医薬品のニーズは年々高まっている．また，陽電子放出核種を用いたPET（positron emission tomography）では，細胞内では代謝されないグルコース誘導体を用いて，がんに対してきわめて高感度の画像診断を提供している．この原理を理解し，安全な医療を実現するためには，測定器の原理，診断薬の特徴，糖代謝や診断薬の構造から予想される体内動態と疾患との関係，使用される核種の放出放射線の特徴など，広範囲にわたる基礎知識が要求される．

C まとめ

本章では，この後に続く各章の学びに対する目的を具体例で示した．何のために学ぶか，従来の教科書のように応用編が後半に集中していると，どうしても1ページ目から知識を積み上げてゆくことになる．本章では，近年話題になっている現象について，導入と学習モチベーション向上を目的として紹介した．単位，専門用語など，詳細な内容はそれぞれの章で述べられるので，一通り学んだ後，もう一度読み返せば，その意図がより鮮明になると信じている．

「わからないこと，それはあなたがただ知らないことですか？ それとも，人類がまだその結果を見つけられないことですか？」

後者はまさにこれからの研究テーマである．本書は前者を少しでも減らすために，まず成果を示す，という成果基盤型教育の一端を組み込んでみた．知っていること，それは生きるためにとても大切なことであるが，その知識を目の前の出来事を解釈するために使い，意味づけをし，そして問題の解決に導く．知識がなければ何も始まらないことを理解してほしい．

2章 原子核および放射能

　放射性物質が放出する放射線は，エネルギー的に不安定な原子核が壊変することにより放出される．すなわち，放射性壊変は，原子核の状態の変化に基づいている．よって原子核の構造と安定性について理解することは重要である．本章では原子と原子核の構造，原子核の安定性，核種と同位体の概念，放射性壊変の種類と壊変の法則，放射能，放射平衡，放射能の単位などについて述べる．

A　原子の構造

1　原　子

　原子（atom）は，正の電荷をもつ原子核（nucleus）と負の電荷をもつ電子（electron：e^-）からなる．現在知られている原子の構造は，ボーア（N. Bohr）によって量子論的に提唱された原子模型である（図2-1）．これによれば，原子核の周りに電子雲

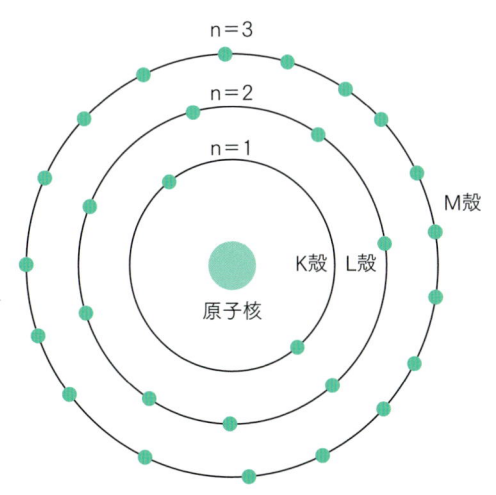

図 2-1　原子模型と軌道電子の殻構造

があり，そこに軌道電子（orbital electron）が存在している．原子の大きさはその最外殻電子雲の広がりの大きさを意味しており，その直径は，$1～3×10^{-10}$ m である．一方，原子核の大きさは，$10^{-15}～10^{-14}$ m であり，原子の大きさに比べかなり小さく，原子核と軌道電子の間は広い真空の電場・磁場空間となっている．軌道電子は，原子核を中心として原子核内の陽子との間に働くクーロン力（電気的に引き合う力）によってエネルギー準位の決まった特定の軌道上を運動し，殻構造（shell structure）を形成している．軌道エネルギーは量子化されたとびとびの不連続な値をとるが，原子核に近い軌道ほどエネルギー準位は低く，エネルギー的に安定である．原子番号 Z の中性の原子は Z 個の軌道電子が存在し，原子核の正電荷と電子の負電荷のため，電気的に中性である．

2 原子核の構造

原子核は，陽子（proton：p）と中性子（neutron：n）から構成され，この2つを合わせて核子（nucleon）という．陽子は，水素原子の原子核に相当し，正の電荷を帯び，電子の 1,840 倍ほどの質量をもつ．中性子は電気的に中性であり，陽子より少し大きな質量をもつ．したがって原子の質量の大部分は原子核にあるといえる．原子核を構成する陽子の数 Z を原子番号（atomic number）といい，中性子の数 N と Z を加えた数 A を質量数（mass number）という．

3 原子質量とエネルギー

非常に小さい質量である原子や粒子の質量を表すために，原子質量単位（atomic mass unit：u）が用いられる．その定義は，^{12}C 原子1個の質量を 12 u と定めて基準とするものである．1 mol の ^{12}C が 12 g であることから，これをアボガドロ数（$6.02×10^{23}$）で割ると，1 u＝$1.66054×10^{-27}$ kg となる．アインシュタインの特殊相対性理論によると，質量とエネルギーは等価であり，その関係は次の式で与えられる．

$$E = mc^2 \tag{2・1}$$

［ただし，E はエネルギー（J），m は質量（kg），c は真空中の光速度（$2.99793×10^8$ m/s）］

以上のことから，1 u をエネルギーに換算すると，1 u＝$1.66054×10^{-27}×(2.99793×10^8 \text{m/s})^2$＝$1.49242×10^{-10}$（J）となる．

一方，放射線関係分野や素粒子や原子を扱うなどの特殊分野での有用性から放射線のエネルギーや原子核のエネルギー準位を表すのに，実用単位として eV（電子ボルト，electron volt）がよく用いられる．1 eV は1個の電子［電気素量 e＝$1.602×10^{-19}$ C（クーロン）］が真空中で 1 V の電位差によって負極から正極に移動するときに得る運動エネルギーであり，1 eV＝$1.602×10^{-19}$ CV＝$1.602×10^{-19}$ J である．eV をエネ

表 2-1 主な粒子の性質

粒子の種類	記号	電荷（C）	質量（u）	静止エネルギー（MeV）
陽子	p	1.60218×10^{-19}	1.00727647	938.3
中性子	n	0	1.00866501	939.6
電子	e^{-}	1.60218×10^{-19}	0.00054858	0.511
陽電子	e^{+}	1.60218×10^{-19}	0.00054858	0.511

ギーの単位として用いると便利なことが多い．例えば，10^6V の電位差で加速して得られるエネルギーは1 MeV となる．このように，加速器の考え方などにおいても理解しやすいなど利点が多い．また，1 u を eV に換算すると，$1 \text{ u} = \dfrac{1.49242 \times 10^{-10}}{1.602 \times 10^{-19}} =$ 931.5 MeV となる．したがって，電子1個の静止質量（m_e）をエネルギー（eV）で表すと，$m_e = 0.00054858$（u）より，0.00054858×931.5 MeV $= 0.511$ MeV となる．表 2-1 に基本的な粒子の性質を示す．

4 結合エネルギーと原子核の安定性

　原子核内において，核子間には核力（nuclear force）と呼ばれる強い引力が働いている．核力が働くのは非常に近接した核子の間だけで，その引力の及ぶ範囲は，10^{-15} m 程度であり，原子核の直径ほどの範囲である．核子は強い核力で結合しているため，ばらばらの状態よりも結合している状態のほうがエネルギーが低く安定である．ばらばらの状態のエネルギーと結合している状態のエネルギーの差を結合エネルギー（binding energy）と呼ぶ．また，Z 個の陽子と N 個の中性子からなる原子核の質量 M は，陽子と中性子がばらばらの状態のときの質量を合計したものより小さい．すなわち，M_p を陽子の質量，M_n を中性子の質量とすると，$\Delta M = ZM_p + NM_n - M$ で表され，これを質量欠損（mass defect）という．質量とエネルギーは等価であり，質量欠損は結合エネルギーに相当する．例えば，^{12}C の場合の結合エネルギーは以下のように計算される．

^{12}C の結合エネルギー

$\quad M_p = 1.00727647 \times 6$　（陽子6個の質量）
$+ M_n = 1.00866501 \times 6$　（中性子6個の質量）
$+ M_e = 0.00054858 \times 6$　（電子6個の質量）
$\quad\quad = 12.0989404$（u）
$-\quad\quad 12.0000000$（u）　（^{12}C 原子の質量：u）
$\quad\quad = 0.0989404$（u）　（質量欠損）
$\quad\quad = 0.0989494 \times 931.5$ MeV
$\quad\quad = 92.16$ MeV　（^{12}C の結合エネルギー）

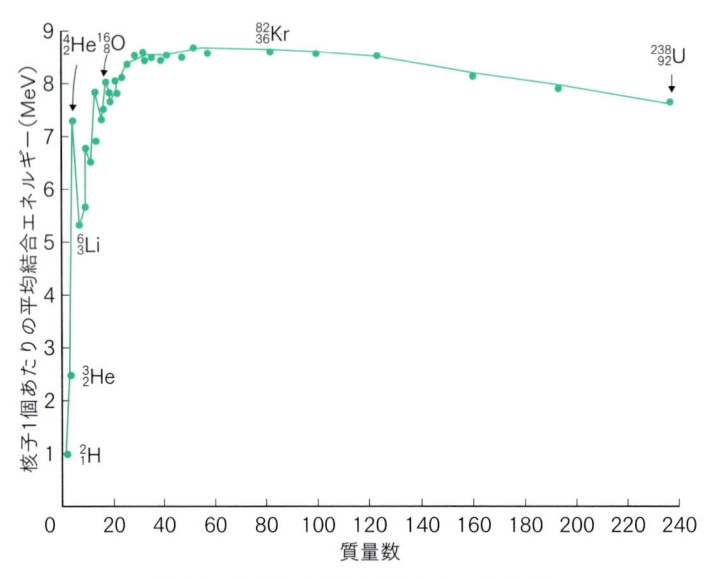

図2-2　核子あたりの平均結合エネルギー

　核子同士は結合エネルギーによって結合し，原子核を形成している．また，核子1個あたりの結合エネルギー（結合エネルギーを核子の数で割ったもの）を<u>平均結合エネルギー</u>といい，平均結合エネルギーの値が大きいほど原子核は安定である．上述の例では，^{12}C 核子1個あたりの平均結合エネルギーは，$\frac{92.16 \text{ MeV}}{12} = 7.68 \text{ MeV}$ となる．平均結合エネルギーはおおむね 7～9 MeV で飽和しているが，質量数の小さな原子核のなかでは，^{4}He 核が特に安定であり，また，質量数 $A=60$ 付近の Fe，Ni などの原子核が相対的に安定であることがわかる（**図2-2**）．これ以外では結合エネルギーが小さくなり，^{238}U など重い原子核が核分裂して2個の原子になるときや水素などの質量数の小さい原子核が核融合するときに結合エネルギーの差に由来する大きなエネルギーを放出することがわかる．平均結合エネルギーの性質は核融合エネルギーや核分裂エネルギーの利用の原理となっている．一方，質量数が小さいにもかかわらず，^{4}He の核は安定なため，α粒子として原子核から放出され，後述するα壊変と関係している（p.13 参照）．

　原子核の安定性は，このように結合エネルギーの大きさにより決まるが，のちに詳しく述べるように，そのほかにも陽子と中性子の数の比，陽子と中性子数の偶奇性や魔法の数（magic number）などにより決まる．原子核には安定な核とエネルギーが高く不安定な核がある．原子番号の小さい原子核では，陽子と中性子の数がほぼ同数のものが多いが（陽子：中性子 = 1 : 1），原子番号が増えると + 電荷をもつ陽子同士が反発し合い，不安定になるため中性子数が多くなる（陽子：中性子 = 1 : 1.5 程度）が，逆に中性子が多くなりすぎても原子核は不安定になる．以上のような理由から，ある元素において安定な原子核の中性子数よりもその数が多い場合，中性子が陽子に変わり電子が放出される．これが後述する $β^-$ 壊変である．一方，中性子数が少ない場合

には，陽子が中性子に変わる際，原子核から陽電子が放出されたり（β^+壊変），軌道電子を捕獲したり（軌道電子捕獲，p.15参照）する．このような変化の結果，原子核は安定になる．また，陽子と中性子の偶奇性とは，安定な原子核は，陽子-中性子の数が偶数同士のものが多いという事実に基づいている．偶数-偶数核は168個，偶数-奇数核は57個，奇数-偶数核は53個，奇数-奇数核は9個である．さらに核力には魔法の数（magic number）と呼ばれる特徴があることがわかっている．陽子と中性子の数がそれぞれ，2, 6, 8, 16, 20, 28, 32, 50, 82, 126という数をとるとき，特に結合エネルギーが大きく原子核が安定であるという特徴である．例えば，$^4_2$He，$^{16}_8$Oなどの原子核と$_{20}$Ca，$_{50}$Snなどの同位体に相当する．現在のところ，魔法の数は10種類あるとされているが，このうち，2, 8, 20, 28, 50, 82, 126の7種類は，原子核の殻構造モデルによってGöppert-MayerとJensenにより1949年に提唱された．

> **コラム　核エネルギー**
>
> 原子核の変換に伴って生じるエネルギーを核エネルギーという．核エネルギーには核分裂エネルギーと核融合エネルギーがあるが，原子力発電に用いられているのは，^{235}Uや^{239}Puが中性子を吸収して核分裂する際に生じる熱エネルギーである．核分裂すると，質量数95付近と135付近の核種の収率が高いが，これらの核子1個あたりの結合エネルギーは約8.5 MeVであるため，^{238}Uの結合エネルギー約7.6 MeVの差に相当するエネルギーが放出される．これが核分裂のエネルギーの原理となっている（**図2-2**）．

5 核種，同位体

陽子数，中性子数およびエネルギー状態で規定される原子核の種類を**核種**（nuclide）という．核種の表し方は，元素記号の左下に原子番号Z，左上に質量数Aを書く（^A_ZX）．例えば$^{12}_6$C，$^3_1$Hなどと書くが，陽子の数で元素が決まるため，元素記号の左下のZは省略して単に^{12}C，^{3}Hと書く場合が多い．

Zが同じでAの異なる核種を**同位体**，または**同位元素**（isotope）という．同位体のなかで安定であるものを**安定同位体**または**安定同位元素**（stable isotope），不安定で放射線を放出して壊変するものを**放射性同位体**または**放射性同位元素**（radioisotope, RI）という．1つの元素は一般に1個から数個の安定同位体と数個の放射性同位体で構成されている．1つの元素における天然に存在する各同位体の原子数での存在百分率を**天然存在比**（natural abundance ratio）または単に存在度（abundance）という．**表2-2**に示すように，^{19}Fや^{23}Naなど存在度が100％（1元素1安定同位体）の元素（単核種元素）の例もあるが，Snは安定同位体が10個も存在する．放射性同位体はすべての元素で少なくとも1個以上が知られているが，安定同位体がなく放射性同位体のみ存在する元素は，Tc, PmとPbより原子番号の大きい元素すべてである．

同位体は同じ元素に属する質量数の異なる核種であるが，異なる元素で質量数Aが同じ核種群を**同重体**（isobar）と呼ぶ．例えば$^{40}_{18}$Ar，$^{40}_{19}$K，$^{40}_{20}$Caはそれぞれ同重体で

表2-2　天然同位体存在度の例

元素	同位体存在度（％）
$_1$H	^{1}H（99.9885），^{2}H（0.0115）
$_6$C	^{12}C（98.93），^{13}C（1.07）
$_8$O	^{16}O（99.757），^{17}O（0.038），^{18}O（0.205）
$_9$F	^{19}F（100）
$_{11}$Na	^{23}Na（100）
$_{20}$Ca	^{40}Ca（96.941），^{42}Ca（0.647），^{43}Ca（0.135），^{44}Ca（2.086），^{46}Ca（0.004），^{48}Ca（0.187）
$_{50}$Sn	^{112}Sn（0.97），^{114}Sn（0.66），^{115}Sn（0.34），^{116}Sn（14.54），^{117}Sn（7.68），^{118}Sn（24.22），^{119}Sn（8.59），^{120}Sn（32.58），^{122}Sn（4.63），^{124}Sn（5.79）
$_{92}$U	^{234}U（0.0054），^{235}U（0.7204），^{238}U（99.2742）

［IUPAC inorganic Chemistry Division, CIAAW：Isotopic compositions of the Elements 2009. Pure Appl. Chem. 83：397, 2011 による］

ある．また，中性子数 N が同じ同中性子体（isotone）という分類もあるが，あまり用いられない．一方，原子番号 Z も質量数 A も同じであるが，原子核のエネルギー準位の異なる核種群を核異性体（nuclear isomer）という．記号では，例えば ^{99m}Tc，^{113m}In などのように表す．質量数につけられた m の記号は metastable の略であり，原子核が準安定（metastable）な励起状態にあることを意味する．

6 放射線の種類

放射線には電離放射線（ionizing radiation）と非電離放射線（non-ionizing radiation）がある．電離放射線とは，物質とぶつかった場合にその物質の原子を直接あるいは間接的に電離する能力のある放射線である．一方，可視光線，赤外線，紫外線なども広義の放射線として分類されるが，原子を電離する能力をもたない非電離放射線である．単に放射線というときは，通常は電離放射線をさすことが多い．放射線は大きく分類して粒子線と電磁波に分類される．

粒子線としては，α 線，β 線，中性子線などがあり，電磁波としては γ 線，X 線などがある．α 線，β 線は電荷をもつ粒子線であり，中性子線は電荷をもたない（図2-3）．

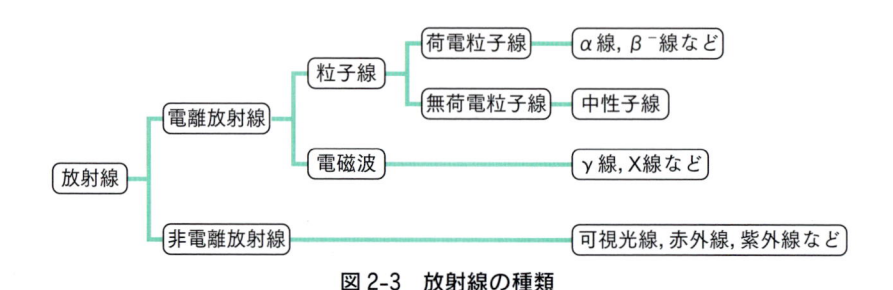

図2-3　放射線の種類

a．粒子線

α線の本体は陽子2個と中性子2個のかたまりでヘリウム（He）の原子核に相当する．電荷は＋の電荷をもつ．一方，β線の本体は電子であり－の電荷をもつが，＋の電荷をもつ β^+ 線もある．

b．電磁波

γ線は原子核がα線やβ線を放出した後，励起状態にあるとき，安定な基底状態に転移する際にそのエネルギー差を電磁波として放出するものである．X線は，原子の軌道電子が励起状態にある場合，エネルギー準位の低い軌道に戻る際にそのエネルギー差を電磁波として放出する場合の特性X線（characteristic X-rays）とβ線がほかの物質との相互作用により減速される場合にその減速分のエネルギーを電磁波として放出する制動X線がある．γ線とX線は本質的には同じ電磁波であるが，その発生過程により区別されている．すなわち，原子核内部から放出されるものをγ線，電子軌道など原子核外部から放出されるものをX線と呼んでいる．

B　壊変の形式，壊変図式

1　放射性壊変

放射線は，エネルギーの高い不安定な原子核から放出される高いエネルギーをもつ粒子の流れまたは電磁波である．ある核種が自発的にエネルギーを放射線として放出し，安定な核種に変化するとき，この現象を**放射性壊変**（radioactive disintegration）または**放射性崩壊**（radioactive decay）といい，このように放射線を放出する性質のことを**放射能**（radioactivity）という．ある核種が壊変して別の核種になるとき，壊変する核種を**親核種**（parent nuclide），壊変後新しくできた核種を**娘核種**（daughter nuclide）または**生成核種**（produced nuclide）という．放射性壊変の形式には，α壊変，β壊変，γ転移と核異性体転移がある（**表2-3**）．

a．α壊変（α崩壊）

α壊変［α-disintegration（α崩壊，α-decay）］とは，原子核からα粒子が放出される壊変のことである．α粒子は陽子2個，中性子2個のかたまりでHeの原子核に相当し，放出されるHeの原子核のながれを**α線**という．α壊変が起こると原子番号が2，質量数が4減少した娘核種となる．壊変は，Xを親核種，Yを娘核種とすると次式より表される．

表2-3 放射性壊変の形式と特徴

壊変の形式	放出される放射線と粒子*	娘核種の原子番号	娘核種の質量数
α壊変	α線	$Z-2$	$A-4$
β^-壊変	β^-線,中性微子	$Z+1$	A
β^+壊変	β^+線,中性微子	$Z-1$	A
軌道電子捕獲	中性微子(特性X線,オージェ電子)	$Z-1$	A
γ転移	γ線(内部転換電子,特性X線,オージェ電子)	Z	A
核異性体転移	γ線(内部転換電子,特性X線,オージェ電子)	Z	A

*:( )内は2次的に放出されるものであるが,放出されない場合もある.α壊変,β壊変については,娘核種の原子核が励起状態にある場合は,γ線も放出される.

$$ {}^{A}_{Z}X \rightarrow {}^{A-4}_{Z-2}Y + {}^{4}_{2}He^{2+}(\alpha 粒子) \quad (図 2\text{-}4①) \quad (2\cdot2) $$

放射されるα線の運動エネルギーはそれぞれ核種に特有の単一の値をとり,線スペクトルを示す.これは,核力が量子化された一定の内部エネルギーをもつためである.α壊変は,大きな質量数をもつ原子核でみられ,通常,$Z=82$のPb以上の大きな元素で起こることが知られている.これは,陽子の数が多い原子核では核内のクーロン反発力が大きく,核の安定性が低くなるためである.一方,He原子核は結合エネルギーが特に高く安定した原子核であるため(図 2-2 参照),重い原子核はα粒子を放出して安定になろうとする傾向がある.α壊変を起こす核種には,${}^{210}Po$,${}^{226}Ra$,${}^{222}Rn$,${}^{238}U$,${}^{241}Am$などがある.

b.β壊変(β崩壊)

β壊変[β-disintegration(β崩壊,β-decay)]とは,原子核内に存在している陽子と中性子が電子を仲介して相互変換する壊変形式をいう.β壊変はさらに,①β^-壊変(β^-崩壊),②軌道電子捕獲,③β^+壊変(β^+崩壊)の3種類に分類される.

1) β⁻壊変

原子核内の中性子1個が陽子1個に変換し壊変するもので,壊変に伴い**陰電子**(negatron)と**中性微子**(**ニュートリノ**,neutrino:記号ν)が原子核外に放出される.放出された陰電子のながれがβ^-線である.原子核内では陽子が1つ増えるため,原子番号は1増えるが,質量数は変わらない.壊変は,Xを親核種,Yを娘核種とすると次式より表される.

$$ {}^{A}_{Z}X \rightarrow {}^{A}_{Z+1}Y + \beta^- + \nu \quad (図 2\text{-}4②) \quad (2\cdot3) $$

一方,nを中性子,pを陽子,e⁻を陰電子とすると,原子核内では次式のような変換が起こっている.

$$n \rightarrow p + e^- + \nu \qquad (2\cdot 4)$$

β^-線の運動エネルギーは連続スペクトルである．これは，同時に放出される中性微子にエネルギーが配分され，その割合が一定ではなく，連続的であるためである［パウリ（Pauli）のスピン保存則］．このため，個々の核種のβ^-線のエネルギーはその最大値である最大エネルギー（E_{max}）で示される．β^-壊変はγ線の放出を伴う場合が多いが，β^-線のみを放出する核種もいくつかある．例えば，エネルギーの低いβ^-線のみを放出する^{3}H（18.6 keV），^{14}C（156 keV），^{35}S（167 keV）などは，軟β線放出核種（soft β emitter）と呼ばれ，ライフサイエンス分野でトレーサー実験に用いられる．これに対して，^{32}P（1.711 MeV）などのエネルギーの高いβ^-線を放出する核種を強β線放出核種（hard β emitter）と呼ぶことがある．

2）軌道電子捕獲

原子核内の陽子1個が中性子1個に変換される際に，核外の軌道電子を1個取り込んで陽子が中性子に変わるβ壊変を**軌道電子捕獲**（electron capture, EC）という．ECの際には中性微子が放出される．また，娘核種が励起状態にあるときには，γ線も放出される．原子番号は1つ減少し，質量数は変わらない．

$$^A_Z X + e^- \rightarrow {^A_{Z-1}}Y + \nu \qquad (図\ 2\text{-}4③) \qquad (2\cdot 5)$$

原子核内での変換は，$p + e^- \rightarrow n + \nu$である．捕獲される軌道電子は，電子軌道のうち最もエネルギー準位の低いK殻の軌道電子が取り込まれることがほとんどである．ECにより空位となったK殻の軌道には，外側の高いエネルギー準位の軌道電子が転移してくる．その際，軌道間のエネルギー差に相当するX線が放出される．このX線を**特性X線**と呼ぶ．一方，特性X線を放出する代わりに，軌道間のエネルギーを外側の軌道電子に与え，その電子が放出される場合もある．これを**オージェ効果**（Auger effect）といい，放出される電子を**オージェ電子**（Auger electron）という．軌道電子捕獲を直接検出することは困難であるが，中性微子，特性X線，オージェ電子，γ線の放出をもって軌道電子捕獲を検出することになる．ECを起こす核種には，^{51}Cr，^{57}Co，^{67}Ga，^{125}Iなどがある．

3）β^+壊変

原子核内の陽子1個が中性子1個に変換される際に，＋の電荷をもつ**陽電子（ポジトロン**, positron：記号e^+）を核外に放出する壊変である．その際に，中性微子が放出される．陽電子は電子と電荷が逆で，質量，スピンは同じである．また，β^-線と同様，運動エネルギーは連続スペクトルである．β^+壊変は次式により表される．

$$^A_Z X \rightarrow {^A_{Z-1}}Y + \beta^+ + \nu \qquad (図\ 2\text{-}4④) \qquad (2\cdot 6)$$

原子核内の変化は以下の通りである．

$$p \rightarrow n + e^+ + \nu \qquad (2\cdot 7)$$

陽電子は，放出された後，その運動エネルギーを失った状態で近くの陰電子と結合し，電荷は消滅するが，静止電子の質量2個分のエネルギーに相当する電磁波が180°反対方向の2方向へ2本放射される．この1本の電磁波のエネルギーは0.511 MeV（電子の静止質量1個分のエネルギー）である．この現象を消滅放射といい，放射される電磁波を消滅放射線（annihilation radiation）という．β^+壊変を起こす核種としては，^{13}N，^{15}O，^{18}Fなどがある．

c. γ転移と核異性体転移

　α壊変やβ壊変直後の原子核は，不安定な励起状態にあることが多い．励起状態にある原子核が余分なエネルギーを電磁波として放出して安定な状態に転移する．これをγ転移（γ-transition）といい，放出される電磁波のことをγ線という．γ転移は，ほとんどの場合，$10^{-12} \sim 10^{-18}$秒の間に起こり，α壊変，β壊変とほぼ同時にγ線放出が起こっているといえる．原子核のエネルギー準位は量子化されており，ある決まった値をとるため，γ線は放射性核種の固有の一定のエネルギーをもち，線スペクトルを示す（図2-4⑤）．

　一方，励起状態の原子核のなかには，基底状態に移りにくいものがあり，この場合，励起状態が長い間存続し，その半減期が測定可能な場合がある．このような原子核は核異性体（nuclear isomer）といい，質量数の数字の後に，mの記号をつけて区別する．このmは準安定（metastable）の意味であり，核異性体が準安定状態（metastable state）にあることを示している．半減期は$10^{-6} \sim 10^{-10}$秒くらいであるが，なかには準安定状態の半減期が非常に長いものもあり，例えば^{192m2}Ir（^{192}Irの下から2番目の励起状態）などは241年にも及ぶ．γ線を放出して準安定な励起状態からより低い安定な状態に移る現象を核異性体転移（isomeric transition, IT）という．この場合のγ線のエネルギーは線スペクトルであり，各エネルギー準位の差に等しい．

　励起状態にある原子核がエネルギーをγ線として放出する代わりに，軌道電子にそのエネルギーを与えて，その軌道電子を原子から飛び出させることがある．これを内部転換（internal conversion, IC）といい，飛び出した電子を内部転換電子という．内部転換電子の運動エネルギーも核種に固有で線スペクトルとなるため，β^-線と区別することができる．また，内部転換によりその電子軌道に空位ができるため，特性X線が発生したり，オージェ電子が放出される場合がある．

d. 自発核分裂

　もう1つの放射性壊変として，自発核分裂がある．原子番号90以上の質量数の大きな原子核は，外から何も衝撃がなくても自発的に核分裂反応を起こすことがある．これを自発核分裂（spontaneous fission, SF）という．自発核分裂すると，通常2個の質量数75～155程度の原子核が生じる．SFの起こる確率は原子番号に比例して大きくなる傾向があり，例えば^{252}Cfはα壊変が97％，SFが3％の割合で起こる．原子番号が大きい超ウラン元素ではSFが主な壊変形式となる核種もある．

B 壊変の形式，壊変図式

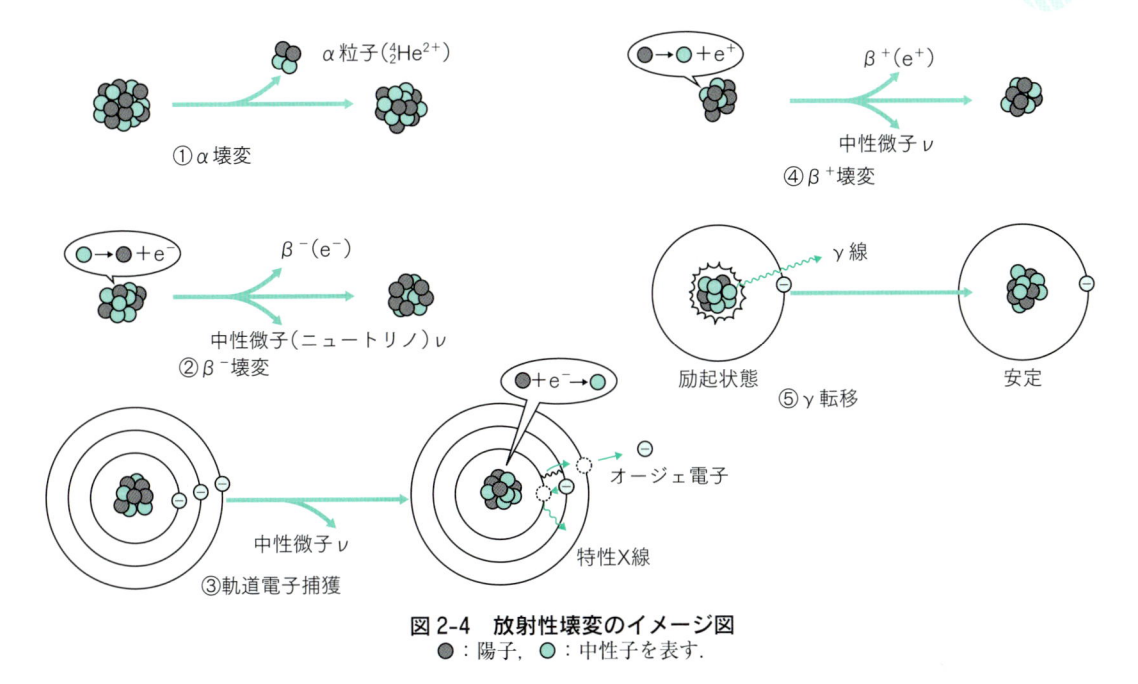

①α壊変

②β⁻壊変

③軌道電子捕獲

④β⁺壊変

⑤γ転移

図2-4 放射性壊変のイメージ図
●：陽子，○：中性子を表す．

2 クーロン障壁とトンネル効果　*Advanced*

α粒子は，通常，クーロン斥力よりも大きい核力によって原子核内に閉じ込められている．この安定状態を「ポテンシャルの井戸のなかに存在している」という．一方，陽子による原子核の正電荷は，クーロン斥力によって核表面に近づく正に荷電した荷電粒子に対して反発力を及ぼす．この斥力は壁のように荷電粒子の接近を拒むため，クーロン障壁と呼んでいる．クーロン障壁は，電荷をもたない中性子やγ線に対しては存在しない．原子核内の陽子はクーロン障壁によって核を安定化させる役割を担っている．クーロン障壁は，外部から近づく荷電粒子だけでなく，原子核の内部から核外へ出ようとするα粒子についても存在する．α粒子はクーロン斥力と核内での運動に伴う慣性力の和が核力より大きくなったときに起こる．しかしながら，例えば，²²⁶Raの場合，クーロンエネルギーの近似式

$$E_{\text{coulomb}} = \frac{Z_\alpha \times Z_{Rn}}{(A_{Rn})^{\frac{1}{3}}} \text{ MeV}$$

により，約28 MeVと計算され，α粒子は28 MeV以上のエネルギーがなければ，核外へ出られないはずである．しかしながら，²²⁶Raから放出されるα粒子は約5 MeVと低く，この古典論的考え方ではα壊変は起き得ないという結論になる．G. Gamov，R. W. Gurney，E. U. Condonの理論によれば，クーロン障壁には量子力学的なトンネルが存在し，クーロン障壁より低いエネルギーのα粒子もこのトンネルを通過して原子核外へ出られる確率があるという．α壊変する核種の原子核内ではα粒子が原子核の内側からクーロン障壁に繰り返し衝突し，跳ね返される現象が常に起きており，多数回のこの衝突のなかでまれにトンネル効果によりα粒子が原子核外へ飛び出す現象が起こる．これがα壊変である（**図2-5**）．

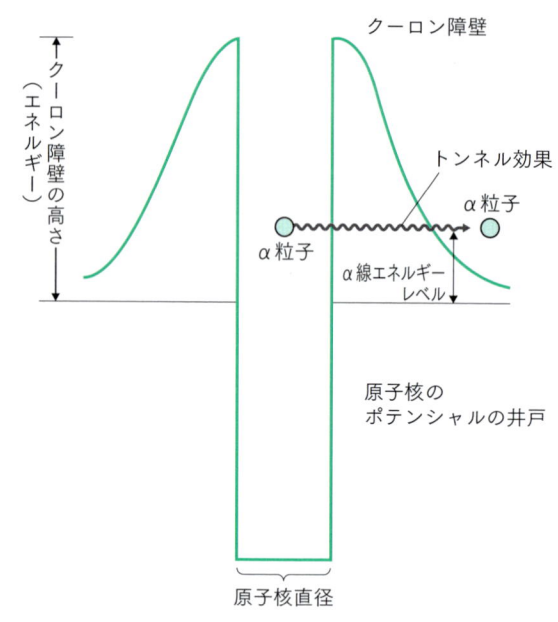

図2-5　α粒子のトンネル効果の模式図

3 壊変図式

　放射性核種について壊変形式，半減期，放射線の種類およびエネルギー，原子核のエネルギー準位などが一見してわかるよう図式化したものを**壊変図式**（disintegration scheme）という．

　図式の縦方向がエネルギー準位を表し，横方向が原子番号の増減を表している．エネルギー準位は上位が高く，下位が低くなっているが，原子番号は左から右へ増加するように書く．したがって原子番号が増加する$β^-$壊変では，右下方へ矢印で表し，原子番号が減少するα壊変，$β^+$壊変，ECでは左下方へ矢印で表す．γ転移や核異性体転移は原子番号が変わらないため，真下に矢印を書く（**表2-4**）．壊変図式の例を**図2-6**に示した．

表2-4　壊変図式の規則

壊変形式	原子番号の変化	記　号
α壊変，$β^+$壊変，軌道電子捕獲（EC）	減少	↙　左下がりの矢印
$β^-$壊変	増加	↘　右下がりの矢印
γ転移，核異性体転移（IT）	変化なし	↓　垂線

B 壊変の形式，壊変図式

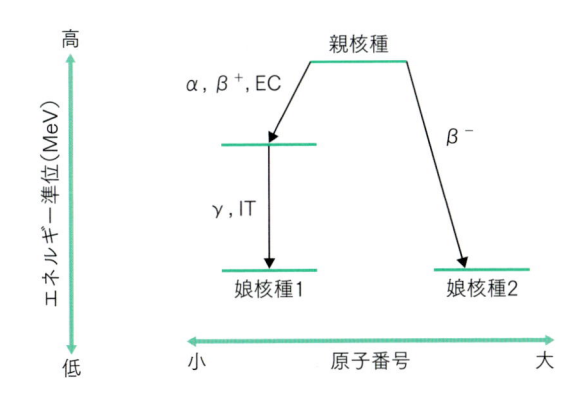

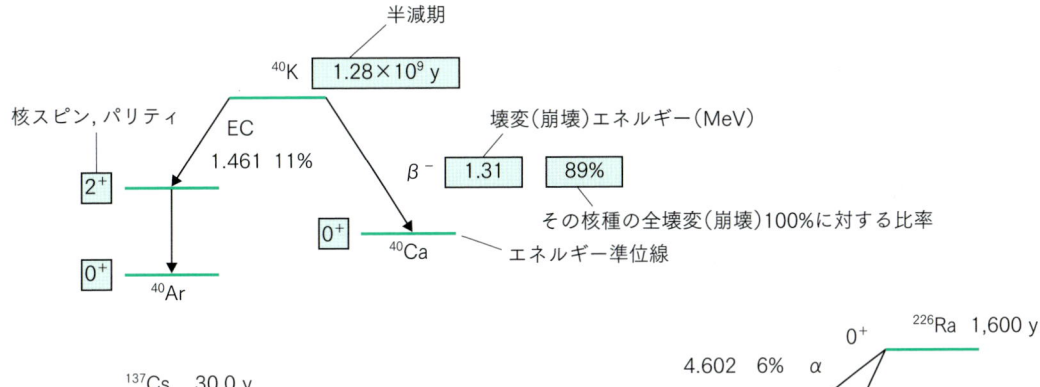

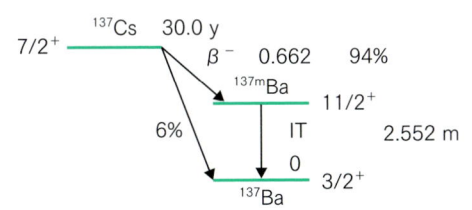

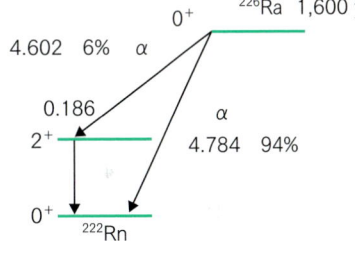

図2-6 壊変図式の例

4 核スピン，パリティ Advanced

　核子または電子などの粒子は固有の角運動量をもっており，各粒子の自転のような運動であると考えられる．各粒子の固有の運動量は $\frac{h}{2\pi}$ を単位として，$\frac{1}{2}$ のスピンとされる．原子核を構成する全核子の全角運動量 $\vec{J}$ を加えて原子核の角運動量が得られるが，これを核スピンという．原子核では陽子と中性子の数とそれぞれのスピンの組み合わせから種々の全核スピンが決定される．それらは，$0, \frac{1}{2}, 1, \frac{3}{2}$ などと表される．
　パリティとは波動関数 Ψ の対称性に関する概念で空間座標の反転に対してもつ性質のことである．$\Psi(x, y, z, t)$ を原点に対し対称に移動したとき，元の波動関数が大きさは同じで，符号を変えない場合，Ψ の状態は正のパリティ状態であるといい，正または＋で表す．$\Psi(-x, -y, -z, t) = \Psi(x, y, z, t)$ である．これに対して，Ψ が符号を変えるとき，負の

パリティ状態といい，負または−で表す．$\Psi(-x, -y, -z, t) = -\Psi(x, y, z, t)$である．このようなパリティ状態の符号は，壊変図式などで核スピンの後につける（図2-6参照）．核子のパリティは核子の軌道核運動量の量子数で表される．原子核の殻構造の軌道lが0, 2, 4…のときは（＋），1, 3, 5…のときは（−）である．原子核のパリティは，個々の核子のパリティの積となるため，陽子−中性子が偶−偶核の場合，パリティは＋，偶−奇核，奇−奇核のパリティは残された対にならない核子の軌道核運動量をlとすると$(-1)^l$となる．パリティはα粒子やγ線放出の場合は保存され，β粒子放出の場合は保存されない．

C 壊変の法則と放射平衡

1 壊変の法則（壊変律）

放射性壊変という現象は，偶発的にランダムに起こるため，個々の放射性壊変がいつ起こるか，またある時間にどのくらいの量が壊変するのかを予測することはできない．しかしながら，多くの放射性核種の壊変について調べると統計学的に核種に固有の，ある確率に従うことがわかっている．すなわち，単位時間あたりに壊変する原子数は，そのときに存在する放射性核種の原子数に比例するという法則が成り立っている．この法則を壊変律（disintegration law）という．

放射性核種の原子数をN，比例定数をλとすると，単位時間あたりの壊変数（壊変率）（disintegration per second, dps）は次式で表される．

$$壊変率(I) = -\frac{dN}{dt} = \lambda N \tag{2・8}$$

λは壊変定数（disintegration constant）または崩壊定数（decay constant）と呼ばれ，単位時間あたりに1個の原子核が壊変する確率を表し，その核種に固有の定数である．最初に存在する原子数をN_0，時間t経過後の原子数をNとして（2・8）式を積分すると，

$$N(t) = N_0 e^{-\lambda t} \tag{2・9}$$

$t=0$のときの放射能をA_0とすると，放射能は単位時間あたりの壊変原子数で表されるため（2・8）式より，

$$A = \lambda N = \lambda N_0 e^{-\lambda t} = A_0 e^{-\lambda t} \tag{2・10}$$

となる．

放射能が半分に減少する時間Tを半減期（half life）という．半減期も核種に固有の値である．半減期Tと壊変定数λの関係は，$t=T$のとき，$\frac{A}{A_0} = \frac{1}{2}$であるため，

C 壊変の法則と放射平衡

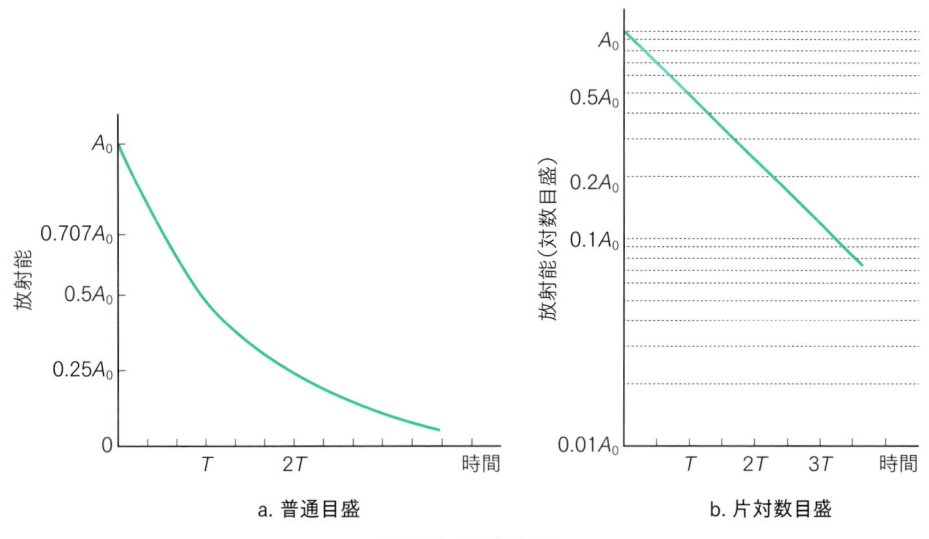

図 2-7 壊変曲線
a. 普通目盛
b. 片対数目盛
T：半減期，A_0：$t=0$ の放射能．

(2·10)式より，$\dfrac{1}{2} = e^{-\lambda t}$．両辺の自然対数をとると，

$$\ln\left(\dfrac{1}{2}\right) = -\lambda T \qquad \lambda = \dfrac{0.693}{T} \qquad T = \dfrac{0.693}{\lambda} \qquad (ただし，\ln 2 = 0.693 とする)$$

となる．半減期 T は，核種に固有な壊変定数 λ にのみ関係するため，T もまた核種に固有である．

$e^{-\ln 2} = \dfrac{1}{2}$ であるため，半減期 T のとき，

$$A = A_0 e^{-\lambda t} = A_0 \left(\dfrac{1}{2}\right)^{\frac{t}{T}} \tag{2·11}$$

と表される．

以上のことから，放射能は時間経過とともに，指数関数的に減少することがわかる．また，放射能の対数と経過時間の間には，直線関係が成立する．放射能と経過時間の関係を表した曲線を**壊変曲線**という（図 2-7）．

2 放射平衡

放射性壊変において，娘核種も放射性である場合，一般的にこの壊変を**逐次壊変**といい，親核種を X，娘核種を Y，孫核種を Z とすると以下のように表される．

$$X \xrightarrow{\lambda_1} Y \xrightarrow{\lambda_2} Z$$

N_1, N_2をそれぞれ，X，Y の原子数とし，$t=0$ のときの初期値を $N_{1,0}$，$N_{2,0}$ とすると，先に述べたように，$N_1 = N_{1,0}\,e^{-\lambda_1 t}$ が成り立つ．
N_2 については，$-\dfrac{dN_2}{dt} = \lambda_2 N_2 - \lambda_1 N_1$ が成り立ち，これを解くと，

$$N_2 = N_{2,0}\,e^{-\lambda_2 t} + \frac{\lambda_1}{\lambda_2 - \lambda_1} N_{1,0}(e^{-\lambda_1 t} - e^{-\lambda_2 t}) \tag{2·12}$$

となり，娘核種 Y の原子数の変化を表している．

ところで，(2·12)式において，$\lambda_1 < \lambda_2$ のとき（$T_1 > T_2$），最初に娘核種が存在せず，時間が十分経過したときには，$N_{2,0} = 0$ であることから，

$$N_2 = \frac{\lambda_1}{\lambda_2 - \lambda_1} N_{1,0}\,e^{-\lambda_1 t} = \frac{\lambda_1}{\lambda_2 - \lambda_1} N_1 \quad \text{すなわち，} \quad \frac{N_2}{N_1} = \frac{\lambda_1}{\lambda_2 - \lambda_1} \tag{2·13}$$

このとき，X と Y の原子数の比は一定になる．X と Y の放射能をそれぞれ A_1，A_2 とすると，$A_1 = \lambda_1 N_1$，$A_2 = \lambda_2 N_2$ より，(2·13)式は，

$$\frac{A_2}{A_1} = \frac{\lambda_2 N_2}{\lambda_1 N_1} = \frac{\lambda_2}{\lambda_2 - \lambda_1} \quad \text{または} \quad A_2 = \frac{\lambda_2}{\lambda_2 - \lambda_1} A_1 \tag{2·14}$$

となる．すなわち，親核種 X と娘核種 Y の放射能比が一定となることを示している．娘核種 Y の原子数は親核種 X の半減期に従って減少するようになる．この現象を**過渡平衡**（transient equlibrium，**図 2-8a**）という．過渡平衡が成立するためには，$\dfrac{T_1}{T_2} > 10$ 程度で，なおかつ最初娘核種が存在しない状態では，娘核種の半減期の 7～10 倍程度の十分長い時間が経過していることが必要である．過渡平衡が成立している状態では，$\dfrac{A_2}{A_1} = \dfrac{\lambda_2 N_2}{\lambda_1 N_1} = \dfrac{\lambda_2}{\lambda_2 - \lambda_1} > 1$ となる（$\lambda_1 < \lambda_2$）ため，娘核種の放射能 A_2 は親核種の放射能 A_1 を超えることになる．過渡平衡が成立する例としては，

$$^{99}\text{Mo} \xrightarrow[65.94\text{h}]{\beta^-} {}^{99\text{m}}\text{Tc} \xrightarrow[6.015\text{h}]{\text{IT}} {}^{99}\text{Tc}$$

$$^{140}\text{Ba} \xrightarrow[12.75\text{d}]{\beta^-} {}^{140}\text{La} \xrightarrow[1.679\text{d}]{\beta^-} {}^{140}\text{Ce}$$

などがある．

次に，$\lambda_1 \ll \lambda_2$ のとき（$T_1 \gg T_2$），$\lambda_2 - \lambda_1 \fallingdotseq \lambda_2$ となるため，(2·13)式は，$\dfrac{N_2}{N_1} = \dfrac{\lambda_1}{\lambda_2}$ となる．これより，親核種 X と娘核種 Y の原子数の比は一定値となることがわかる．また，この式を変形すると，$\lambda_1 N_1 = \lambda_2 N_2$，すなわち，$A_1 = A_2$ であり，親核種 X と娘核種 Y の放射能が等しくなることを示している．この現象を**永続平衡**（secular equilibrium，**図 2-8b**）という．永続平衡が成立するためには，$\dfrac{T_1}{T_2} > 1{,}000$ 程度で，なおかつ最初娘核種が存在しない状態では，娘核種の半減期の 4 倍程度の十分長い時間が経過していることが必要である．一般的には，T_1 が年単位であることが必要である．永続平衡が成立する例としては，

図 2-8 放射平衡
A：全体の放射能
B：親核種だけの放射能
C：親核種から分離された娘核種の放射能
D：親核種中に生成する娘核種の放射能

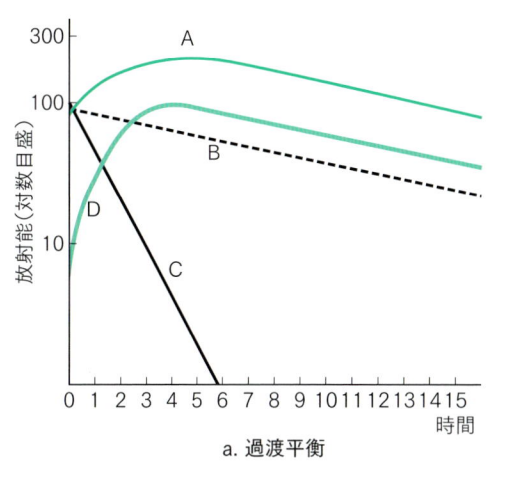

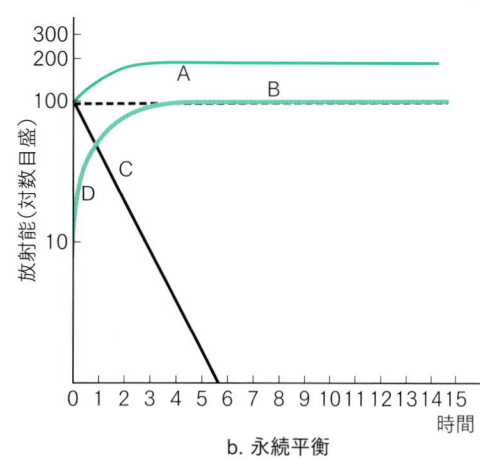

a. 過渡平衡

b. 永続平衡

c. 放射平衡が成立しない場合

$$^{90}\text{Sr} \xrightarrow[28.79\,\text{y}]{\beta^-} {}^{90}\text{Y} \xrightarrow[64.00\,\text{h}]{\beta^-} {}^{90}\text{Zr}$$

$$^{137}\text{Cs} \xrightarrow[30.08\,\text{y}]{\beta^-} {}^{137\text{m}}\text{Ba} \xrightarrow[2.552\,\text{m}]{\text{IT}} {}^{137}\text{Ba}$$

$$^{226}\text{Ra} \xrightarrow[1,600\,\text{y}]{\alpha} {}^{222}\text{Rn} \xrightarrow[3.824\,\text{d}]{\alpha} {}^{218}\text{Po}$$

などがある．

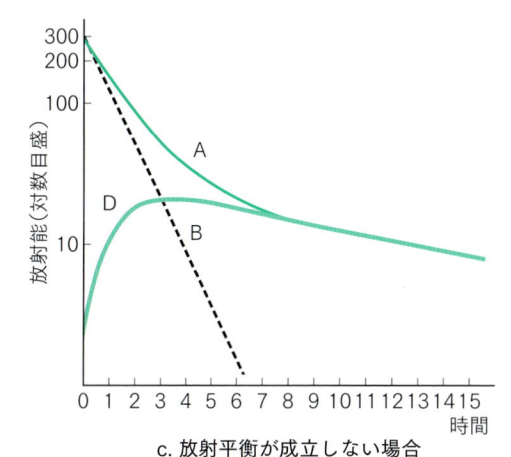

一方，$T_1 \leqq T_2$ では，放射平衡（radioactive equilibrium）とはならない．親核種 X は先に消失し，最終的には娘核種 Y の放射能が残る．

なお，**図 2-8** に，放射平衡が成立する場合と成立しない場合の放射能と経過時間の関係について示した．

D | 放射能の単位，比放射能

　放射能は単位時間あたりに壊変する原子の数（壊変率）で表され，単位は国際単位系（SI）では **Bq**（becquerel：ベクレル）である．1 Bq は 1 秒間に 1 個の放射性壊変をする放射能と定義され，1 Bq = 1 s^{-1} である．これは放射線計測によく用いられる単位である dps（disintegration per second：1 秒間あたりの壊変数）と同じである．計測においては dps を 1 分間あたりの壊変数として表した dpm（disintegration per minite）もよく用いられる．Ci（curie：キュリー）は，1900 年頃から放射能の単位として慣用的に用いられてきたが，現在ではあまり用いられない．1 Ci = 3.7×10^{10} Bq（37 GBq）であり，約 1 g の ^{226}Ra の放射能に相当する．このように，放射能は物質量として表すこともできる．放射能を A（Bq），原子質量を M，半減期を T（s）とすると，**無担体状態**（carrier free）の放射性物質の放射能は，以下の式で表される．なお，担体とは，微量の放射性物質の化学的挙動が，常用量の元素に比較して，まったく異なる予想できない現象を引き起こすので，それを防ぐために加える物質のことであり，同じ元素を加えるとき，その物質を **同位体担体**（isotopic carrier）という．

$$A(\text{Bq}) = \lambda N = \frac{0.693}{T} \times \frac{6.02 \times 10^{23}}{M} w = \frac{4.17 \times 10^{23}}{M(\text{u}) \times T(\text{s})} w(\text{g}) \qquad (2\cdot15)$$

　無担体の放射性同位元素 1 Bq が何 g に相当するか，また，無担体の放射性同位元素 1 g が何 Bq に相当するかをこの式により計算することができる．主な核種の 1 kBq あたりの原子数，質量，1 g あたりの kBq 数を **表2-5** に示す．式および表より，半減期の長い核種は同じ放射能でも質量が多く，半減期が短くなるほど微量であることがわかる．

　一方，元素あるいは化合物の単位質量あたりの放射能を，**比放射能**（specific activity：SA）という．単位は Bq/mg，Bq/mmol などである．放射性核種の純度の指標となる．

表2-5　主な放射性核種の1 kBq あたりの原子数，質量，1 g あたりの kBq 数

核種	半減期	1 kBq あたりの原子数	1 kBq あたりの質量（g）	1 g あたりの kBq 数（比放射能）
^{3}H	12.32 y	5.61×10^{11}	2.80×10^{-12}	3.58×10^{11}
^{14}C	5.70×10^{3} y	2.61×10^{14}	6.06×10^{-9}	1.65×10^{8}
^{18}F	109.77 m	9.50×10^{6}	2.84×10^{-16}	3.52×10^{15}
^{32}P	14.263 d	1.78×10^{9}	9.45×10^{-14}	1.06×10^{13}
^{125}I	59.400 d	7.41×10^{9}	1.54×10^{-12}	6.51×10^{11}
^{238}U	4.468×10^{9} y	2.03×10^{20}	8.04×10^{-2}	12.4

原子質量 M（u），半減期 T（s）の放射性同位元素が無担体状態で放射能 A（Bq）を有するとき，その放射性同位元素の質量 w（g）は，(2·15)式より，

$$w = \frac{AMT}{4.17 \times 10^{23}} \tag{2·16}$$

となる．したがって比放射能 S（Bq/g）は，

$$S(\text{Bq/g}) = \frac{A}{w} = \frac{4.17 \times 10^{23}}{MT} \tag{2·17}$$

となる．M と T は核種に固有の値であるため，無担体状態の放射性同位体の比放射能は核種に固有の一定値となる．

上述したように，一般的に化学操作を容易にするために担体を添加すると，比放射能は下がる．比放射能が高ければ感度はよいが，扱いにくいという問題点がある．実験目的に応じた比放射能を選択する必要がある．

一方，放射能濃度は，物質単位容積あたりの放射能を表し，単位は Bq/mL などである．一般に溶液の単位容積あたりの溶質の放射能を意味し，化学実験に必要な希釈操作の際によく用いられる．

3章 放射線と物質の相互作用

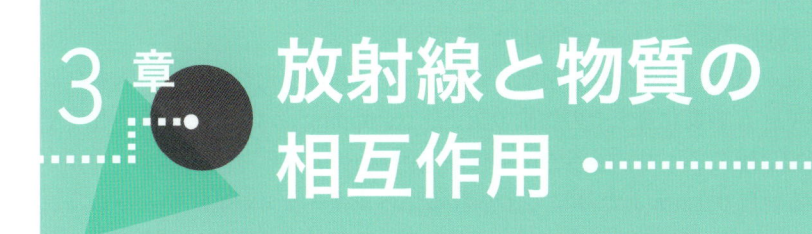

　放射線の本体は，高速度で飛行する粒子やきわめて波長の短い電磁波である．したがって，放射線が物質中を通過するとさまざまな相互作用を引き起こし，放射線のエネルギーや進行方向には変化が生じる．多くの相互作用のうち，電離（イオン化）作用や蛍光作用，写真乾板を通過するときの相互作用などは放射能の測定に利用される．放射能を測定するということは，放射線と物質の相互作用による現象を測定することである．医療における放射線測定や放射線利用，放射線防護を的確に行うためには，放射線と物質の多彩な相互作用を理解することが必要である．

A α線

　α粒子はヘリウムの原子核であり正電荷をもっている．α粒子が物質中を通過するとき，その物質を構成する原子の電子を静電引力によって次々に奪う現象が起こる．そのため原子はイオン化され，電子は，

$$（\alpha 粒子が失ったエネルギー）-（原子のイオン化エネルギー）= \frac{1}{2}m_{e}v^{2} \quad (3・1)$$

に相当する運動エネルギーを獲得して飛行する．α粒子の運動エネルギーは，このように1回のイオン化ごとに，原子のイオン化エネルギーと電子の運動エネルギーとを失ってしだいに減少し，やがて停止する．原子のイオン化エネルギーは，電子を取り去るのに必要なエネルギーである．イオン化によって加速された電子が，原子のイオン化エネルギーよりも大きいエネルギーをもつときは，さらに2次的にほかの原子のイオン化を行うことができる．

　α粒子が気体中を通過してイオン対1組（陽イオンと電子1個ずつ）を生成するのに消費するエネルギーは気体の種類に関係なくほぼ一定である（平均値34 eV）．この値は，一般には気体分子のイオン化エネルギーよりもはるかに大きく，その差は原子や分子の励起や解離，電子の加速などを引き起こす．

　原子の大きさに比べて原子核は非常に小さく，正電荷をもつために，α粒子が直接物質の原子核に衝突することはまれである．しかし，そのような衝突が起これば，一

般に原子核の質量は大きいので，α粒子の進行方向が大きく変化する．このような現象はα線（α-ray）の**散乱**（scattering）と呼ばれる．

α粒子は物質通過中，自身のエネルギーを失う．単位距離を進行する間に失われるα線のエネルギー E の変化量をその物質の**阻止能**（stopping power）という．化学や生物学の分野では**線エネルギー付与**（linear energy transfer, **LET**）と呼ばれ，生体中では 1 μm あるいは 0.1 nm あたりに与えられるエネルギーを eV 単位で表される．一般に LET は放射線の種類およびエネルギー，それが通過する物質の電子密度などによって変化する．α線に対するある物質の阻止能を F，位置 x におけるα線のエネルギーを $E(x)$ とすると，F は次のように定義される．

$$F = -\frac{dE}{dx} \tag{3・2}$$

(3・2)式を変形して $dx = -\frac{dE}{F}$ を，はじめのα線エネルギー E_0 から 0 まで積分すれば，α粒子がエネルギーを完全に失って停止するまでの距離 R が得られる〔(3・3)式〕．これを**飛程**（range）という（図 3-1）．

$$R = \int dx = -\int_{E_0}^{0} \frac{dE}{F} = \frac{-\int_{E_0}^{0} dE}{F} \approx \frac{E_0}{F} \tag{3・3}$$

(3・3)式から近似的に $R = \frac{E_0}{F}$ が与えられる（例えば，5 MeV のα線の飛程はアルミニウム（Al）で 0.002 cm，1 気圧の空気中で約 3 cm である．空気中の飛程はα線のエネルギーのほぼ $\frac{3}{2}$ 乗に比例する）．(3・2)式において，物質の単位長さあたりの代わりに，単位面積内に存在する物質の単位質量あたりを用い，そのときのα線のエネルギーの減少量を**質量阻止能**（mass stopping power）といい，これを S で表せば，

$$S = -\frac{dE}{d\rho x} = -\frac{1}{\rho}\frac{dE}{dx} = \frac{E_0}{F} \tag{3・4}$$

ρ は物質の密度である．物質がα線からエネルギーを奪って阻止する作用は 1 個 1 個の原子が行うので，物質の阻止能 F は物質中に存在する原子の数に比例する．ま

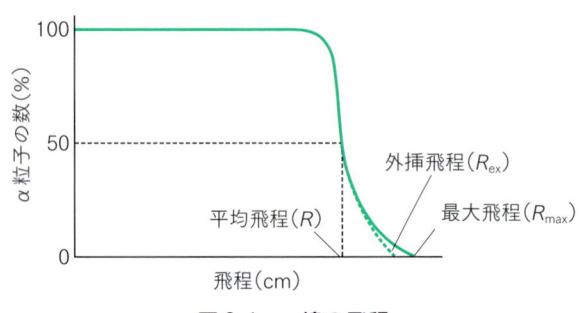

図 3-1　α線の飛程

表 3-1　酸素原子の阻止能 (F) を 1 としたときの種々の原子 1 個の阻止能の相対値

元素 (Z)	阻止能	元素 (Z)	阻止能	元素 (Z)	阻止能
H (1)	0.200	O (8)	1.00	Fe (26)	1.96
C (6)	0.814	Al (13)	1.27	Sn (50)	2.86
N (7)	0.939	Cl (17)	1.76	Pb (82)	3.86

た, α粒子と原子の相互作用が主として電子との作用であるので, 原子 1 個が示す阻止能は電子殻が大きいほど大きい. しかも, 電子の数は原子番号 Z に等しく, また Z は質量数 A とともに大きくなる. したがって, 物質の阻止能 F は原子番号 Z や質量数 A とともに大きくなるはずであり, これらの間の関係は経験的につぎのような式で表されている.

$$F = \frac{0.53Z}{\sqrt{Z+10}} = \frac{1}{4}\sqrt{A} \tag{3・5}$$

^{214}Po の α 線 (5.5 MeV) を用いて, 酸素原子の阻止能 F を 1 としたときの, 個々の原子 1 個の阻止能の割合を**表 3-1** に示す.

α粒子が物質中を通過するとき, 単位長さの進行によってつくられるイオン対の数を **比電離度** (specific ionization) という. 比電離度は物質の阻止能 F に比例する. α粒子の通過によるイオン対生成は, α粒子の直接作用と加速電子による 2 次作用とによるが, いずれのエネルギーも α粒子のもつエネルギーに由来する. 比電離度は物質の種類だけでなく, α線のエネルギーによっても変化する. 比電離度は α線エネルギーが小さいほど大きい. したがって, α粒子が減衰しながら進行するにつれて比電離度は大きくなる. α粒子が止まる直前が一番高くなり, これをブラッグピークという. ただし, 無限に大きくなるわけではなく, α線のエネルギーが 0.37 MeV あたりになったときを最大として急激に減少し, ゼロとなる. ^{214}Po の α 線が 1 気圧の空気中を通過する際の比電離度を**図 3-2** に示す. このような曲線を α 線の **ブラッグ曲線** (Bragg curve) という.

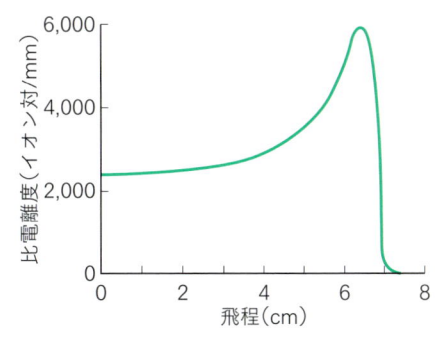

図 3-2　空気中における ^{214}Po の α 線のブラッグ曲線

B β^-線

　β^-粒子は電子（electron）であり負電荷をもっている．α粒子とは電荷が異なるほか，その静止質量はα粒子の約7,000分の1である．そのために同じエネルギーをもつβ粒子はα粒子よりもきわめて大きい速度をもつことになる．例えば，10 MeVのα線は光速度の0.08倍であるが，それと同じエネルギーのβ線（β-ray）は光速度の0.999倍となりほぼ光速度に等しい．

　β線はこのように高速度であるため，α線と比べると，電子との衝突や原子核との静電引力による相互作用の確率は著しく低くなり，エネルギーを失う機会が少なくなるので飛程もはるかに長く，透過力が大きくなる．また，β粒子は質量が小さいので，散乱を受けやすい．β粒子の飛跡は直線とはならないため，飛程の意味があいまいとなる．β線のエネルギーは連続スペクトルを示すので，α線の飛程のように均一性をもたない．一般に，β線の物質透過の際の吸収は近似的には光の吸収に似た指数法則が成立することが知られている．

$$A = A_0 e^{-\mu d} \tag{3・6}$$

　dは吸収層の厚さ，AおよびA_0は厚さがdおよび0におけるβ線強度，μは吸収係数である．μが正しく定数であれば，(3・6)式から明らかなように，$\log_{10}A$とdの間に逆勾配の直線関係が成立しなければならないが，実際は**図 3-3**に示した^{32}Pのβ線の吸収曲線の例にみられるように，美しい直線とはならず，上側にやや膨らんだ曲線となり，$d = 700$ mg/cm^{2}以上では制動放射によるX線のためβ線の減衰が小さくなる．この部分を差し引いてβ線の最大エネルギーによる最大飛程は$R_\text{max} = 780$ mg/cm^{2}を

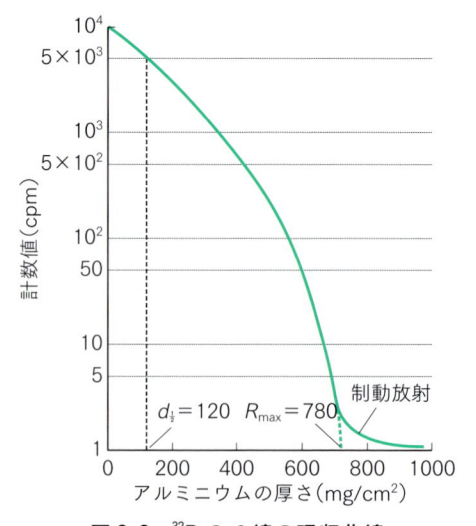

図 3-3　^{32}Pのβ線の吸収曲線

与える.

　β線が原子核近傍で運動エネルギーを失うことなく静電引力により進行方向だけが変えられるとき，これを**弾性散乱**（elastic scattering）という（**図3-4c**）．また，原子番号の大きい物質中を通過するとき，β線のエネルギーは電離（イオン化）によって消費されるだけでなく，原子核の高い正電荷のために制動されて速度（エネルギー）を減少する．このようにして消失したβ線のエネルギーは電磁波（X線）のかたちで放射される．これを**制動放射**（braking radiation）という（**図3-4d**）．制動放射のエネルギーも連続スペクトルである.

　制動放射によってβ線のエネルギーを失う割合はβ線のエネルギーに比例し，制動する原子の原子番号の2乗に比例して増大する．制動放射はX線であるからβ線より透過力が大きいので，**図3-3**の吸収曲線にみるように，β線の最大飛程の厚みの遮へい物を用いただけでは^{32}Pによる放射線を全部吸収することはできない．これを防ぐにはなるべく原子番号の小さい原子からできているプラスチックなどでおおって制動放射をなるべく小さくし，その外側を鉛のような原子番号の大きい物質でおおってX線を吸収しなければならない．同じ厚みのプラスチックと鉛を逆の順序に配置すると制動放射が起こりやすくなり，遮へい効果は著しく劣ることになる．高エネルギーのβ線放射体では，測定や防護の面で常にこのようなことを注意する必要がある.

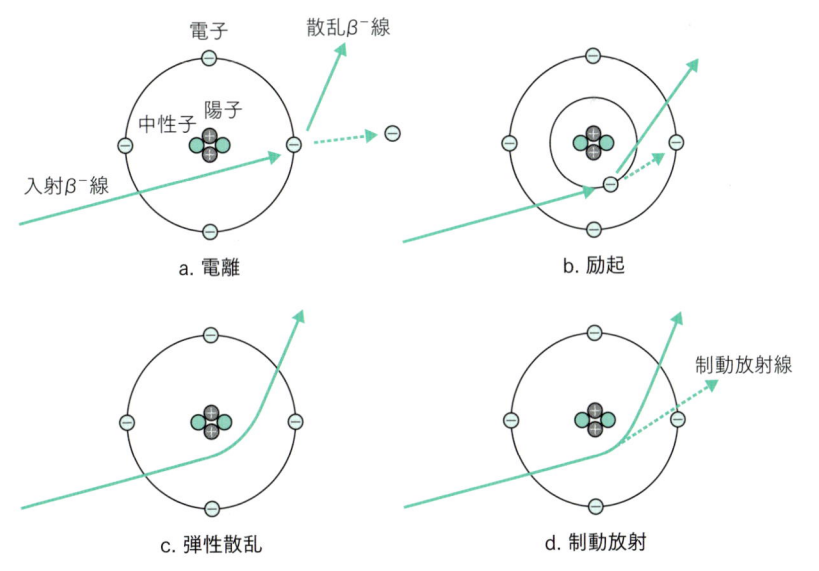

図3-4　β線と物質の相互作用

C | β^+線

原子核内の1個の陽子が中性子に変化し，高速の**陽電子**（positron, β^+）を放射する壊変形式がある．この陽電子を β^+ 線（β^+-ray）と表し，この壊変形式を陽電子壊変または β^+ 壊変という．陽電子は陰電子と同じ質量で，異符号で等量の電気量をもつ．陽電子がその運動のエネルギーを失い，ほとんど静止に近くなると，近傍の陰電子と結合して消滅し，0.511 MeV のエネルギーの電磁波を2個正反対の方向に放射することがある．これを消滅放射線という．

D | γ線

γ 線（γ-ray）は電磁波であり，電波や光と同じ範疇に属する．しかし，γ 線のエネルギー（MeV）は電波や光のそれら（数 eV）よりもはるかに大きい．γ 線と物質との相互作用によって起こる現象は主として**光電効果**（photoelectric effect）および**コンプトン効果**（Compton effect），**電子対生成**（pair production）の3つである（**図 3-5**）．γ 線の振動数を ν とすれば，その**光量子**（photon）のエネルギーは $h\nu$ である（h はプランク定数）．$h\nu$ が完全に1つの電子によって吸収されるとき，$h\nu$ がその原子のイオン化エネルギー P よりも大きいならば，その過剰のエネルギーを運動エネルギーとする**光電子**（photoelectron）として放出される．このような現象を**光電効果**といい，そのエネルギー関係は（3・7）式のとおりである．

$$h\nu = P + \frac{1}{2} m_e v^2 \tag{3・7}$$

m_e は電子の質量，v は電子の速度である．$h\nu > P$ のときは，光電効果は起こらない．

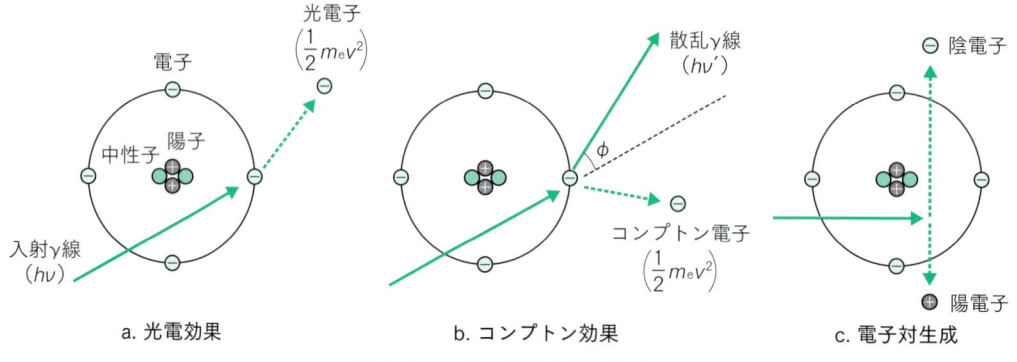

図 3-5　γ 線と物質の相互作用

a. 光電効果　　b. コンプトン効果　　c. 電子対生成

γ線による光電効果は，γ線の $h\nu$ が非常に大きいため主として P の大きい K 殻の電子に対して起こる．この場合，放出される電子はγ線のエネルギーよりも P だけ少ないエネルギーをもつが，なお高エネルギーをもっており，この高エネルギー電子が2次的にほかの原子の電離作用を起こす．したがって，γ線による電離作用の機構は，この高エネルギー電子による電離作用と考えてよい．図 3-6 に示すように，光電効果の起こる確率は $h\nu < P$ である限り $h\nu$ が小さいほど大きくなる．また，この確率は原子番号の大きい原子ほど大きくなる．

電磁波がそのエネルギーの一部を電子に与えてその電子を原子からはじき出し，残りのエネルギーに相当する振動数の電磁波に変わる現象を**コンプトン効果**といい，はじき出された電子を**コンプトン電子**という．このとき変化の前後においてはエネルギーおよび運動量保存の法則がともに成立し，入射γ線および散乱γ線の波長をそれぞれ λ, λ' とし，散乱角を ϕ とすれば，(3・8)式のような関係が保たれる（m_0 は電子の静止質量，c は真空中の光速度）．

$$\lambda' - \lambda = \frac{h}{m_0 c}(1 - \cos\phi) = 0.0242(1 - \cos\phi) \tag{3・8}$$

(3・8)式から明らかなように，散乱γ線は入射γ線より波長が長くなり，直角の方向へ散乱されるγ線の波長の増大は，入射γ線の波長に無関係に $\dfrac{h}{m_0 c}$ となり，2.42 $\times 10^{-12}$ m となる．この波長を**コンプトン波長**という．コンプトン効果によるγ線の吸収は，物質の原子の結合状態にほとんど関係なく，物質中の電子の密度（原子番号）にほぼ比例する．また，コンプトン効果は，図 3-6 に示すようにγ線のエネルギーが小さいほど起こりやすく，およそγ線のエネルギーに反比例する．

γ線が物質中を通過するとき，γ線が完全に消失して新しく1対の陰陽電子対を生じる現象を**電子対生成**という．$E = h\nu$ で表される電磁波のエネルギーが電子に変換されるとき，その質量は $E = m_0 c^2$ の関係を満足しなければならない．ところが，この電子が速度 v で運動するときは，その質量 m は (3・9)式で表される．

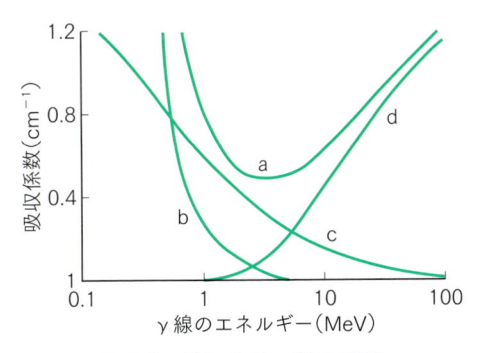

図 3-6 鉛によるγ線の吸収
a：全吸収，b：光電効果による吸収，c：コンプトン効果による吸収，d：電子対生成による吸収

$$m = \frac{m_0}{\sqrt{1-\frac{v^2}{c^2}}} \tag{3·9}$$

そこで電子対生成の場合，電子の相対論的質量を m，γ線のエネルギーを $h\nu$ とすれば，$h\nu$ が消滅して陰陽 2 個の電子が生成するためには，

$$h\nu = 2mc^2 \tag{3·10}$$

一方，$h\nu$ の運動量は $\dfrac{h\nu}{c}$ であるから，運動量の保存が成立するためにはつぎの条件が必要である．

$$\frac{h\nu}{c} = 2mv \tag{3·11}$$

(3·10)式および (3·11)式が同時に成立するためには $v=c$ となり，(3·9)式において $m=\infty$ の矛盾となる．すなわち，電子対生成が起こるためには，過剰の運動量を吸収するほかの原子核が近傍に存在することが必要であり，この現象は真空中では決して起こり得ない．事実，電子対生成によるγ線エネルギーの吸収は，およそ原子番号の平方根に比例して大きくなる．電子対生成が起こるのに必要な最低エネルギーは (3·10)式から $2mc^2 = 1.022\,\mathrm{MeV}$ となる．電子対生成による吸収は，γ線のエネルギーが 1.022 MeV 以上において起こり，その増大とともに大きくなる．

以上のように，γ線の吸収は，光電効果，コンプトン効果，電子対生成による吸収の総和であり，鉛の場合には 3 MeV あたりに極小値が存在する．これはγ線がもっとも吸収されにくいエネルギーであって，同様にこのような極小値はアルミニウムでは 22 MeV，銅では 10 MeV のあたりに存在する．

γ線の物質による吸収は，吸収層の厚さが小さいときには，β線の場合と同様に指数法則が成立する．

$$I = I_0 e^{-\mu d} \tag{3·12}$$

ここで I_0 は入射γ線の強度，I は吸収層の厚さが d であるときのγ線強度であり，μ は吸収係数である．I が $\dfrac{I_0}{2}$ となるときの d を $d_{\frac{1}{2}}$ とすれば，$d_{\frac{1}{2}}$ を **半価層** といい (3·13) 式のように表される．

$$d_{\frac{1}{2}} = \frac{\log_e 2}{\mu} = \frac{0.693}{\mu} \tag{3·13}$$

吸収係数 μ は光電効果，コンプトン効果，電子対生成による吸収係数の和である．厚さ d を cm で表せば μ は cm^{-1} の次元をもち，これを **線吸収係数** μ_l という．また，d を 1 cm^2 あたりの質量（g/cm^2）で表せば μ は cm^2/g の次元をもち，これを **質量吸収係数** μ_m という．物質の密度を ρ（g/cm^3）とすれば両者の間の関係は (3·14)式のようになる．種々の物質のγ線に対する半価層を **表 3-2** に示している．X線やγ線の吸収

表 3-2　種々の物質に対するγ線の半価層

γ線のエネルギー [MeV]	水 (H$_2$O)	アルミニウム (Al)	鉄 (Fe)	鉛 (Pb)
0.2	5.1	2.1	0.66	0.14
0.5	7.8	3.0	1.11	0.40
1.0	10.2	4.5	1.56	0.87
1.5	12.0	5.1	1.74	1.25
2.0	14.4	5.7	2.05	1.39
2.5	16.5	6.9	2.22	1.47
3.0	18.3	7.8	2.31	1.44

［単位：cm］

に関しては，人体は骨を除いて通常，水とみなしてよい．

$$\mu_l = \rho \mu_m \tag{3・14}$$

E 中性子線

中性子は電荷のない粒子である．そのため，物質と静電作用することはなく，直接原子の電離作用を起こさない．中性子は原子核に接近しやすく，その速度によって相互作用様式は異なる．中性子と原子核の相互作用は，弾性衝突と非弾性衝突に大別され，後者は原子核反応である．中性子は半減期約20分で陽子と電子，中性微子に変化するが，中性子線（neutron beam）が物質を通過する現象を取り扱う場合には，このことを考慮する必要はない．

原子核反応を起こさない場合には，高エネルギーの中性子とそれよりはるかに重い原子核との衝突では，中性子の運動エネルギーはほとんど減少しない．しかし，軽い原子核と衝突するとそのエネルギーの多くが原子核に移る．例えば，もっとも軽い水素原子核との衝突によって，1回でその約40％のエネルギーが減少する．したがって，水素原子を多く含む水の中を中性子が通過すると著しくそのエネルギーを失うので，水は有効な中性子の減速剤（moderator）となる．高速中性子（fast neutron，0.1 MeV～）は減速剤を通過すると，多数回の衝突の後，ほとんどが熱運動のエネルギーとなる（300 K で 0.026 eV に相当）．このような速度の小さい中性子を熱中性子（thermal neutron，～0.025 MeV）という．

中性子が原子核と相互作用して，原子核に吸収されたり原子核反応を起こしたりする確率に比例する係数を核反応断面積（cross section）といい，σで表される．単位体積内に n 個の原子核を含む厚さ x cm の板に I 個の中性子が衝撃したとき，N 回の吸収または核反応が起こるとすると，(3・15)式が成立する．

表 3-3　種々の物質の中性子核反応断面積

減速剤		調節剤	
物　質	断面積	物　質	断面積
炭素（C）	0.0032	ホウ素（B）	755
ベリリウム（Be）	0.010	カドミウム（Cd）	2,550
軽水（H$_2$O）	0.60	ハフニウム（Hf）	105
重水（D$_2$O）	0.00092	ガドリニウム（Gd）	46,000

[単位：barn（10^{-24}cm^2）]

$$N = \sigma I n x \tag{3・15}$$

σ は面積の次元をもち，10^{-24}cm^2 を断面積の単位として，これを 1 バーン（barn）という．原子核の大きさはおよそ 10^{-12}cm であるから，1 barn はおよそ原子核の幾何学的断面積に等しい．表 3-3 には，原子炉材料として中性子核反応断面積の小さい減速剤と，大きいことを必要とする調節剤の断面積を示している．

低エネルギー（低速）中性子では，その速度 v に反比例して σ は大きくなる．^{115}In や ^{107}Ag，^{109}Ag は中性子を捕獲して γ 線を出してそれぞれ ^{116m}In や ^{108}Ag，^{110}Ag となるが，これらはそれぞれ 54 分，2.4 分，25 秒の半減期で β 壊変する．また，^{10}B や ^{6}Li は中性子を捕獲して α 線を放出してそれぞれ ^{7}Li や ^{3}H となる．このように中性子を捕獲する原子核反応は**中性子捕獲**（neutron capture）といわれ，α 線や β 線の放射は中性子の検出に利用される．

F　放射線量を表す単位

放射線が物質中を通過する際，ある位置における放射線の量を線量という．放射線量は主として放射線と物質の相互作用から定義される．照射量を表す**照射線量**（exposure dose），照射された物質に与えられたエネルギーを表す**吸収線量**（absorbed dose），人体に対する生物学的効果を考慮した**等価線量**（equivalent dose）と実効線量（effective dose）などがある*．

1　照射線量

ある場所の γ 線あるいは X 線による照射の強さを，空気を電離できる程度で評価することができる．照射線量の大きさは，空気 1 kg 中に電離作用によって発生する正，負どちらかの電気量を合計した値で示され，SI 単位は**クーロン毎キログラム**（C/

---

*放射能を表す単位としては Bq（ベクレル）がある（2 章 p.24 参照）．

kg）である．照射線量は，γ線あるいは X 線と空気について定義された線量である．照射線量率は単位時間あたりの照射線量であり，単位はクーロン毎キログラム毎秒［C/(kg・s)］である．一方，照射線量の非 SI 単位として古くから使用されてきたのは，レントゲン（R）である．1R＝2.58×10⁻⁴ C/kg の関係がある．

2 吸収線量

　放射線が物質と相互作用した結果，その物質の単位質量あたりに吸収されたエネルギーを吸収線量という．吸収線量は放射線の種類，物質の種類に関係なく適用され，放射線のエネルギーがどれだけ吸収されたかで表される．吸収線量の SI 単位はグレイ（gray, Gy）である．物質 1 kg 中に 1 J のエネルギー吸収があるときの吸収線量が 1 Gy である．また，吸収線量の非 SI 単位として使用されてきたのは，ラド（rad）である．1 rad＝0.01 Gy＝0.01 J/kg の関係がある．

3 等価線量

　等価線量は放射線防護の目的で，人体への放射線の影響がどのくらいであるかを表すために用いられる．人体に放射線があたった場合，同一の吸収線量であっても放射線の種類やエネルギーによって与えられる影響の程度は異なる．条件の異なる放射線照射によって人体に与えられるリスクを同一の尺度で計算し，比較したり，加算したりするために，等価線量になる量が考えられた．ある組織・臓器 T の等価線量 H_T は (3·16) 式で定義される．

$$H_T = w_R \times D_{T,R} \tag{3·16}$$

　ここで，w_R は放射線 R の放射線加重係数（radiation weighting factor）と呼ばれ，従来の線質係数に対応し，放射線の種類とエネルギーにより影響の程度が異なることを考慮するために乗じる係数である．例えば，β線や γ 線，X 線については 1，α 線については 20 である．また，$D_{T,R}$ は組織・臓器 T の放射線 R に起因する平均吸収線量である．等価線量の SI 単位は，吸収線量を Gy で表したときはシーベルト（sievert, Sv）である．また，吸収線量を rad で表したときはレム（rem）である．Sv＝Gy×w_R，rem＝rad×w_R，1 rem＝0.01 Sv の関係がある．

4 実効線量

　放射線の影響の現れ方は人体の組織によって異なる．そこで，人体のいろいろな組織への影響を合計して評価するために，実効線量 H_E と呼ばれる量が定義されている．実効線量 H_E は (3·17) 式で定義される．ここで，H_T は等価線量，w_T はその組織の放射線感受性を表す組織加重係数である．実効線量の単位はシーベルトが与えられる．実

実効線量は放射線防護上重要な線量概念である（詳細は 10 章を参照）．

$$H_E = \sum (w_T \times H_T) \tag{3·17}$$

4章 原子核反応と放射性同位元素の製造

　自然界には，地球誕生時から多くの天然の放射性同位元素が存在しており，また，宇宙線の作用により，自然界で常に核反応（nuclear reaction）が起こり，放射性同位元素が生成している．例えば^{14}Cは大気圏上層において，^{14}Nの宇宙線による核反応により生じており，壊変と生成のバランスが保たれているため，地球上の天然の核反応による^{14}Cの存在比は一定となっている．核反応とは，原子核に粒子が衝突して起こる反応のことであり，人工放射性核種の製造を可能にし，現在，サイクロトロン，原子炉による核反応により，人工放射性核種が製造され，さまざまな分野で利用されている．

　この章では，まず，天然に存在する放射性核種について学び，核反応に関する基礎事項，各種の核反応の原理，概要について述べる．

A 天然放射性核種

　自然界に存在する放射性核種を**天然放射性核種**という．これには地球誕生時から存在している半減期のきわめて長い放射性核種や自然界で核反応により生成する放射性核種，隕石などにより地球外部からもたらされた放射性核種などがある．

　このような起源により，下記のように4つに分類される．

1 1次放射性核種

　地球誕生時（約46億年前）に生成し，半減期（T）が長くおおよそ10^8年以上であり，そのために現在も壊変しつくされずに残存している放射性核種であり，原始放射性核種ともいう．**1次放射性核種**（primary radionuclides）には2種類あり，**壊変系列を構成するもの**と**壊変系列を構成しないもの**がある．

a. 壊変系列を構成する1次放射性核種

　^{238}U（$T=4.468\times10^9$ y），^{235}U（$T=7.04\times10^8$ y），^{232}Th（$T=1.405\times10^{10}$ y）は，それぞれ壊変により生成した娘核種も放射性であり，壊変を繰り返して，それぞれ安定

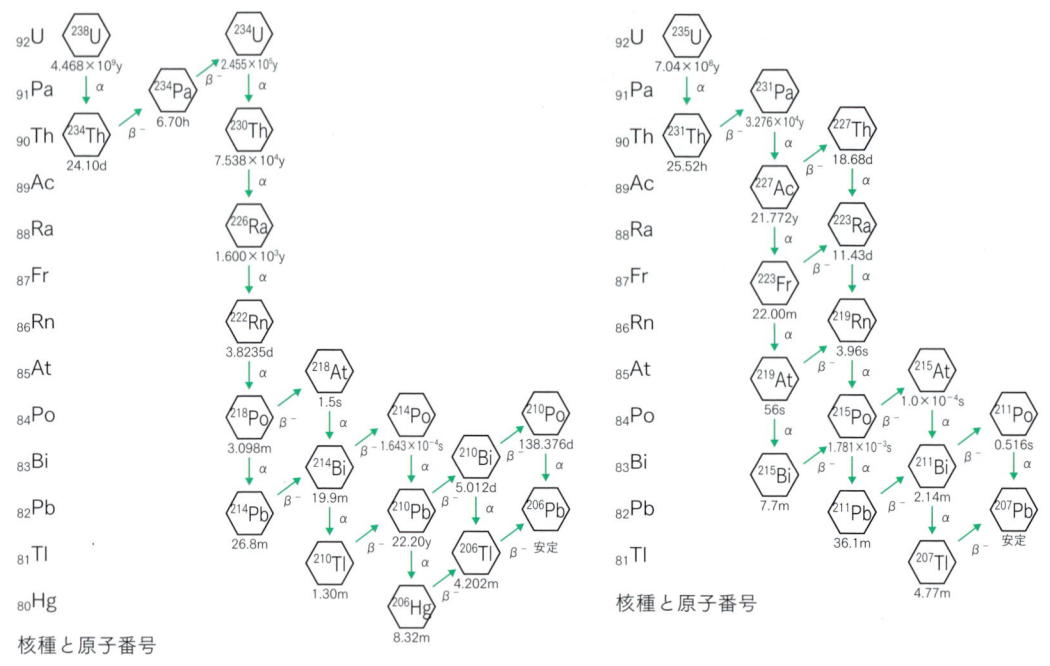

① ウラン系列（4n+2 系列）

② アクチニウム系列（4n+3 系列）

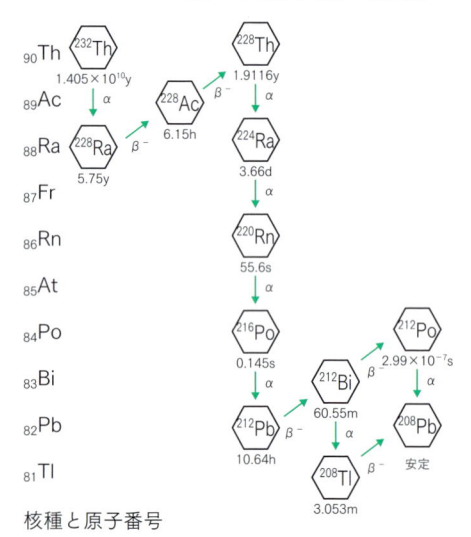

③ トリウム系列（4n 系列）

図 4-1　天然放射性壊変系列

核種の ^{206}Pb，^{207}Pb，^{208}Pb になる．この逐次壊変の系列をそれぞれ，**ウラン系列**，**アクチニウム系列**，**トリウム系列**という（**図 4-1**）．この壊変の過程においては，半減期が 1 日以下の短半減期の核種から数十万年の長半減期の核種が常に生成と壊変を行い，放射平衡を形成している．なお，これらの系列の各構成核種は α 壊変と β^- 壊変しか起こさない．そのため，質量数は 4 ずつ減少していく．よって，これらの核種は質量数を 4 で割り，余りがいくつになるかにより区別することができる．

1）ウラン系列（4n+2 系列）

^{238}U を出発物質として，8回の α 壊変と 6回の β⁻ 壊変ののちに鉛の安定同位体の1つである ^{206}Pb になる．ウラン系列を構成するすべての核種は，質量数を 4 で割ると 2 余るので，4n+2 系列ともいう（図 4-1 ①）．この系列のなかで代表的なものとして，^{226}Ra があり，娘核種の ^{222}Rn とは永続平衡が生じており，温泉水や地下水などに存在している．^{222}Rn は気体の自然放射線源として内部被曝の原因となっている．

2）アクチニウム系列（4n+3 系列）

^{235}U を出発物質として，7回の α 壊変，4回の β⁻ 壊変ののちに，安定な ^{207}Pb で終わる（図 4-1 ②）．この系列のなかでアクチニウム（Ac）が発見されたことにちなみ，アクチニウム系列と呼んでいる．

3）トリウム系列（4n 系列）

^{232}Th を親核種とする系列はトリウム系列という．α 壊変を6回，β⁻ 壊変を4回して安定な ^{208}Pb で終わる（図 4-1 ③）．この系列には ^{220}Rn（トロン）が含まれており，^{222}Rn と同様に気体の自然放射線源として，内部被曝をもたらしている．

b．壊変系列を構成しない1次放射性核種

壊変系列を構成せず，単独に壊変して安定な核種に変わるものである．半減期は非常に長く，10^{15} 年以上のものもある．半減期*が長いほど放射能は微弱である〔(2・15) 式参照〕．代表的なものとして ^{40}K（$T = 1.277 \times 10^9$ y），^{87}Rb（$T = 4.81 \times 10^{10}$ y），^{147}Sm（$T = 1.06 \times 10^{11}$ y），^{176}Lu（$T = 3.76 \times 10^{10}$ y）などがある（表 4-1）．このなかで特に ^{40}K

表 4-1　壊変系列を構成しない天然1次放射性核種の例

核種	半減期（y）	同位体存在比（%）	壊変形式
^{40}K	1.277×10^9	0.0117	β⁻, EC
^{50}V	1.4×10^{17}	0.25	β⁻, EC
^{87}Rb	4.81×10^{10}	27.83	β⁻
^{113}Cd	8.04×10^{15}	12.22	β⁻
^{115}In	4.41×10^{14}	95.71	β⁻
^{123}Te	9.2×10^{16}	0.89	EC
^{138}La	1.02×10^{11}	0.090	β⁻, EC
^{144}Nd	2.29×10^{15}	23.8	α
^{147}Sm	1.06×10^{11}	14.99	α
^{148}Sm	7×10^{15}	11.24	α
^{152}Gd	1.08×10^{14}	0.20	α
^{176}Lu	3.76×10^{10}	2.59	β⁻
^{174}Hf	2.0×10^{15}	0.16	α
^{187}Re	4.35×10^{10}	62.60	β⁻
^{186}Os	2.0×10^{15}	1.59	α
^{190}Pt	6.5×10^{11}	0.014	α

*本書の半減期の数値は日本原子力研究開発機構の Tables of Nuclear Data（http://wwwndc.jaea.go.jp/NuC/index_J.html）に基づく．

は自然界に多量に存在し，地上の岩石などのほか，食物にも含まれているため，外部被曝ばかりでなく，内部被曝の1つの要因となっているが，人類は地球創生時から放射性核種とともに生存してきたといえる．

② 2次放射性核種

先に述べた壊変系列を構成する1次放射性核種の系列の2番目以降の核種のことを2次放射性核種（secondary radionuclides）という．図4-1において出発核種と最終核種以外の中間の核種である．2次放射性核種は，親核種の^{238}U，^{235}U，^{232}Thに比べて半減期は短いが，常に親核種から生成しており，放射平衡を保ち，自然界に存在している．

③ 誘導放射性核種

自然界で起こる核反応により生成した放射性核種であり，宇宙線により生成するものと鉱物など地殻で起こる核反応により生成するものがある．

a．宇宙線によるもの

地球上に降りそそいでいる高エネルギーの陽子線やα線を主成分とする1次宇宙線（エネルギー：10^{20}〜10^{9}eV）は，大気の上層部で酸素，窒素，アルゴンの原子核と衝突して，種々のエネルギーのμ粒子，電子，光子，陽子，中性子，π中間子，中性微子などを生成する（2次宇宙線）．これらの宇宙線が大気成分と核反応を起こし，絶えず，放射性同位元素を生成している．生成した放射性同位元素は誘導放射性核種（induced radionuclides）といい，大気中で生成し，大気の対流，拡散や雨水により地表に達する．その生成と壊変は平衡状態にあるため，誘導放射性核種はほぼ一定の割合で地球上に存在する．主な誘導放射性核種として，^{3}H，^{7}Be，^{14}Cなどがある．特に^{3}Hや^{14}Cは，大気中の窒素が宇宙線起源の中性子により核反応を起こし生成する．^{14}Cは半減期が5,700年であり，考古学分野において，遺跡の木片などの年代測定に用いられる．

b．放射性鉱物によるもの

ウランやトリウムから放出されるα線が地殻に存在するベリリウムやホウ素などにあたり，^{9}Be(α, n)^{12}Cなどの核反応を起こし，中性子が生ずる．また，^{238}Uなどが自発核分裂し，中性子を放出する．これらの中性子が核反応を引き起こし，^{3}H，^{14}C，^{36}Clなどを生成させたり，ウランやトリウムに中性子が衝突し，核反応を起こし，^{237}Np，^{239}Puなどが生成する．

A 天然放射性核種

表 4-2 誘導放射性核種の例

核種	半減期	自然界での核反応
^{3}H	12.32 y	宇宙線による ^{14}N (n, ^{3}H)^{12}C 反応
^{7}Be	53.22 d	宇宙線による大気中の O, N の破砕反応
^{10}Be	1.51×10^{6} y	
^{14}C	5.70×10^{3} y	宇宙線による ^{14}N (n, p)^{14}C 反応
^{22}Na	2.6027 y	宇宙線による大気中の Ar の破砕反応
^{32}P	14.263 d	
^{35}S	87.51 d	
^{36}Cl	3.01×10^{5} y	
^{233}U	1.592×10^{5} y	放射性鉱物由来の放射線による U や Th の核反応
^{237}Np	2.144×10^{6} y	
^{239}Pu	2.4110×10^{4} y	

4 消滅放射性核種

地球創生時には存在していたが，半減期が短いため（2.144×10^{6}年），壊変しつくされ，消滅してしまった ^{237}Np に始まり ^{205}Tl に終わるネプツニウム系列（$4n+1$ 系列）が消滅放射性核種として分類される（**図 4-2**）．^{237}Np は人工的につくられ壊変系列を構成することが発見された．α 壊変を 8 回，β^{-} 壊変を 4 回する．現在では人工放射性核種である．

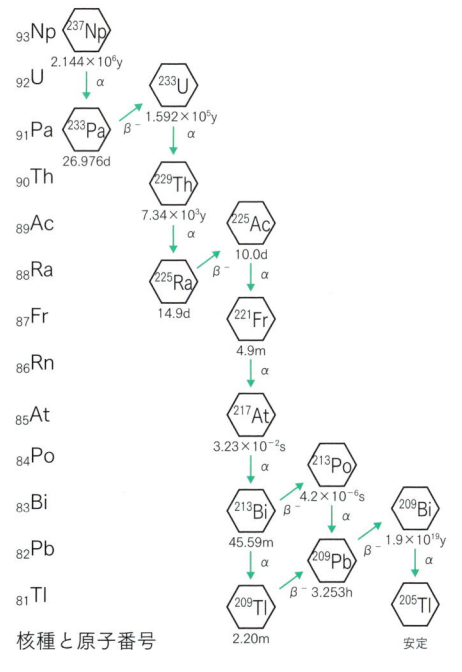

図 4-2 人工放射性壊変系列
ネプツニウム系列（$4n+1$ 系列）

B 核反応

　加速された粒子や高エネルギーの光子を原子核に衝突させるときに起こる反応を**核反応**（原子核反応, nuclear reaction）といい，原子炉や加速器などを用いて，人工的に放射性核種を製造することができる．

　核反応は次のように表す．

$$A + b \rightarrow c + D \quad \text{または} \quad A(b, c)D$$

このとき，Aを**ターゲット核**（標的核, target nuclide），Dを**生成核**（product nuclide）という．また，bを**入射粒子**（incident particle），cを**放出粒子**（emitted particle）という．

　例えば，$^{6}_{3}\text{Li} + ^{1}_{0}\text{n} \rightarrow ^{3}_{1}\text{H} + ^{4}_{2}\alpha$　または　$^{6}_{3}\text{Li}(n, \alpha)^{3}_{1}\text{H}$　のように表す．この式の意味は，$^{6}_{3}\text{Li}$ をターゲット核として，中性子を照射した結果，$^{3}_{1}\text{H}$ が生成し，その際 α 粒子が放出されることを表している．反応の前後で左辺と右辺の質量数の和と，陽子数の和は等しい．

　核反応の分類としては，以下のようなものがある．

1）荷電粒子による核反応

　入射粒子として，陽子（p），重陽子（d），α 粒子などがある．例として，$^{18}\text{O}(p, n)^{18}\text{F}$，$^{14}\text{N}(d, n)^{15}\text{O}$，$^{65}\text{Cu}(\alpha, 2n)^{67}\text{Ga}$ などがある．元素が変わる反応が多いため，無担体の核種を得やすいという特徴がある．

2）中性子による核反応

　入射粒子として原子炉やほかの中性子源からの中性子がある．例として，$^{6}\text{Li}(n, \alpha)^{3}\text{H}$，$^{14}\text{N}(n, p)^{14}\text{C}$，$^{59}\text{Co}(n, \gamma)^{60}\text{Co}$ などがある．このうち，(n, γ) 反応は**中性子捕獲反応**（neutron capture reaction）と呼ばれ，ターゲットの純度が高ければ，中性子照射後，分離のための複雑な化学操作を必要としない場合が多いが，生成核がターゲット核と同じ元素であるため，無担体放射性核種は得られにくい．

3）光核反応

　高エネルギーの光子による反応である．$^{12}\text{C}(\gamma, n)^{11}\text{C}$ などがある．

C 核分裂

　核分裂（nuclear fission）とは，質量数の非常に大きい原子核が2個以上の破片（核分裂片, fission fragment）に分裂する現象をいう．原子核中の陽子は+荷電のため，お互いに反発する力が生じているが，質量数の中程度位までの原子核では，中性子との間の核力が働きばらばらにならないようになっている．しかしながら質量数が大きい核種は核子1個あたりの結合エネルギーが小さいため，外部からの小さい刺激にも

反応し，より安定な2つの核種に分裂する．核分裂に必要な最小のエネルギーを核分裂のしきい値と呼ぶ．

しかしながら，しきい値以上のエネルギーを与えなくても自発的に核分裂を起こす核種もある．

1 自発核分裂

外部からエネルギーを吸収せずに，自発的に核分裂を起こすことを自発核分裂（spontaneous fission, SF）という．質量数の大きな核種（原子番号90以上）は自然に核が2つに分裂することがある．例えば，^{238}Uや^{252}Cfがある．

2 誘導核分裂

誘導核分裂（induced fission）は，質量数の大きな原子核が中性子n，陽子p，重陽子dなどの粒子との反応により，2つの原子核に分裂する現象である．この際，非常に大きなエネルギー（約200 MeV程度）と2, 3個の中性子が放出される．例として，^{235}Uは熱中性子（0.025 eVのエネルギーの中性子）照射により，^{235}U (n, f)（ただし，fは分裂fissionを示す）のような核分裂反応を起こす．この核分裂反応では，原子番号が30（Zn）から65（Tb）までのいろいろな核種が生成する．これらを**核分裂生成物**といい，その**核分裂収率**（fission yield：ある放射性核種を生成する核分裂の数が起こった核分裂の総数の何%であるかを示す）は，質量数が95と138付近に最大となる．極小は118付近である（**図4-3**）．このように，核分裂は均等に2つの原子核になるのではなく，^{235}U (n, f)で生成する核種には，^{90}Kr，^{90}Sr，^{99}Mo，^{137}Cs，^{131}Iなどがある．核分裂片は中性子が過剰であるため，中性子を放出したり，何回かβ^-壊変を繰り返して安定な原子核になろうとする．例えば次のような壊変がある．

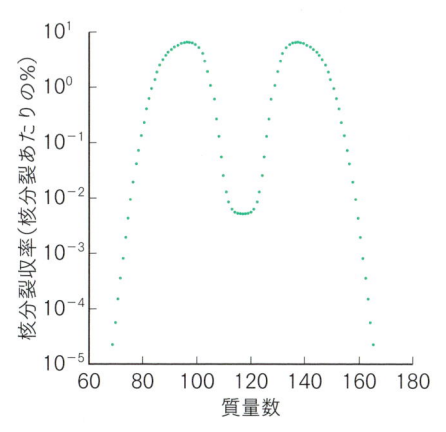

図4-3 核分裂収率曲線
^{235}Uが熱中性子で核分裂を起こした場合の例．

$$^{90}_{36}\text{Kr} \xrightarrow{\beta^-} {}^{90}_{37}\text{Rb} \xrightarrow{\beta^-} {}^{90}_{38}\text{Sr} \xrightarrow{\beta^-} {}^{90}_{39}\text{Y} \xrightarrow{\beta^-} {}^{90}_{40}\text{Zr} \quad (安定)$$

核分裂の際に放出される中性子が，ほかの原子核の分裂を次から次へと誘発する現象を連鎖反応という．連鎖反応が持続した状態を臨界（critical）であるという．高密度の^{235}Uにおいて系外へ中性子を逃がさないようにすれば分裂の連鎖反応が次々起こることになるが，核分裂を始める中性子が少なすぎると反応は順次減り，止まってしまう．この状態を臨界以下という．このように連鎖反応を制御しながら発生するエネルギーを利用するのが原子力発電である．

D 人工放射性核種とその製造

人工放射性核種（artificial radionuclide）は，中性子や荷電粒子照射による核反応，核分裂により生成した核種である．原子番号$Z=93$以上の超ウラン元素（transuranic element）は天然には存在せず，すべて人工的につくられた元素である．また，医学・薬学分野において利用されている研究用の放射性同位元素や放射性医薬品に用いられる核種は，人工的につくられたものである．一方，人工放射性核種のなかには，原子力発電所・核実験などにより，生成・放出され，あたかも天然の放射性核種であるかのごとく自然界に存在しているものもある．例えば^{90}Sr，^{137}Csなど比較的半減期が長いものが，天然の放射能レベルを高める原因となっている．

人工放射性核種の製造には，原子炉やサイクロトロンを用いる方法や，放射平衡を利用したミルキングによる方法がある．

1 原子炉による製造

原子炉で発生する中性子をターゲット核に照射して核反応を起こすことで製造する方法と，熱中性子による核分裂生成物を分離して取り出す方法とがある．

a. 中性子の照射によって製造する方法

中性子源として主に原子炉（atomic reactor）が用いられ，ターゲットに中性子を照射して，(n, γ) 反応，(n, p) 反応，(n, α) 反応などの核反応を起こさせると，放射性核種が生成する．上述したように (n, γ) 反応は無担体の放射性核種を得ることが困難であるが，(n, p) 反応，(n, α) 反応は生成する放射性核種がターゲット核種とは異なる元素であるため，化学的に分離し，無担体状態で得ることが可能である．

b. 核分裂生成物の精製によって製造する方法

^{235}Uや^{232}Thなどを原子炉のなかで熱中性子照射すると核分裂 (n, f) 反応を起こす

表 4-3 原子炉で製造される医学・薬学分野で用いられる核種の例

中性子照射による核反応で製造する核種

核種	壊変形式	半減期	核反応	主な用途
^{3}H	β^{-}	12.32 y	^{6}Li (n, α) ^{3}H	トレーサー実験
^{14}C	β^{-}	5.70×10^{3} y	^{14}N (n, p) ^{14}C	
^{32}P	β^{-}	14.263 d	^{32}S (n, p) ^{32}P	
^{35}S	β^{-}	87.51 d	^{35}Cl (n, p) ^{35}S	
^{51}Cr	EC	27.7010 d	^{50}Cr (n, γ) ^{51}Cr	放射性医薬品
^{60}Co	β^{-}	5.272 y	^{59}Co (n, γ) ^{60}Co	放射線照射装置のγ線源
^{99}Mo	β^{-}	65.94 h	^{98}Mo (n, γ) ^{99}Mo	^{99m}Tc ジェネレータの親核種
^{125}I	EC	59.400 d	^{124}Xe (n, γ) ^{125}Xe→^{125}I	体外診断用医薬品のラジオイムノアッセイなど
^{131}I	β^{-}	8.0252 d	^{130}Te (n, γ) ^{131}Te→^{131}I	放射性医薬品
^{133}Xe	β^{-}	5.243 d	^{132}Xe (n, γ) ^{133}Xe	放射性医薬品

核分裂生成物の精製により製造する核種

核種	壊変形式	半減期	核反応	主な用途
^{90}Sr	β^{-}	28.79 y	^{235}U (n, f) ^{90}Sr	実習用標準線源
^{99}Mo	β^{-}	65.94 h	^{235}U (n, f) ^{99}Mo	^{99m}Tc ジェネレータの親核種
^{137}Cs	β^{-}	30.08 y	^{235}U (n, f) ^{137}Cs	血液照射装置のγ線源
^{131}I	β^{-}	8.0252 d	^{235}U (n, f) ^{131}I	放射性医薬品

ため，その核分裂片を取り出す方法である．^{99}Moや^{131}Iの製造に適している．核分裂により生成する放射性核種は無担体かそれに近い比放射能である．

原子炉で製造され，医学・薬学分野でよく用いられる核種を**表 4-3**にあげた．

2 サイクロトロンによる製造

サイクロトロン（cyclotron）とは，1930年にカルフォルニア工科大学のローレンス（E. O. Lawrence）により開発されたイオン加速器である．荷電粒子を入射粒子として核反応を引き起こすには，ターゲット核との間に生じるクーロン斥力を超えるエネルギーでなければならない．そのため荷電粒子を加速する必要がある．サイクロトロンの構造を**図 4-4**に示す．主要構造としては，ディー（Dee）と呼ばれる中空の円盤が上下の電磁石の間に配置され，高周波の交番電圧発信器が接続されており，中心にはイオン源が設置されている．

イオン源から発生したイオンは，電磁石により円運動をしつつ交互に正負に帯電するディーの間隙を通過するに従い加速され，次第に大きな円運動を行い，最終的にはサイクロトロン外へ取り出され，ターゲットへ導かれる．このように真空下，磁場と高周波電場を利用してらせん状に繰り返して加速していく装置となっている．陽イオン加速器が一般的であるが，陰イオン加速器も開発されている．加速器により生成する核種は陽子過剰となるものが多く，ECやβ^{+}壊変する核種ができやすい．そのため，医学・薬学分野で使われる多くの核種がサイクロトロンにより製造されている（**表 4-**

4章　原子核反応と放射性同位元素の製造

高周波交番電圧

I：イオン源
N, S：電磁石
NとSの間の電圧をかける部分：Dee（ディー）

ターゲットへ

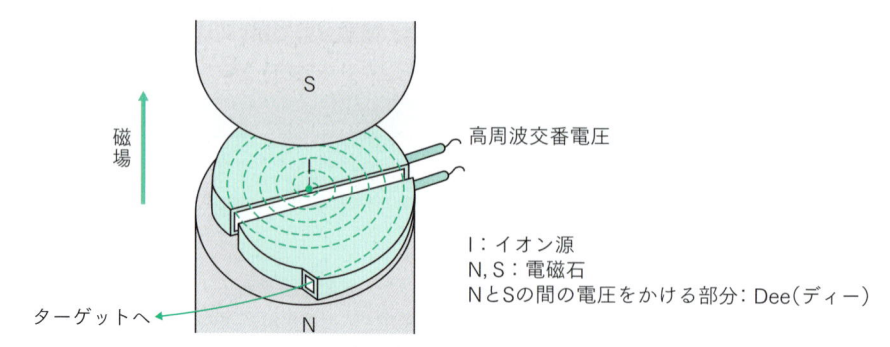

図 4-4　サイクロトロンの構造

表 4-4　サイクロトロンで製造される核種の例

核種	壊変形式	半減期	核反応	用途
^{11}C	β^+	1223.1 s	^{14}N (p, α)^{11}C	PET用薬剤
^{13}N	β^+	9.965 m	^{16}O (p, α)^{13}N	
^{15}O	β^+	122.24 s	^{15}N (p, n)^{15}O	
^{18}F	β^+	109.77 m	^{18}O (p, n)^{18}F	
			^{20}Ne (d, α)^{18}F	
^{67}Ga	EC	3.2617 d	^{68}Zn (p, 2n)^{67}Ga	SPECT用放射性医薬品
^{111}In	EC	2.8047 d	^{112}Cd (p, 2n)^{111}In	
^{123}I	EC	13.2234 h	^{124}Xe (p, 2n)^{123}Cs→^{123}Xe→^{123}I	
^{201}Tl	EC	3.0421 d	^{203}Tl (p, 3n)^{201}Pb→^{201}Tl	

4）．サイクロトロンはその最大加速エネルギーにより大型，中型，小型に分けられる．一般に加速された陽子が 50 MeV 以上であれば大型，20 MeV 以下であれば小型とされ，中型はその中間とされている．大型，中型は主に放射性医薬品製造会社などで使用され，小型は，病院内に設置され医用の院内サイクロトロンとして，主に PET 用の半減期の短い核種を製造して臨床に用いられている．

3 ジェネレータによる製造

　親核種と娘核種の間に放射平衡が成立している場合，長半減期の親核種から生まれてくる短半減期の娘核種を繰り返し，分取して得る方法をミルキングといい，ミルキングのための装置をジェネレータ（generator）またはカウ・システム（cow system）といい，これによる放射性核種の製造が可能である．ミルキングにより得られる放射性核種を表 4-5 にあげた．また，核医学でよく用いられる ^{99}Mo–^{99m}Tc ジェネレータの構造を図 4-5 に示す．放射性医薬品基準収載の過テクネチウム酸ナトリウム（^{99m}Tc）を得るには，親核種の ^{99}Mo をモリブデン酸アンモニウムの化学形でアルミナカラムに吸着させ，時間経過に伴って生成した娘核種の ^{99m}Tc を生理食塩水で溶離して得る．溶離液はそのまま注射剤として使用したり，ほかの物質の標識に用いることができる．

D 人工放射性核種とその製造

表 4-5 ジェネレータで製造される核種の例

核種	壊変形式	半減期	親核種の壊変形式と半減期
^{68}Ga	EC, β^+	67.71 m	^{68}Ge（EC：270.95 d）→^{68}Ga
^{82}Rb	EC, β^+	1.273 m	^{82}Sr（EC：25.55 d）→^{82}Rb
^{81m}Kr	IT	13.10 s	^{81}Rb（EC, β^+：4.572 h）→^{81m}Kr
^{90}Y	β^-	64.00 h	^{90}Sr（β^-：28.79 y）→^{90}Y
^{99m}Tc	IT	6.015 h	^{99}Mo（β^-：65.94 h）→^{99m}Tc
^{137m}Ba	IT	2.552 m	^{137}Cs（β^-：30.08 y）→^{137m}Ba

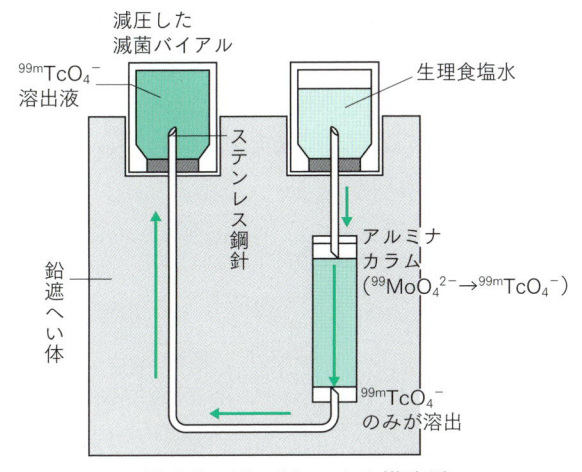

図 4-5 ジェネレータの構造例

4 加速器の種類と開発の歴史　*Advanced*

　1932年にイギリスの物理学者コッククロフト（Sir J. D. Cockcroft）とワルトン（E. T. S. Walton）が整流器とコンデンサを積み重ねて高電圧を発生させる装置を作製し，600 kVの高電圧の整流型加速器によって陽子を加速して原子核の人工変換に成功したのが加速器の始まりである．これをコッククロフト・ワルトン型加速器という．最初の原子核反応は陽子をLiに衝突させ，2個のHeに変換するという反応であった（1951年ノーベル物理学賞受賞）．複合加速器の初段の加速器としても用いられる．

　同じ頃，絶縁ベルトに電荷を載せ，高電圧部に電荷を運び高電圧を発生させる構造のファン・デ・グラーフ型加速器（ベルト型高電圧発生装置）をアメリカの物理学者ファン・デ・グラーフ（R. J. Van de Graaff）が考案した（1931年）．

　その後，線形加速器（直線加速器，リニアック，ライナック，LINAC）が開発された．これは，荷電粒子を加速するための円筒状の電極を直線状に並べたかたちの加速器である．ある程度の入射エネルギーが必要なため，コッククロフト・ワルトン型加速器などの前段加速器と組み合わせて用いられる．

　円形加速器の代表は，サイクロトロンであるが，イオンが加速されていくと，相対論的質量が増加し，一定の電場で加速されている場合に得られる加速度が小さくなり，電極を通過する周期がずれてくる．そのため，加速できるエネルギーは陽子で20 MeV，重陽子で20〜

30 MeV, α粒子で45 MeVくらいが限界である．回転周波数がずれてくるのを補うように高周波の周波数を変化させて高エネルギーにまで加速できるようにしたものがシンクロサイクロトロンであり，数百 MeVまでの加速に適している．それ以上の加速にはシンクロトロン（磁気共振型加速器）がある．サイクロトロンの場合とは異なり，磁場を強くするとともに加速周波数を変化させて軌道半径を一定に保ちながらイオンを加速するのが特徴である．ドーナツ型の真空加速管を用いて，電磁石は中心部を除いた管状のものを用いる．前段加速器としてコッククロフト・ワルトン型および直線加速器を用いて加速した粒子をシンクロトロンに入射してさらに加速する．荷電粒子は，ドーナツのなかを回転しながら，加速管の一部分に設置されている高周波電場を発生させる加速空洞の間を通るときに加速される．電子では 6 GeV, 陽子では 400 GeV までの加速エネルギーが得られる．

荷電粒子を加速度運動させると，電磁波を発生する．高エネルギーの電子を偏光磁石で曲げると接線方向に制動放射線が発生する．これを放射光という．シンクロトロン放射光は，赤外線から X 線域まで優れた特徴を有するものが得られるので，多くの分野で研究に利用されている．

a. コッククロフト・ワルトン型

b. ファン・デ・グラーフ型

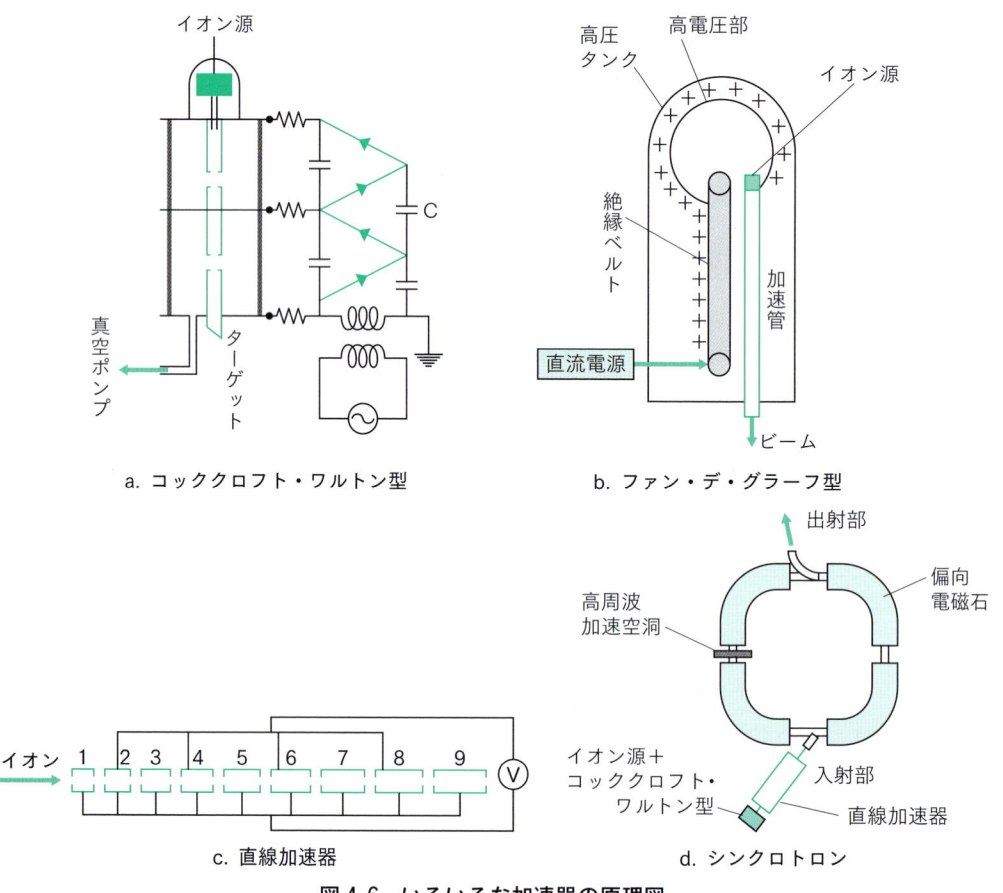

c. 直線加速器

d. シンクロトロン

図 4-6　いろいろな加速器の原理図

5章 放射線測定法

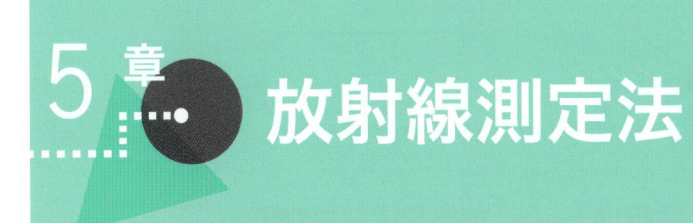

　人間は五感をもっているが，そのいずれも放射線を直接感じ取ることができない．そのため，放射線の検出には，放射線が物質と相互作用してエネルギーを失う際に生じる励起作用や電離作用を利用している．放射線測定に用いられる原理や測定器は，放射線の種類や測定する目的によって異なってくる．放射線測定の目的には，放射性物質の放射能測定，空間や場所における放射線量の測定や放射線による被曝線量の測定などがあり，放射線のエネルギーを測定して試料中に含まれる核種を同定することもある．

　ここでは，放射線の検出原理ごとに代表的な放射線測定器をあげ，どのようにして放射線を測定するのか，どのような放射線の測定に適しているかを理解する．

A 放射能と測定値

1 放射能と測定値の関係

a. 放射能と計数率

　放射能とは，放射性核種が単位時間（1秒間あるいは，1分間）あたりに壊変する原子数（**壊変率**，disintegration rate）をいう．1秒間あたりの壊変数は **dps**（disintegration per second），1分間あたりの壊変数は **dpm**（disintegration per minute）で表す．放射能のSI単位である**ベクレル**（becqurel, **Bq**）は1秒間あたりの壊変数を表し，1 Bqは1 dpsに等しく，60 dpmとも表される．放射性壊変では，1回の壊変で放射される放射線の数が核種によって異なるので，放射能は放射される放射線の数に必ずしも一致しない．

　計数（カウント）とは，放射線測定器を用いて，測定試料から放出された放射線を測定して得られた値をいい，単位時間あたりの計数値を**計数率**（counting rate）という．1秒間あたりの計数値は **cps**（counts per second），1分間あたりの計数値は **cpm**（counts per minute）で表す．一般的に，計数率は cpm で表されている（図5-1）．

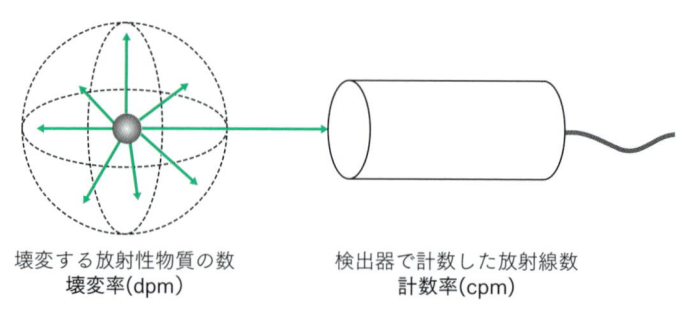

図 5-1 壊変率と計数率

　放射線は線源（放射性核種）を中心として全周方向に放射されており，測定器が検出する放射線はその一部である．放射された放射線が検出器に入射する放射線量は検出器の大きさや検出器との距離によって変動する．線源から放射され，検出器の方向に向かう放射線を3次元的に表したものを**立体角**（solid angle）といい，空間的な観点から測定される放射線の割合を**幾何学的効率**（geometric efficiency）という．検出器に入射した放射線は，電気信号に変換され計数される．しかし，幾何学的効率が同じであっても，検出器の種類や性能の違いによって，計数される放射線の数が異なる場合がある．機器の性能による放射線検出の効率を**機器効率**（appliance efficiency）といい，機器効率は検出器に入射した放射線数に対する計数の割合で表される．放射線測定器による計数値には，幾何学的効率と機器効率がかかわっている．

b．放射能と計数効率

　計数効率（counting efficiency）とは，測定試料の放射能に対する，測定器で得られた計数率の割合をいい，壊変率と計数率から求められる［(5・1)式］．

$$計数効率(\%) = \frac{計数率(\mathrm{cpm})}{壊変率(\mathrm{dpm})} \times 100 \tag{5・1}$$

　計数率と壊変率の単位は，cpm と dpm，cps と dps の組み合わせで用いる．

② 測定値の取り扱い

　放射性同位元素の壊変の大きな特徴は，壊変する頻度が一定ではなく，ある値を中心にして絶えず変動していることである．そのため，同一試料からの放射線を一定時間ずつ繰り返し測定すると，測定ごとに計数値にばらつきがみられる．試料に多数の放射性核種が含まれる場合は，単位時間あたりに壊変する原子数に規則性が認められ，壊変定数，半減期や平均寿命を統計的に求めることができる．放射性壊変は統計的な現象であることから，その測定値も統計的に取り扱う必要がある．

　同一試料を同じ測定時間で多数回測定すると，計数値は平均値の付近にある範囲で分散する．その計数値の分布は，計数が小さいとき（平均値が20未満）には**ポアソン**

図5-2 ガウス分布

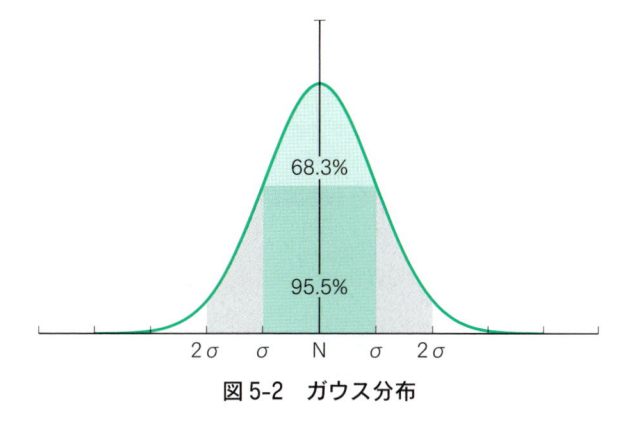

分布（Poisson distribution）に，計数が十分大きい場合（平均値が20以上）は**ガウス分布**（Gaussian distribution）に近似してくる（**図5-2**）．計数値をN，その平均値を$\bar{N}$とすると，平均値付近での計数値のばらつきは標準偏差σで示され，計数値の標準偏差σは近似的に，

$$\sigma = \sqrt{\bar{N}} \tag{5・2}$$

で表される．

ガウス分布では，同一試料を多数回測定すると，測定値の68.3%は$N \pm \sqrt{\bar{N}}$のなかに入り，95.5%は$N \pm 2\sqrt{\bar{N}}$のなかに入る．1回だけの測定では本来標準偏差は0となってしまうが，計数値が大きければ標準偏差を推定できるので，$\sqrt{N} = \sqrt{\bar{N}}$として取り扱い，計数値と標準偏差は，$N \pm \sqrt{N}$で表される．

測定値の**相対誤差**（relative error）は，$\frac{\sqrt{N}}{N} \times 100$（％）で表される．測定時間を長くすると$N$の値は大きくなるので，相対誤差が小さくなり確度が高くなる．t分間の測定での計数値をNとすると，計数率と標準偏差は，

$$\frac{N}{t} \pm \sqrt{\frac{N}{t^2}} = \frac{N}{t} \pm \frac{\sqrt{N}}{t} \tag{5・3}$$

となる．

例えば，1分間測定したときの計数が100カウント，4分間の測定で400カウントであった場合，それぞれの計数率と標準偏差は，100±10 cpm，100±5 cpmであり，相対誤差はそれぞれ，10%，5%となる．同じ試料でも測定時間を長くすることで，標準偏差と相対誤差が小さくなり，より確度が高くなる．

放射性試料がない状態でも，放射線測定器で測定すると，ある程度の計数が観察される．この計数を**自然計数**（background, BG）といい，環境中に存在する放射性核種から放出された自然放射線を測定したものである．試料測定によって得られる値は，試料から放出された放射線と自然放射線を同時に計数している**見かけの計数値**であるため，試料中の**正味の計数値**を求めるためには，自然計数を差し引かなければならな

い．よって，正味の計数率と標準偏差は，

$$\left(\frac{N_s}{t_s}-\frac{N_b}{t_b}\right)\pm\sqrt{\frac{N_s}{t_s^2}+\frac{N_b}{t_b^2}}$$

となる．ここで，N_s：試料を t_s 時間測定したときの計数値，N_b：t_b 時間測定したときの自然計数値である．

B 放射線測定器

1 放射線の種類と放射線測定器

放射線測定器は，放射線が物質に作用して起こる電離（ionization）や励起（excitation）現象を利用して放射線を検出している．放射線の作用，相互作用する物質の状態によって表 5-1 のように大別できる．

放射線は，α 線，β 線，中性子線や陽子線などの粒子放射線と，γ 線や X 線などの電磁放射線に分けられる．また，α 線や β 線は直接電離放射線であるのに対し，γ 線，X 線および中性子線は間接電離放射線であり，放射線の種類によって物質との相互作用のしやすさに違いがある．放射線を検出するには，測定目的の放射線の特性を考慮して，検出効率が最も高い測定器を用いる．表 5-2 に放射線の種類と用いる放射線測定器の関係を示す．

放射線検出部分には，物質の透過性が高い γ 線に対しては固体である NaI（Tl）や Ge 結晶が使われ，β 線に対しては，液体や気体が使われる．透過性が低い α 線には，薄膜状にした ZnS（Ag）やシリコン結晶の表面に金やアルミニウムを蒸着した表面障

表 5-1 放射線の検出原理と放射線検出器

放射線の作用	物質の状態	検出器	測定原理	
			信　号	測定対象
電離作用	気体	電離箱	電離電流	放射線数，エネルギー
		比例計数管	電気パルス	放射線数，エネルギー
		GM 計数管	電気パルス	放射線数
	固体	半導体検出器	電気パルス	放射線数，エネルギー
励起作用	液体，固体	シンチレーション検出器	発光数，蛍光強度	放射線数，エネルギー
		イメージングプレート	蛍光強度	線量
		TLD，ガラス線量計	蛍光強度	線量
化学反応	液体	化学線量計	吸光度	線量

壁型半導体などが用いられる．

　薬学分野での放射線測定器の主な使用目的は，放射性医薬品，トレーサー実験で用いられる標識化合物，食品および環境中に含まれる放射性同位元素から放射される放射線の検出である．表 5-3 に使用目的と放射線測定器の関係を示す．トレーサー実験での放射性試料測定のように，計数率を求める際には，計数装置（カウンタ，counter）を使用する．液体シンチレーションカウンタは，一般に ^3H や ^{14}C などの軟 β 線の測定に用いられるが，硬 β 線を放射する ^{32}P の測定にも用いられ，得られた計数率から壊変率を算出する．食品や環境中の放射能測定では，硬 β 線を放射する ^{90}Sr-^{90}Y の測定に GM 計数管が用いられ，γ 線放出核種の測定には高純度 Ge 半導体検出器や NaI（Tl）シンチレーションカウンタが用いられる．シンチグラフィやラジオアッセイなどの核医学検査では，シンチレーション検出器が利用されている．一般に，薬学領域で α 線や中性子線を放出する核種の使用はまれである．

　放射線測定器の構成は，①放射線検出部分，②検出情報を電気信号に変換し増幅する部分，③増幅信号を放射線量やエネルギースペクトルとして処理解析する部分とか

表 5-2　放射線の種類と放射線測定器

放射線の種類	放射線測定器
γ 線	NaI（Tl）シンチレーション検出器 高純度 Ge 半導体検出器
β 線（γ 線）	GM 計数管
軟 β 線	液体シンチレーション検出器
重荷電粒子，α 線（軟 β 線）	表面障壁型半導体検出器
α 線	ZnS（Ag）シンチレーション検出器
α 線，β 線，γ 線	電離箱，ガスフロー比例計数管
中性子線	BF_3 比例計数管

表 5-3　放射線の使用目的と放射線測定器

使用目的	主な核種	放射線の種類	放射線測定器
トレーサー実験	^3H，^{14}C，^{32}P	β 線	液体シンチレーション検出器
	^{51}Cr，^{59}Fe，^{125}I	γ 線	NaI（Tl）シンチレーション検出器
食品・環境放射能測定	^{89}Sr，^{90}Sr，^{131}I	β 線	GM 計数管，ガスフロー比例計数管
	^{131}I，^{137}Cs（^{137m}Ba），^{226}Ra	γ 線	高純度 Ge 半導体検出器 NaI（Tl）シンチレーション検出器
シンチグラフィ	^{67}Ga，^{99m}Tc，^{123}I，^{133}Xe，^{201}Tl	γ 線	シンチカメラ，SPECT
	^{11}C，^{13}N，^{15}O，^{18}F	消滅放射線	PET
ラジオアッセイ	^{125}I	γ 線	NaI（Tl）シンチレーション検出器

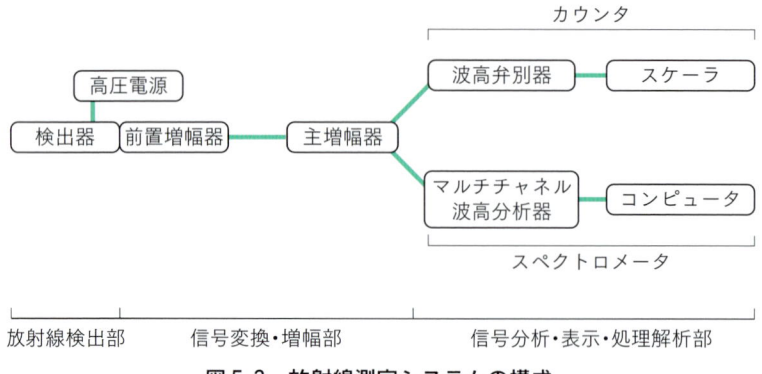

図5-3 放射線測定システムの構成

らなっており，検出感度や処理能力は測定器の種類によって異なる（図5-3）．

2 気体の電離を利用した放射線測定器

　物質中を放射線が通過しようとすると，放射線は物質にエネルギーを与えて電離を起こす．この現象を **1次電離**（primary ionization）という．電気伝導性をもたない気体でも放射線が入射すると1次電離が起こり，陽イオンと電子のイオン対（ion pair）が生じる．このとき生じた電子を **2次電子**（secondary electron）という．生成したイオン対の大部分は，再結合して，元の中性分子に戻る．しかし，電圧をかけた2つの電極間に入れた気体中を放射線が通過すると，その道筋に沿って生成した陽イオンと電子は，それぞれ陰極と陽極に引き寄せられ電流を生じる．この電離によって生じた電流を電離電流といい，放射線が入射する都度，脈状に生じることからパルス電流という．

　電離電流を検出する回路に適当な抵抗を入れると，パルス電流は **電圧パルス**（voltage pulse）として検出することができる（図5-4a）．電極に加える電圧（印加電圧）を0から次第に高くすると，電離電流による電圧パルスの高さ（**パルス波高**, pulse hight）は図5-5のようになる．

　α線はβ線に比べて比電離度がはるかに大きいため，生成するパルス波高に差が生じる領域がある．印加電圧が低いとほとんどのイオン対が再結合するので電圧パルスが生じにくい（**再結合領域**, ion recombination region）．印加電圧を上げると，再結合が起こらず放射線によって生成したイオン対のほとんどすべてが電極に到達し，電圧を高めても一定の電離電流（飽和電流, saturation current）が流れる領域がある．この領域を **電離箱領域**（ionization chamber region）という．さらに印加電圧を上げると，放射線により生じた2次電子は電界からエネルギーを受け取り加速され，陽極に到達する間に気体分子を次々と電離して電子数を増大させる．この現象を **電子なだれ**（electron avalanche）といい，1次電離イオン対による電流が増幅されて大きな電離電流となる現象を **ガス増幅**（gas multiplication）という．生じる電圧パルスの高さは，

B 放射線測定器

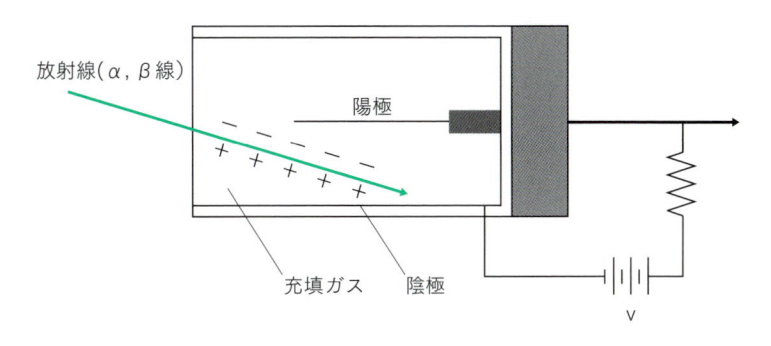

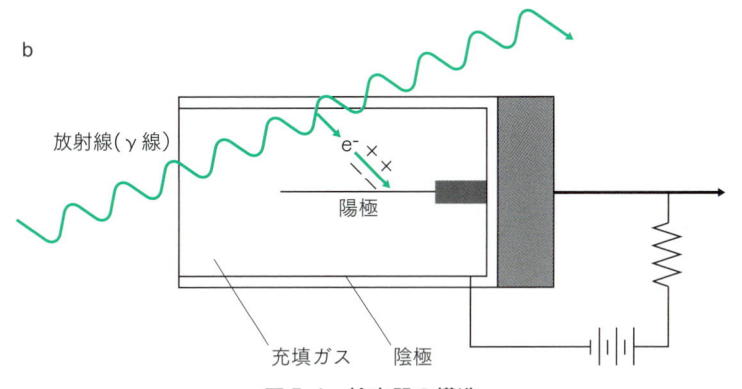

図 5-4 検出器の構造
a：α, β 線の場合，b：γ 線の場合．

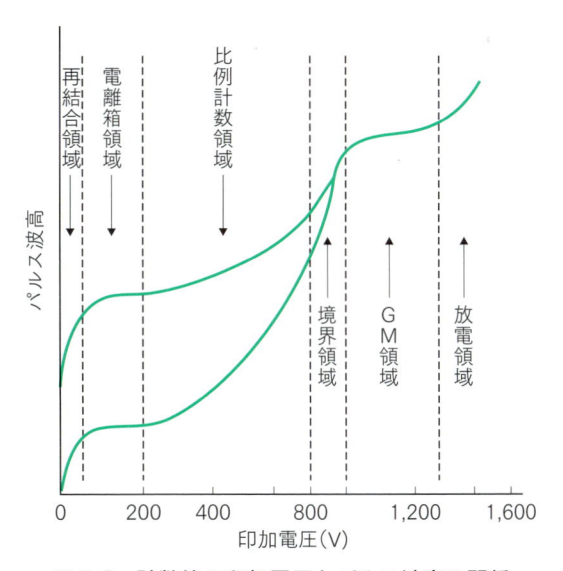

図 5-5 計数管の印加電圧とパルス波高の関係

気体の種類や印加電圧によって変わるが，1次電離イオン対の数に比例する領域を比例計数領域（proportional region）という．つまり，電離箱領域と比例計数領域では，パルス波高は，放射線の比電離度やエネルギーに依存する．さらに印加電圧を上げると，生成するイオン対の数が1次電離イオン対の数に比例しない境界領域となる．この領域は放射線測定に用いない．さらに印加電圧を上げると，1次電離イオン対の数に関係なくガス増幅が起こり一定の高さの電圧パルスが観測されるGM領域（Geiger-Müller region）となる．この領域では，入射放射線の種類やエネルギーの大小を区別することができないが，放射線に対する感度は最も高い．さらに高い電圧を加えると，入射放射線の有無にかかわらず連続的に電流が流れる放電領域となる．このように気体の電離は印加電圧によって異なる現象を示すことから，電離箱領域，比例計数領域およびGM領域を放射線の測定に利用する．

a．電離箱

電離箱（ionization chamber）は，電離箱領域の印加電圧を使用して放射線を検出する装置である．電離箱に放射線が入射して生じたすべての電子と陽イオンは，それぞれ陽極と陰極に集められ，電離電流となる．電離電流の大きさは単位時間に入射した放射線の数に比例するので，放射能を測定できる．α線やβ線などの荷電粒子では，飛跡に沿って生じたイオン対を測定することになるが，γ線や中性子線では，主に電離箱の内壁との相互作用により生じた2次電子による電離電流を測定する（図5-4b）．電離箱には，電流型電離箱とパルス型電離箱があり，電離箱測定の大部分は電流型が用いられる．

電流型電離箱（current type ionization chamber）には，自由空気電離箱（free-air ionization chamber），空気を充填した空気等価壁電離箱（air equivalent wall ionization chamber）（空洞電離箱，cavity chamber）や組織と同様な化学組成の壁をもつ組織等価型電離箱（tissue equivalent ionization chamber）などが照射線量や吸収線量の測定に用いられる．パルス型電離箱（pulse type ionization chamber）は，放射線により生じた電子や陽イオン数に比例して生じる電離電流を電圧パルスにして，パルス計測値から放射線の強さを，パルスの大きさやかたちから放射線の種類やエネルギーを推定できる．グリッド付電離箱（grided ionization chamber）は，正電極の前に陽極と陰極間の中間電圧を印加したグリッドを入れ，放射線が検出器に入射した位置により生じるパルス波高の大きさの違いを補償しているパルス型電離箱である．この型の電離箱はエネルギー分解能がよいので，環境試料中のα線放出核種の分析などに用いられる．

電離箱の感度は比電離度に依存するので，α線＞β線＞γ(X)線となる．

b．比例計数管

比例計数管（proportional counter）は，比例計数領域の印加電圧を使用して放射線を検出する．ガス増幅を利用して，入射放射線により生じた1次電離イオン対数に比

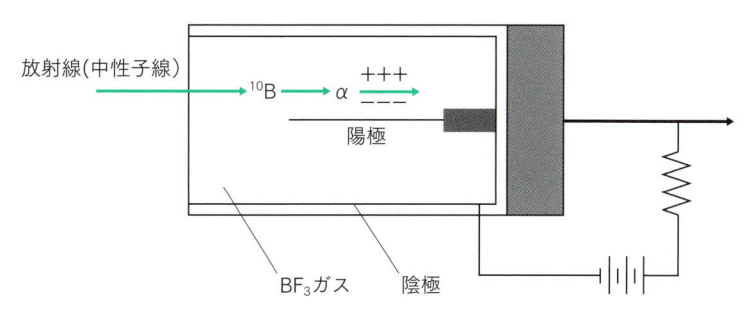

図 5-6　BF₃ 比例計数管による中性子線測定

例した大きな電圧パルスが得られる．電離箱に比べて検出感度が高く，パルスの高さは比電離度やエネルギーに依存するので，放射線の種類やエネルギーを区別して測ることができる．放射線検出に用いるガスは，ガス増幅率を一定値以下に保つために，純粋な希ガスや 90％アルゴンと 10％メタンの混合ガス（**PRガス**）が用いられる．メタンは，ガス増幅の過程で起こるガス分子の励起により放出される可視光線または紫外線を吸収して，これらの光子による電離を最小限にしている．

　中性子線は電荷をもたないため，測定は，中性子線が起こす原子核反応により放射される荷電粒子や，物質との衝突により生じる反跳原子を検出することにより間接的に行われる．熱中性子線や低速中性子線の検出には，比例計数管にBF₃ガスを封入した **BF₃比例計数管**（boron trifluoride counter）が用いられる．中性子が計数管に入射すると，$^{10}B(n,\alpha)^{7}Li$ 反応により α 粒子が放射されるので，α 線による電離を検出して熱中性子線を測定する（**図 5-6**）．高速中性子線の測定器には，反跳陽子比例計数管があり，メタンや水素ガスを用いて水素原子核と弾性散乱して生じた反跳陽子の電離作用を利用する．比例計数管では，電子なだれが陽極全体に広がらないため，不感時間がなく，分解時間が短い．このため，GM 計数管より高い計数率の試料測定ができる．

c．GM 計数管

　GM 計数管（GM counter）は，ガイガー・ミューラー（GM）領域の印加電圧を使用して放射線を検出するパルス型検出器である．GM 領域では，電圧パルスの高さが 1 次電離イオン対の数に比例せず一定の大きさとなるため，入射放射線の種類やエネルギーを区別することはできない．一般に GM 計数管は **端窓型 GM 計数管**（end window type GM counter）のことをいう（**図 5-7**）．その構造は，円筒状の陰極と，その中心線に細い金属製の陽極があり，薄い雲母膜（1.5〜2.0 mg/cm²）でできた放射線の入射窓がある．密封された管内には，希ガス（ヘリウム，アルゴン）と希ガスよりもイオン化しやすい有機分子（エタノール，ギ酸エチル，イソブタンなど）またはハロゲンが封入されている．GM 計数管で放射線が検出されるためには，放射線が雲母膜を通過して管内に入射しなければならないため，β 線エネルギーが比較的高い核種（^{32}P，^{90}Sr（^{90}Y）など）の測定に向いており，中程度の β 線エネルギー放出核種（^{14}C，^{33}P，^{35}S および ^{45}Ca など）の検出は難しく，β 線エネルギーが低い ^{3}H は検出でき

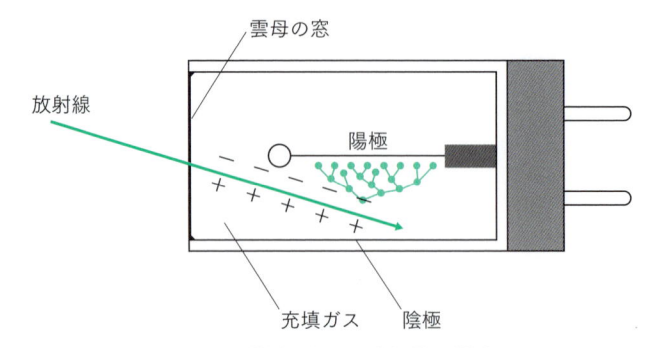

図 5-7　端窓型 GM 計数管の構造

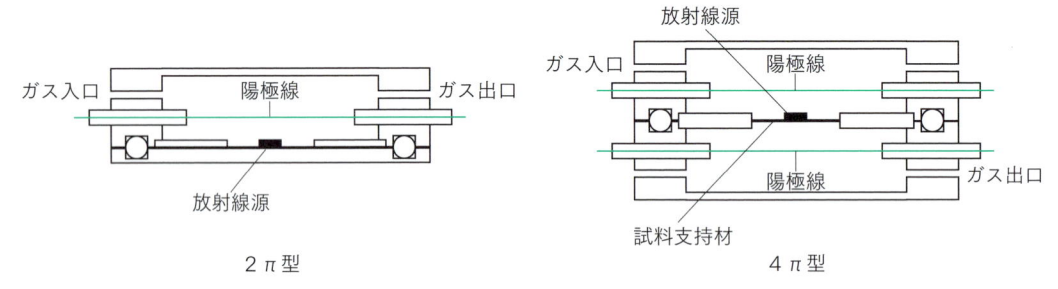

２π型　　　　　　　　　　　　　　　　４π型

図 5-8　ガスフロー計数管の構造

ない．しかし，管内に入射した放射線が 1 個のイオン対を生成すれば，放射線のエネルギーに関係なく，1 カウントとして計数することができる．

　GM 計数管では 1,000 V 程度の高い電圧を印加しているため，陽イオンが陰極に到達すると，大きなエネルギーが発生し，陰極から電子を放出させるか可視光線や紫外線を放出して，再び電子なだれが起こり，放電が継続してしまう．GM 計数管内の有機分子は，電離によって生じた陽イオンを中性原子に戻すか，陽イオンが陰極に到達して中性原子になる際に放出する紫外線を吸収することにより放電を速やかに消滅させ，次に入射する放射線を計測できるようにしている．この有機分子は**消滅ガス**（quenching gas）と呼ばれ，希ガスの正電荷を受け取り陰極に到達すると分解される．そのため，必然的に寿命があり，10^9 から 10^{10} カウントほどで使えなくなる．ハロゲン（塩素または臭素）を消滅ガスとする場合は，ガス分子が放電により分解されても再結合するので有機分子を用いたものより寿命が長い．

　比例計数管や GM 計数管では，検出器にガスを封入して測定する密閉型のほかに，大気圧で検出用ガスを流しながら放射線を検出する**ガスフロー型**（gas flow counter）がある．ガスフロー型では，測定試料と電極の間にガス以外に遮るものがないので，低エネルギー β 線や α 線の検出に用いられる．ジオメトリーの違いにより，2π あるいは 4π ガスフロー計数管がある（**図 5-8**）．ガスフロー計数管を比例計数管領域の電圧で使用する場合は PR ガスを流し，GM 領域の電圧で使用する場合は **Q ガス**（98% ヘリウム/2% イソブタン混合物）を用いる．後者は，窓なし GM 計数管とも呼ばれる．

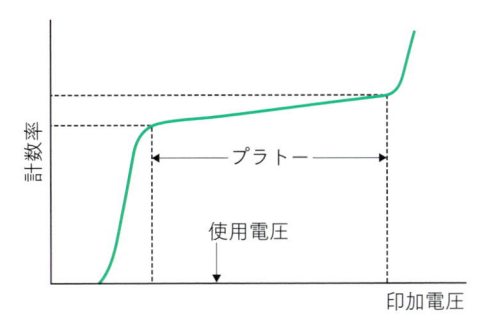

図 5-9　GM 計数管のプラトー特性

1）プラトー特性

GM 計数領域では，印加電圧を上げても計数率がほとんど変わらない電圧範囲があり，この範囲を**プラトー**（plateau）という（図 5-9）．プラトーにはわずかな傾きがあるので，この傾きをプラトー傾斜といい，電圧の増加 100 V あたりの計数率増加の百分率で表す．

$$\text{プラトー傾斜} = \left(\frac{(n_b - n_a)}{n} \times \frac{100}{(V_b - V_a)} \right) \times 100 \, (\%) \tag{5・4}$$

$$n = \frac{n_a + n_b}{2} \tag{5・5}$$

ここで，n_a および n_b は，プラトーが始まる電圧（開始電圧）V_a およびプラトーの終了電圧 V_b での計数率である．GM 計数管は，開始電圧からプラトー範囲の $\frac{1}{4}$ ないし $\frac{1}{3}$ 程度の電圧で使用する．この電圧を使用電圧という．有機消滅ガスを用いた GM 計数管では，開始電圧が 1,000 V 前後，プラトーの幅が 200 V 以上でプラトー傾斜が 3% 以下で使用するのが望ましい．計数管が劣化するにつれて，プラトー幅が狭まり傾斜が大きくなる．

2）分解時間と数え落とし

GM 計数管はいったん放電すると，電子に比べて移動速度が遅い陽イオンが陽極付近にとどまり，次の放射線が入射してもパルスを生じない時間ができる．この反応しない時間を**不感時間**（dead time）という．まもなく陽イオンが中和されると，放射線の入射によりパルスが生じるようになるが，高電圧を用いるため電気ノイズが入りやすいので低いパルスをカットする波高弁別レベルが設定されている．放電が終了してパルスが計数できるようになるまでの時間を**分解時間**（resolution time）といい，元の高さになるまでの時間を**回復時間**（recovery time）という（図 5-10）．分解時間は，有機消滅ガスのもので 100～200 μs なので，計数率がきわめて高くなると放射線が入射しても計数できない**数え落とし**（counting loss）が起こる．測定された計数率を n（cps），測定器全体の分解時間を τ（s）とすると，1 秒間のうち測定できない時間の割合は，$n\tau$ となり，真の計数率 N（cps）と n（cps）の差である数え落としは，

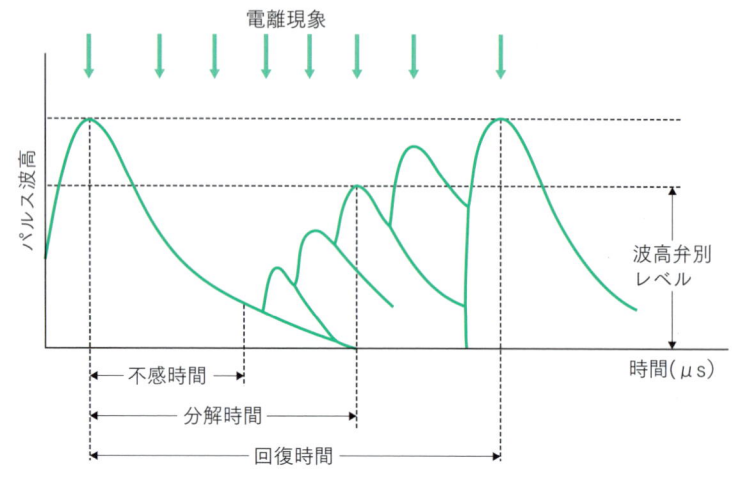

図 5-10　GM 計数管の不感時間，分解時間，回復時間

$$N - n = Nn\tau \text{(cps)} \tag{5·6}$$

となり，真の計数率 N は，

$$N = \frac{n}{1 - n\tau} \text{(cps)} \tag{5·7}$$

で表される．

3）GM 計数管と比例計数管で生成する電子なだれの違い　*Advanced*

　計数管に入射した放射線が希ガスを電離して生成させた電子は，それぞれ電子なだれを形成する．例えば，ある放射線が 100 個のイオン対を生成させたとする．比例計数管では，個々の電子なだれは相互作用することなく独立して電極に収集されるので，100 個の電子なだれが陽極に集められて，最初に生成した電子数に比例した電流となり，電子なだれ 100 個分の電圧パルス波高となる．一方，GM 計数管では，より高い電圧が印加されているので，個々の電子なだれの大きさはより大きくなる．その結果，1 つの電子なだれが少なくとももう 1 つの電子なだれを起こし，きわめて短時間に指数関数的に電子なだれの数が増える．つまり，100 個の電子なだれは，2, 4, 8, 16, 32…倍と増殖していく．この電子なだれの連鎖反応は，常に同じ数の電子なだれが生成した後に終了するので，検出される電圧パルスの高さは，最初に生成したイオン対の数にかかわらず，一定になる．

③ 固体の電離を利用した放射線測定器

a．半導体検出器

　半導体検出器（semiconductor detector）は，放射線による固体結晶の電離作用を利用した放射線測定器である．基本的な動作原理は電離箱と同じであり，放射線の 1 次

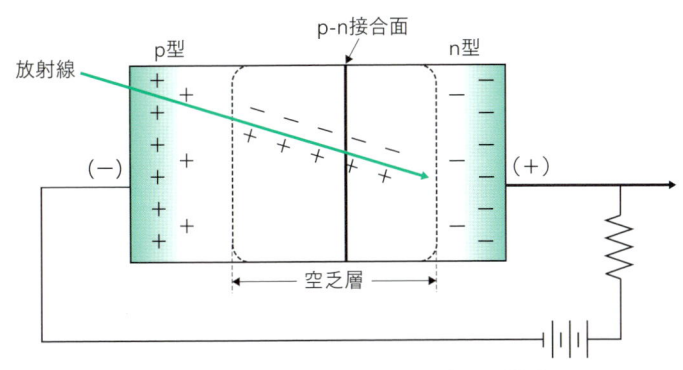

図5-11　p-n 接合型半導体検出器の構造

電離現象を利用している．半導体は，絶対零度では電気伝導性がなく，温度が上がると電子が励起されて伝導性を示すようになる物質である．純粋な結晶の電子は，自由なエネルギーをもつことができず，結晶中を自由に動き回れない．そのため電気伝導性はきわめて低い．半導体検出器では，結晶に異なる価数の原子を含ませるか蒸着して電子と**正孔**（positive hole）と呼ばれる電子不足の孔を生成させ，その数比を偏らせて，電流が流れない方向へ電圧（**逆バイアス電圧**, reverse bias heating）をかけて，電子や正孔がほとんどない**空乏層**（depletion layer）を形成させる（**図5-11**）．この空乏層に放射線が入射すると，電離が起こって電子と正孔が生じるので，これを電極に集めて検出する．電離により生じた正孔は，隣の原子から電子を受け取るというように，結晶の原子間の電子のやりとりで結晶中を自由に移動する．正孔の移動は電子の移動によるので，移動速度は電子と同様に速く，半導体検出器の分解時間は電離箱に比べて短い．また，半導体検出器は，電離箱やシンチレーション検出器より，エネルギー分解能がはるかに高いので，放射線のエネルギースペクトル測定に広く利用されている．半導体において1個の電子-正孔対をつくるのに必要なエネルギー（Si：3.5 eV，Ge：2.8 eV）は，気体電離箱で1組のイオン対をつくるのに要するエネルギー［30〜35 eV（W 値）］の約$\frac{1}{10}$である．その結果，同じエネルギーの放射線で生じる電荷担体数は半導体のほうが10倍多いので，より波高が大きく変動が小さい出力パルスが得られ，分解能は高くなる．検出器の**エネルギー分解能**（energy resolution）とは，エネルギー測定の精度の指標で，どれほどまでエネルギー値が近い2つの異なる放射線を区別して測定できるのかを示している（**図5-12**）．

$$\text{エネルギー分解能} = \frac{\text{半値幅}\mathit{\Delta E}(\text{eV})}{\text{ピークの中央値}(\text{eV})} \times 100 (\%) \tag{5・8}$$

ここで，半値幅（full width at half maximum）とは，ピークの最高計数値の半分の高さでの分布の幅であり，およそ半値幅の値だけ離れたエネルギーの放射線は分解できると考えられる．

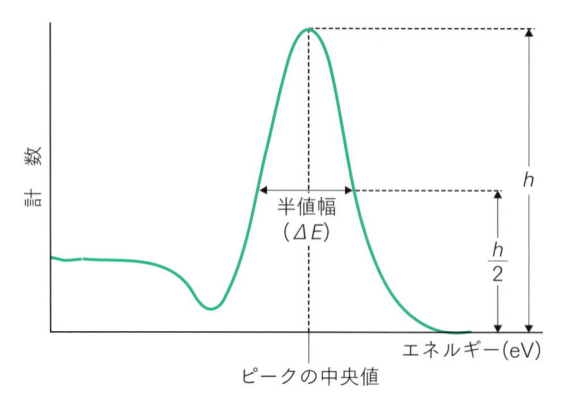

図5-12 エネルギー分解能

例えば，^{60}Coの1.33 MeVのγ線に対して，高純度型Ge半導体検出器のエネルギー分解能は0.13％程度であるが，NaI（Tl）シンチレーション検出器では5～10％である．

半導体検出器は，半導体検出部分，マルチチャネル波高分析器部分，コンピュータ解析部分からなる．代表的な半導体検出器として次のものがある．

1）p-n接合型半導体検出器

半導体は純粋な結晶では電気伝導性が低いため，多くの場合，微量の不純物を含む状態で使用する．含まれる不純物と結晶の元素の価数の大小関係により，n型半導体，p型半導体に分けられる．半導体として用いられるSiやGeは，最外殻に4個の電子をもち（4価の元素）結晶格子をつくる．この結晶にヒ素などの外殻に5個の電子（5価の原子）をもつ原子が入ると，4個の電子は結晶原子と結合するが1個は余分となる．この結晶に電圧をかけると，結晶中の自由な電子の移動によって電荷が運ばれるので，n型半導体（negative semiconductor）と呼ばれる．一方，Si（4価）の結晶にBなどの3価の原子を入れると，電子が1つ足りないために結晶中に正孔をつくる．この結晶に電圧をかけると，原子間の電子のやりとりによって正孔が移動して電荷が運ばれるので，p型半導体（positive semiconductor）と呼ばれる．このp型とn型の半導体を接合すると，電流を一方向にだけ流す半導体ダイオードになる．p-n接合型半導体検出器（p-n junction semiconductor detector）は，半導体ダイオードに逆バイアス電圧を印加して接合部付近に1 mm程度の空乏層を形成させた検出器で，飛程が短いα線や重荷電粒子線の検出に用いられる（図5-11参照）．

2）表面障壁型半導体検出器

n型Si結晶の表面を酸化してSiO$_2$のp型領域を形成し，そのうえに薄く金を蒸着して電極にする．n型Siを陽極に，金薄膜を陰極にすると数十～数百μmの空乏層ができるので，表面障壁型半導体検出器（surface barrier type semiconductor detector）は，これを利用してα線や重粒子線を検出する．

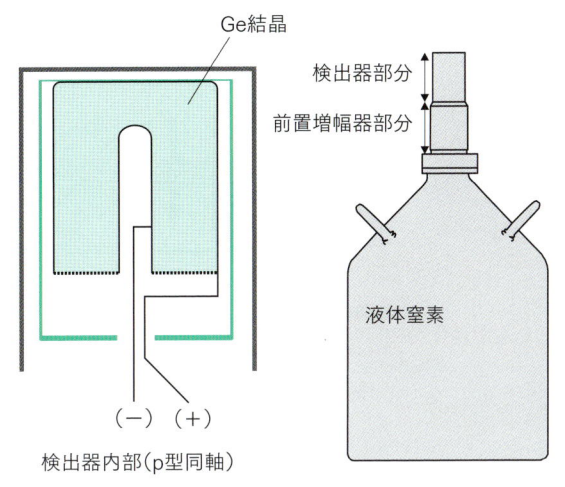

図5-13 高純度型 Ge 半導体検出器内部と全体図

3）高純度型 Ge 半導体検出器

　不純物を 1 cm³ あたり 10^{10} から 10^9 個程度にまで低減させた高純度 Ge 結晶を検出器部分に使用した測定器である．数 kV のバイアス電圧で厚さ 1 cm 以上の厚い空乏層が形成されるので，γ 線の検出に利用される．液体窒素による冷却（77 °K）が必要で，使用する 4〜6 時間前から冷却する．現在，γ 線放出核種の同定や放射能の測定に用いる半導体検出器として，高純度型 Ge 半導体検出器（high-purity Ge semiconductor detector）が主に用いられている（**図 5-13**）．

4 物質の励起・発光を利用した放射線測定器

a．シンチレーション検出器

　ある種の物質は，放射線が入射するとエネルギーを吸収して励起状態となり，まもなく吸収したエネルギーを蛍光として放出して基底状態に戻る．この現象を**シンチレーション**（scintillation）といい，蛍光を発する物質を**シンチレータ**（scintillator）という．放出された蛍光は，**光電子増倍管**（photomultiplier tube, PMT）で電子に変換して増幅後，電圧パルスを計数するか**波高分析器**（pulse height analyzer, PHA）で分別してエネルギースペクトル（energy spectrum）を得る．エネルギースペクトルを測定する装置をスペクトロメータ（spectrometer）といい，シンチレータと光電子増倍管を組み合わせたものを**シンチレーション検出器**（scintillation detector）という（**図 5-14**）．

　放射線測定器として使用するために，シンチレータには，①放射線のエネルギーを効率よく光に変換できる，②蛍光を吸収しない透明な固体・液体である，③蛍光の減衰時間が短い，④検出器として十分な大きさである，⑤光電子増倍管の感度が高い波

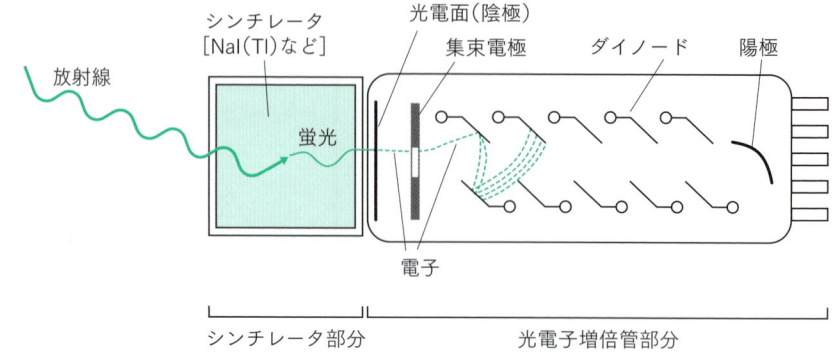

図 5-14　シンチレーション検出器の構造

表 5-4　主な固体シンチレータの特性

シンチレータ		密度 (g/cm³)	発光量 (%)	蛍光波長 (λ_{max} : nm)	減衰時間 (ns)	用途・特徴
無機物（結晶）	ZnS（Ag）	4.09	300	450	200	α 線，結晶粉末使用
	NaI（Tl）	3.67	230	410	250	γ 線，X 線，潮解性
	CsI（Tl）	4.53	95	550	1,050	γ 線，荷電粒子線，潮解性わずか
	$Bi_4Ge_3O_{12}$	7.13	25	480	300	消滅放射線，X 線
有機物（結晶）（プラスチック）	アントラセン	1.25	100	447	30	β 線，α 線
	スチルベン	1.16	50	410	4.5	高速中性子，γ 線
	p-ターフェニル＋POPOP（ポリスチレン成形）	1.08	50	355（415）	3.5	β 線

発光量：アントラセンに対する割合

　長の蛍光を放出するなどの要件がある．シンチレータとして使用される蛍光物質として，**表 5-4** に示すような無機物および有機物がある．
　放射線が入射してシンチレータにエネルギーが与えられると，シンチレータの結晶格子または有機分子の電子が励起され，やがて基底状態に戻る際にその励起エネルギーの一部が蛍光として放出される．
　無機シンチレータでは，結晶名に続いて括弧内に示された元素が不純物としてごく少量加えられており，放射線のエネルギーを吸収した結晶からエネルギーを受け取り，励起状態となる．この励起状態の不純物が基底状態に遷移すると検出可能な蛍光が放射される．
　無機シンチレータの ZnS（Ag）は，粉末を光電子増倍管の窓に直接または無色透明なプラスチック円板に薄く塗布して α 線測定に用いる．またプラスチック中に分散させて高速中性子の測定にも用いられる．NaI（Tl）はヨウ化ナトリウムに 0.1%（モ

ル比）のタリウムを加えて結晶化したものである．比較的容易に，透明で大きな結晶を得られ，原子番号が大きいヨウ素を含むのでγ線・X線の測定に汎用される．しかし，潮解性があるためステンレスケースや入射面をガラスにしたアルミニウムなどの金属で密閉されるので，α線やβ線を検出することはできない．ただし，硬β線放出核種を測定すると，β線とシンチレータのケース（ガラスや金属）との相互作用で放出される制動放射線が計数されることがある．CsI（Tl）は，NaI（Tl）に比べて発光量が低くエネルギー分解能は劣るが，γ線吸収がより大きく，吸湿性はわずかであり，α線やγ線の測定に用いられる．ゲルマニウム酸ビスマス（$Bi_4Ge_3O_{12}$）は，Biの大きな原子番号（83）と大きな比重（$7.3 g/cm^3$）をもち，活性化物質を含まない純粋な無機シンチレータである．発光量はNaI（Tl）の10～20％程度であるが，高エネルギーの電磁波に対して感度が高いので，ポジトロンCT装置の検出器として使用される．有機シンチレータは，無機シンチレータに比べて発光量は劣るが，減衰時間がきわめて短いため高い計数率の測定に使用できる．

1）光電子増倍管（PMT）

シンチレータが発した蛍光は，光電子増倍管の光電面（陰極）に入射すると光電子に変換される．光電子は収束されて電界で加速され，10～12段ほどのダイノードに順次衝突して2次電子を放出することにより10^6～10^7倍程度に増幅され，陽極に集められてパルス電流となる．このパルス電流から得られる電圧パルスの波高は，光電子増倍管の光電面に入射する蛍光の強さに比例する．

2）波高分析器（PHA）

光電子増倍管から出力されるパルス電流は電圧パルスに変換され増幅される．この電圧パルスの高さは蛍光の強さに比例するので，パルス波高を分析することで放射線がシンチレータに与えたエネルギー分布がわかる．このパルス波高を分別するために用いられる装置が波高分析器である．波高分析器では，さまざまな高さの電圧パルスのうち選別レベル（ベースライン：E）より高く特定の電圧幅（ウィンドウ幅またはチャネル：ΔE）内にあるもの，またはベースラインより高いものすべてを計数する．同時に多数のウィンドウを計数できる装置をマルチチャネル波高分析器（multichannel pulse height analyzer）といい，放射線のエネルギースペクトルを測定できる（図5-15）．マルチチャネル波高分析器は半導体検出器でも利用される．γ線は単一エネルギーの光子であるが，物質と相互作用して，光電効果，コンプトン効果および電子対生成を起こす．そのため，測定で得られるγ線エネルギースペクトルには，光電効果による全吸収ピークである光電ピーク，コンプトン効果による連続スペクトル，電子対生成後に生じる消滅放射線によるピークが描出される．このうち光電ピークは，入射γ線のエネルギーにほぼ相当するので，エネルギースペクトル上での光電ピークの位置からγ線のエネルギーを同定して，核種を推定することができる．また，光電ピークの計数率と測定器の計数効率から放射能（Bq）を算出できる．光電ピークから核種の同定，定量を行うことをγ線スペクトロメトリー（γ-ray spectrometry）という．ここで，固体検出器では，光子は検出器原子と1回の光電効果で消滅する場合と，

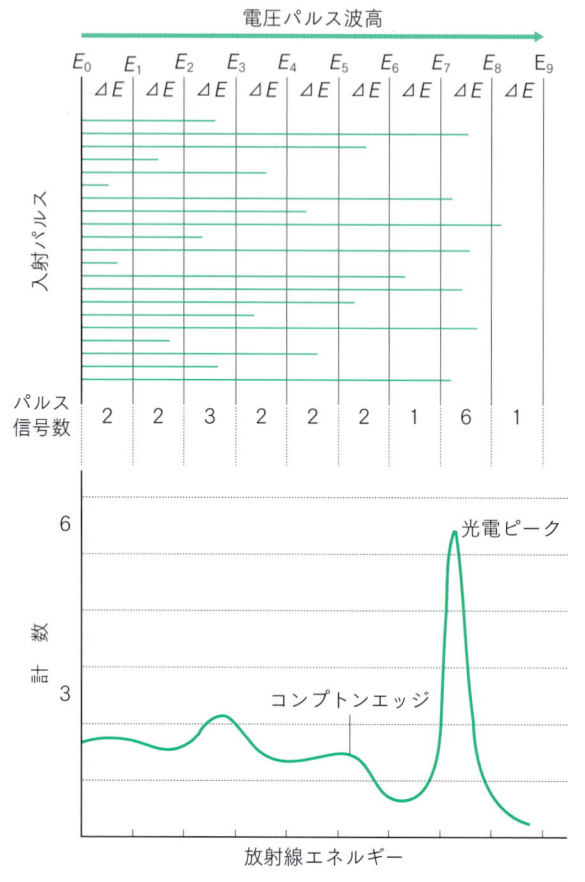

図5-15 マルチチャネル波高分析器での電圧パルス波高分析

数回のコンプトン効果と引き続き起こる光電効果により消滅する場合がある．どちらの場合も得られるパルス波高は同じになる．これは，コンプトン効果と光電効果はきわめて短時間に起こるため，加算されて検出されるからである．

電子対生成では，生成した陽電子が検出器内で再び電子と結合して消滅放射線を放射する．このとき，1本が検出器外へ飛び出すと（[γ線エネルギー]－0.511）MeV に，2本が同時に外へ飛び出すと（[γ線エネルギー]－1.022）MeV の位置にピークが現れる．このピークを**エスケープピーク**（escape peak）という．

b．NaI（Tl）シンチレーションカウンタ

NaI（Tl）シンチレーションカウンタ［NaI（Tl）scintillation counter］は，シンチレータとして NaI（Tl）を用いて γ 線・X 線の測定に使用される測定装置である．入射した γ 線・X 線は主にヨウ素原子の電子と相互作用する．NaI（Tl）シンチレータは，①発光量が大きく検出効率が高い，②分解時間が短い，③放射線に対する応答の変動が広いエネルギー範囲にわたって少ない，④放射線のエネルギー測定ができるな

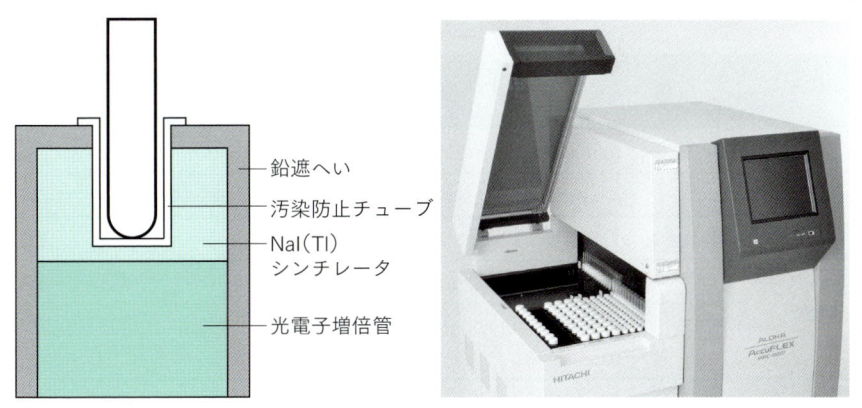

図 5-16　ウェル型シンチレータの構造とウェル型シンチレーションカウンタ
［資料提供：日立アロカメディカル株式会社］

どの特徴をもつため，日常のγ線放射能測定やスペクトル測定の標準的なシンチレータとして使用されている．また，60〜300 keV のγ線に対して光電効果を起こしやすいので，核医学診断に用いられるカメラや SPECT の検出部にも利用されている．γ線の放射過程は複雑な場合が多いため，通常は放射能値として計数率（cpm，cps）を用いる．

　NaI (Tl) シンチレータの中央部分に円筒状のくぼみをつくり，試験管などに入れた試料をそのなかに挿入して測定し，計数効率が高くなるようにしたものを**ウェル型（井戸型）シンチレータ**（well-type scintillator）という．ラジオアッセイでの ^{125}I 測定や，γ線放出核種を利用したトレーサー実験などでの試料測定では，連続して試料を測定できるオートウェルガンマカウンタが利用される（**図 5-16**）．

　NaI (Tl) シンチレーション検出器に波高分析器を装着し，γ線のエネルギースペクトルを描出するものを NaI (Tl) シンチレーションスペクトロメータ［NaI (Tl) scintillation spectrometer］という．

c. 液体シンチレーションカウンタ

　シンチレータを有機溶媒に溶かしたものを**液体シンチレータ**（liquid scintillator）といい，放射性試料を液体シンチレータに溶解または懸濁させて，発する蛍光を測定する装置を**液体シンチレーションカウンタ**（liquid scintillation counter，LSC）という．一般に，^{3}H，^{14}C や ^{35}S などの放射線エネルギーが低い軟β線放出核種の固体試料をそのまま測定すると，放射線が試料自身に吸収されて検出できない自己吸収が起こるため，補正が必要である．液体シンチレーションカウンタでは，試料が直接シンチレータ溶液に接しているため自己吸収がなく，試料の全周方向に放射された放射線が測定できるため幾何学的効率は 100％ となり，軟β線放出核種を効率よく測定できる．エネルギーが高い硬β線放出核種である ^{32}P も測定可能であり，その計数効率は 100％ に近い値となる．

　液体シンチレータは，第 1 溶質として PPO や Butyl-PBD，第 2 溶質として Bis-

表5-5 主な液体シンチレータの特性

溶媒・溶質		化学名	吸収 (λ_{max})	発光 (λ_{max})	減衰時間 (ns)
溶媒	トルエン	toluene	262	285	34
	p-キシレン	p-xylene	266	291	30
	プソイドクメン	1, 2, 4-trimethylbenzene	269	293	—
第1溶質	PPO	2, 5-diphenyloxazole	303	364	1.6
	Butyl-PBD	2-(4-tert-butylphenyl)-5-(4-bisphenylyl)-1, 3, 4-oxadiazole	305	367	1.2
第2溶質	Bis-MSB	1, 4-bis（2-methylstyryl）benzene	347	412	1.3
	M_2-POPOP	1, 4-bis-2-(4-methyl-5-phenyloxazoyl)-benzene	363	429	1.5

MSBやM_2-POPOPをプソイドクメン，直鎖アルキルベンゼン（LAB），トルエン，キシレンなどの有機溶媒に溶解したものである（**表5-5**）．水溶性試料は有機溶媒に溶けないので，測定には界面活性剤を加えて試料を乳化させる**乳化シンチレータ**（emulsion scintillator）を用いる．

　液体シンチレーション測定では，ガラスやプラスチック製の測定バイアルに試料と液体シンチレータを入れて測定する．測定バイアル中では，まず放射線のエネルギーが有機溶媒に与えられ電離や励起が起こり，励起された溶媒分子のエネルギーは近接する溶媒分子に与えられエネルギーが次々と伝達されていく．やがて放射線のエネルギーは第1溶質に移行し，蛍光物質を励起し蛍光を発する．この蛍光の波長は紫外領域（330〜380 nm）にあり，光電子増倍管の最適感度波長（およそ410〜450 nm）とずれているので，第2溶質にこの蛍光を吸収させて，長波長側にシフトした蛍光（380〜500 nm）に変換し，光電子増倍管で電気パルスとして検出する．第2溶質は，蛍光波長を光電子増倍管の至適な波長に変換するので，**波長変換体**（wavelength convertor）という．光電子増倍管では熱雑音が発生するので，これを除去するために，液体シンチレーションカウンタでは，測定バイアルを挟むように2本の光電子増倍管を対向させている．放射線による蛍光は，2本の光電子増倍管で同時にパルスを生じ同時に計数されるので，この同時計数のみを測定している．このような計数測定回路を**同時計数回路**（coincidence circuit）という（**図5-17**）．

　放射線の測定がシンチレータ中の有機溶媒や蛍光物質へのエネルギー受け渡しによって行われるため，試料やシンチレータに含まれる物質が原因で発光が妨害され，シンチレータの発光数の減少を起こすことがある．これを**クエンチング**（quenching）といい，クエンチングを起こす物質を**クエンチャー**（quencher）という．クエンチングが生じると，光電子増倍管に入射する蛍光量が減少し，出力パルス波高の低下が起こり，エネルギースペクトルが低エネルギー方向へ移行し，測定されるパルス数（計数値）が減少して計数効率が低下する（**図5-18**）．クエンチングには，①化学クエンチ

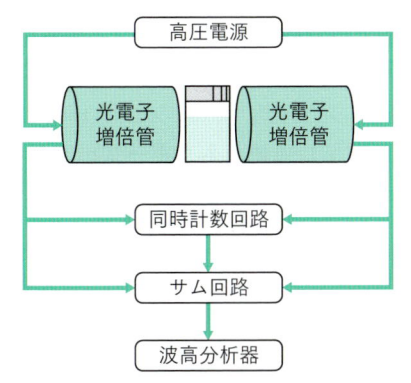

図5-17 液体シンチレーションカウンタの計数測定回路

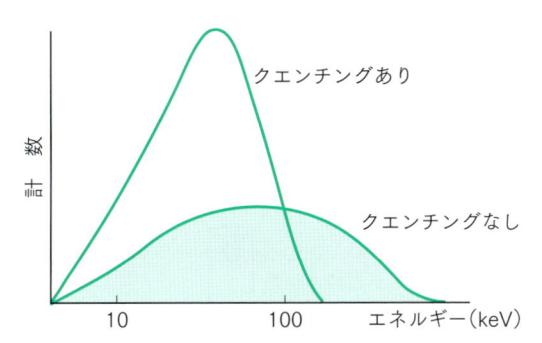

図5-18 クエンチングによる^{14}Cのエネルギースペクトルの変位

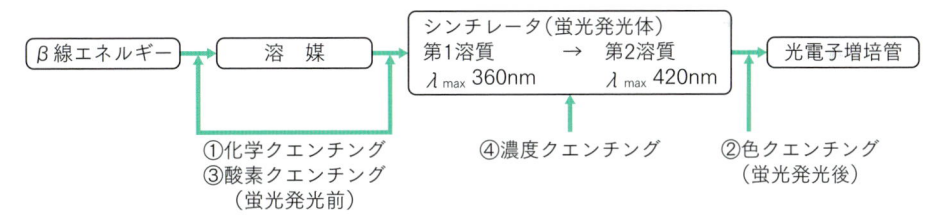

図5-19 β線エネルギー移行でのクエンチング

ング，②色クエンチング，③酸素クエンチング，④濃度クエンチングがある（図5-19）．通常の測定では，化学クエンチングと色クエンチングが最も重要視される．化学クエンチングは，放射線エネルギーが溶媒または溶質分子へと移行する以前に，試料中に含まれるハロゲン，水酸基，アミノ基，カルボニル基に吸収されて蛍光を発光しないために起こる．色クエンチングは，試料が黄や赤に着色していると，シンチレータの発光が色に吸収されて発光量が減少するために起こる．

クエンチングの程度は測定試料ごとに異なるので，複数の試料の放射線測定値を比較するためには，補正する必要がある．クエンチング補正法には，外部標準線源法，

内部標準法，積分計数法，効率トレーサー法などがある．例として，外部標準線源法の1つである外部標準チャネル比法による補正について説明する．β線源試料を含むバイアルの外部から^{137}Cs標準線源のγ線（660 keV）をあてると，バイアル中のシンチレータと相互作用し連続エネルギースペクトルを示すコンプトン電子が生成する（図5-20）．このスペクトルは試料中のβ線によるものと同様に，クエンチングにより低エネルギー方向にシフトする（図5-21）．そこで，試料が放射するβ線の最大エネルギーより高い範囲のスペクトル中に固定の2つのエネルギーチャネル（チャネルA，B）を設定し，放射能既知でクエンチングの程度が異なる試料（クエンチング標準線源）を複数用意して，それぞれについて2つのチャネルの計数を測定し，その比（チャネル比）を求める．一方，それぞれの試料についてβ線の計数率を測定して計数効率

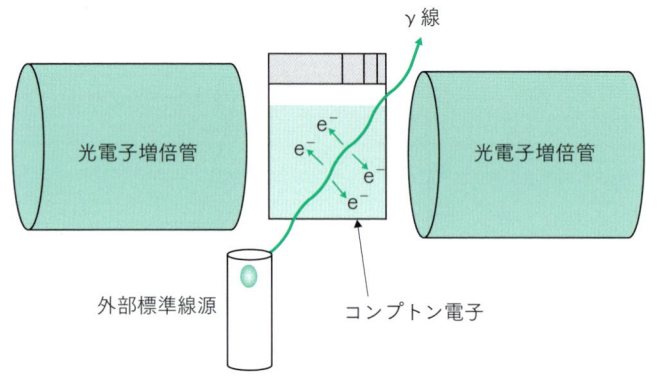

図5-20 外部標準線源によるコンプトン電子生成

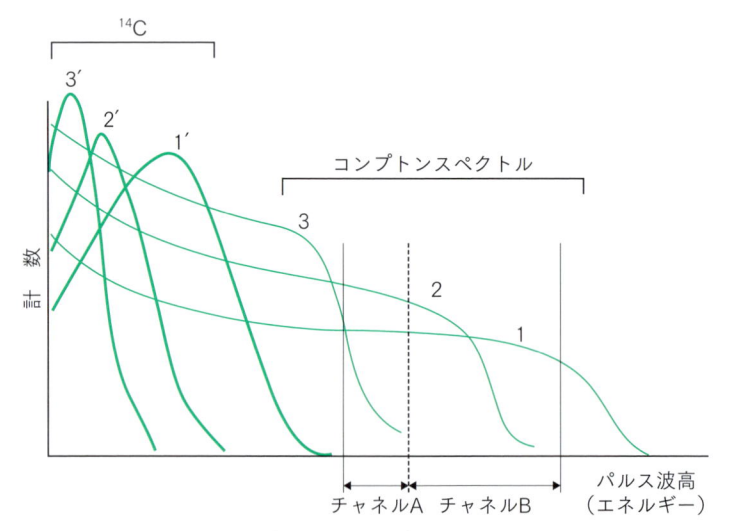

図5-21 クエンチングによるコンプトン電子のスペクトル変位
コンプトン電子のスペクトル：1, 2, 3
^{14}Cのエネルギースペクトル：1′, 2′, 3′
クエンチングは，1＜2＜3 および 1′＜2′＜3′ である．

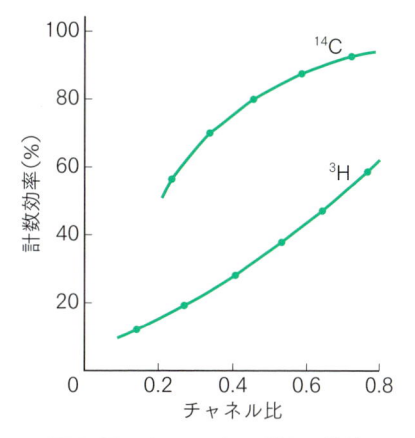

図 5-22　クエンチング校正曲線

を求め，チャネル比と計数効率との校正曲線を作成する（図5-22）．この校正曲線を用いて放射能未知試料の計数効率を求め，壊変率を算出することができる．ただし，この方法では，核種ごとに校正曲線を作成しなければならない．半減期が短いなどの理由でクエンチング標準線源の作成が困難な核種では，壊変率の算出に積分計数法や効率トレーサー法が用いられる．液体シンチレーション測定では，クエンチングの影響を受けるため，放射能値は壊変率（dpm, dps）を用いる．

　液体シンチレーション測定では，試料中の放射能とは無関係に，試料調製の際に起こる化学反応によってシンチレータが励起状態となって発光し計数されることがある．この発光を**化学発光**（chemiluminescence）という．一般に，化学発光は24時間以内に消滅するので，化学発光が生じた場合は時間をおいて測定する．

d. チェレンコフ効果を利用した計測

　荷電粒子線が物質を通過する際に，物質中での光の速度より速く運動すると，可視光線または紫外線が放射される．この光は，荷電粒子が通過する付近の物質分子が分極され，元に戻る際に発生する．この現象を**チェレンコフ効果**（Cherenkov effect）といい，放射される光を**チェレンコフ光**（Cherenkov radiation）という．チェレンコフ光は，荷電粒子の進行方向に対してある一定角度をもった円錐形の光として放射される．β線が水中を通過する場合，β線のエネルギーが 0.263 MeV 以上ならばチェレンコフ光が発生する．高いエネルギーのβ線を放出する核種では，液体シンチレータを加えずに，試料を水溶液にしてそのまま液体シンチレーションカウンタで測定すると，チェレンコフ効果を利用した放射能測定ができる．トレーサー実験などで使用される^{32}P（β線最大エネルギー：1.71 MeV）では，40〜50%の計数効率で測定できる．この測定法では，シンチレータが必要ないので安価であり，化学クエンチングが起こらないが，チェレンコフ光のパルス波高は低く，色クエンチングが起こるので，着色した試料では計数効率が下がる．

1) チェレンコフ光発生に必要なエネルギー　**Advanced**

チェレンコフ光が発生する条件は，物質中を荷電粒子が光よりも速く進むことである．光速を c，物質の屈折率を n，荷電粒子の速度を v とすると，

$$物質中の光速度 = \frac{c}{n} \tag{5・9}$$

$$v > \frac{c}{n} \quad より，\quad \frac{v}{c} > \frac{1}{n}$$

となる．相対論による運動エネルギー T は，

$$T = mc^2 - m_0 c^2 = m_0 c^2 \left(\frac{1}{\sqrt{1-\left(\frac{v}{c}\right)^2}} - 1 \right) \tag{5・10}$$

である．ただし，m は荷電粒子の速度が v のときの質量，m_0 は静止質量である．

β 線が水中でチェレンコフ光を発生させるために必要な速度 v は，水の屈折率を 1.332 とすると，

$$\frac{v}{c} > \frac{1}{1.332}$$

の関係となる．β 粒子の静止状態でのエネルギーは，$m_0 c^2 = 0.511 \mathrm{MeV}$ なので，

$$T > 0.511 \left(\frac{1}{\sqrt{1-\left(\frac{1}{1.332}\right)^2}} - 1 \right) = 0.263 \,(\mathrm{MeV})$$

となり，0.263 MeV 以上のエネルギーをもつ β 線は水中でチェレンコフ光を発することになる．

5 サーベイメータ

　　放射線防護を目的として，放射線の線種，線質および強度，放射性物質による物の表面汚染あるいは水や空気の汚染の有無や程度を調べることを**サーベイ**（survey）といい，放射線のサーベイのために用いる可搬式の放射線測定器を**サーベイメータ**（survey meter）という．一般に，**表 5-6** に示すようなサーベイメータがあり，指示値は計数率や線量率になっている．放射線管理では，法令に定められている放射線施設の放射線の量の測定などに用いられる．線量率を測定する際には，サーベイメータの感度，測定範囲，エネルギー依存性，方向依存性などを考慮し，測定対象となる放射線に適したサーベイメータを用いる．γ 線・X 線の測定に汎用されるサーベイメータには次のような特性がある．

表 5-6　測定目的と用いるサーベイメータ

測定目的	放射線の種類		検出器	測定範囲
線量（率）	γ線（X線）		電離箱（電流型）	0～300 mSv/h 0～10 μSv
	γ線		NaI（Tl）シンチレータ	0～30 μSv/h 0～30 kcps
			GM 計数管	0.1～200 μSv/h
			CsI（Tl）シンチレータ	0～20 μSv/h
	中性子		^{3}He 比例計数管	0.01 μSv/h～10 mSv/h
表面汚染測定	α線		ZnS（Ag）シンチレータ	0～100 kcpm
	α線・β線		ZnS（Ag）＋プラスチックシンチレータ	0～100 kcpm
	β線	^{3}H 以上のエネルギー	薄窓型ガスフロー	0～100 kcpm
		^{14}C 以上のエネルギー	GM 計数管	0～100 kcpm
			プラスチックシンチレータ	0～100 kcpm 0～300 kcpm
	γ線	^{125}I 用	NaI（Tl）シンチレータ	0～10 kcps

a．エネルギー依存性

　サーベイメータでγ線，X線を測定して得られた線量率の真の線量率に対する比は，放射線のエネルギーの大きさにより変化するので，これを**エネルギー依存性**（energy dependency）という．**図 5-23** に示すように，電離箱式サーベイメータは約 30 keV から 1,250 keV の範囲で真の線量率にほぼ等しい値を示す．GM 計数管式サーベイメータは約 80 keV から 250 keV の範囲で線量率を過大評価する．NaI（Tl）シンチレーション式サーベイメータでは約 60 keV から 600 keV の範囲で線量率を過大評価するが，これを補正して表示するエネルギー補償型サーベイメータが用いられている．

b．方向依存性

　サーベイメータで放射線を検出すると，放射線の入射方向によって検出器の感度が異なる．これを**方向依存性**（direction dependency）あるいは**方向特性**（direction characteristics）という（**図 5-24**）．サーベイメータの方向依存性は前方 2π 方向ではほぼ等しいが，後方に対してはサーベイメータの種類によって異なり，電離箱式，GM 計数管式，NaI（Tl）シンチレーション式の順に依存性がない．

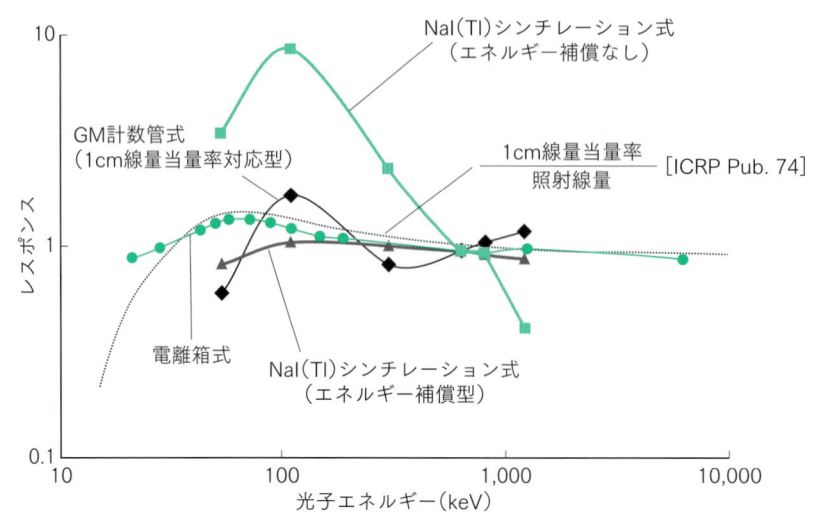

図 5-23 サーベイメータのエネルギー依存性
[資料提供：日立アロカメディカル株式会社]

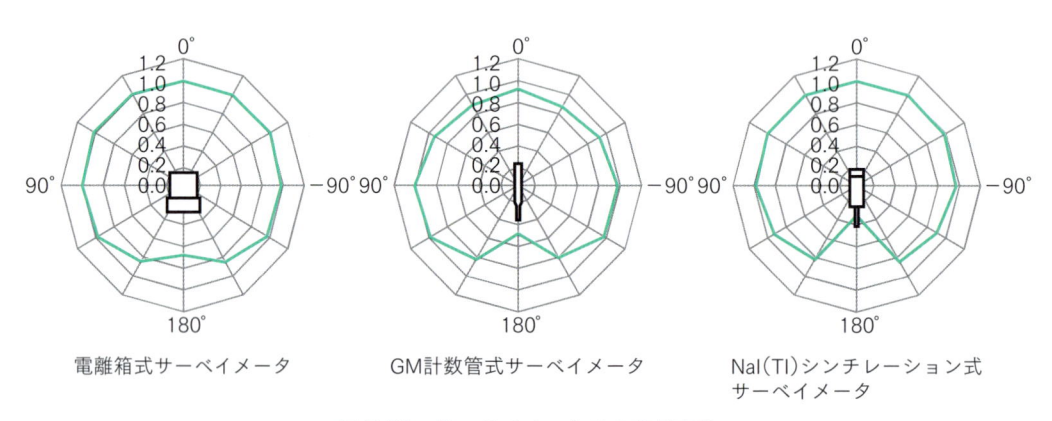

図 5-24 サーベイメータの方向依存性
[資料提供：日立アロカメディカル株式会社]

c. 感　度

　サーベイメータの γ 線・X 線に対する感度（sensitivity）は，NaI（Tl）シンチレーション式，GM 計数管式，電離箱式の順によく，方向依存性の逆になる．したがって，環境中の線量率測定には，方向依存性が少なく，どの方向からの放射線も比較的効率よく測定できる電離箱式や GM 計数管式が適している．線量率が低いときには GM 計数管式を，高いときには電離箱式を利用する．ただし，GM 計数管式は検出器の分解時間が長いので，線量率が高過ぎると「窒息現象」による指示値の低下が起こることがある．

表 5-7 主な個人被曝線量計の特性

線量計名	測定対象	測定範囲	フェーディング	特　徴
蛍光ガラス線量計（RPLD）	γ線・X線	1 μSv～10 Sv	年間 1%以下	耐熱，耐湿性 熱処理で再利用可能 リーダーが必要
光刺激ルミネセンス線量計（OSLD）	β線 γ線・X線	0.01 mSv～10 Sv	年間 1%以下	温度，湿度の影響を受けない 反復使用可能
熱ルミネセンス線量計（TLD）	β線 γ線・X線 中性子線	0.1 μSv～1 Sv	年間 10～20%	アニーリングで反復使用可能 リーダーが必要
電子式ポケット線量計	γ線・X線 中性子線	0.1 μSv～10 Sv 0.01～100 mSv	-	即時に線量を測定 電磁波による誤動作

アニーリング：準安定状態の電子を基底状態にするために，高温にしてから冷却する．
フェーディング：測定器に蓄積された線量の積算値が時間とともに失われる現象．

6 個人被曝線量計

個人が放射線に被曝した線量を測定し，評価することを**個人モニタリング**（personal monitoring）といい，測定機器を**個人被曝線量計**（personal dosimeter）という．個人モニタリングでは，外部被曝と内部被曝による被曝線量の測定が行われる．このうち，外部被曝線量の測定に個人被曝線量計が用いられる．代表的な線量計を**表 5-7**に示す．

a．蛍光ガラス線量計（RPLD）

銀活性リン酸塩ガラスに放射線があたると銀イオンに化学変化が起こり，蛍光中心が生成する．これに紫外線を照射するとオレンジ色の蛍光を発光する．蛍光ガラス線量計（radiophoto luminescence dosimeter, RPLD）は，この発光量が一定範囲にわたり被曝線量に比例することを利用し，発光量から被曝線量を求める．

b．光刺激ルミネセンス線量計（OSLD）

酸化アルミニウムなどのある種の物質に放射線があたると蛍光を発するが，蛍光は短時間で減衰する．この蛍光がほとんど減衰した物質に，蛍光よりも長波長の光をあてると，再び強い蛍光を発する．この現象を光刺激ルミネセンス（optically stimulated luminescence, OSL）と呼ぶ．OSL の発光量は放射線量に比例するので，被曝線量を算出することができる．

c．熱ルミネセンス線量計（TLD）

LiF，CaF₂ などの結晶に放射線があたると，結晶原子の電子は励起されてより高いエネルギー準位に移動し，これらの電子の一部は結晶中の不純物に捕獲されて準安定

状態となる．捕獲された電子は，結晶を加熱すると基底準位まで落ち，その際に特定の波長の光を放出する．これを熱ルミネセンス反応といい，放出される蛍光量は結晶にあたった放射線量に比例する．熱ルミネセンス線量計（thermoluminescence dosimeter, TLD）はこれを利用し，被曝線量を求める．

d．電子式ポケット線量計

電子ポケット線量計（electric pocket dosimeter）は，固体の電離作用を利用したp-n接合型Si半導体検出器を小型化して，被曝線量を随時直読できるようにしたデジタル表示の線量計である．測定対象放射線種は，X線，γ線，中性子線であり，γ線・X線に対する感度が異なるものやアラーム付きのモデルがある．

7 その他の測定法

a．オートラジオグラフィ（ARG）

放射性核種を含む試料中の放射性核種の位置，分布，放射能濃度を測定する方法の1つとして，オートラジオグラフィ（autoradiography, ARG）がある．ARGには，①写真感光剤を用いたARGと，②輝尽性蛍光体を用いたARGがある．

1）写真感光剤を用いたARG

放射性核種を含む試料を切片にして，表面に写真感光剤を塗布したX線フィルムに密着して露出させると，放射性核種の位置に対応したフィルム表面の感光剤が感光して潜像と呼ばれる小塊をつくる．これを現像処理すると潜像が顕在化して放射性核種の分布が細密に可視化する．多量の放射線に曝された部分はより強く現像されて黒化度が高くなるので，放射能濃度を測定することができる．ARGは，荷電粒子線（α線，β線），電磁波放射線（γ線，X線），中性子線などほとんどの放射線を検出できる．しかし，ラジオルミノグラフィの普及と，X線フィルムや写真用乳剤の供給量の減少により，現在はあまり利用されていない．

2）輝尽性蛍光体を用いたARG（ラジオルミノグラフィ，RLG）

一般に，蛍光体は，放射線のエネルギーを吸収するとすぐにそのエネルギーを蛍光として発光する．しかし，ある種の蛍光体では放射線の照射により結晶中の電子が準安定状態に励起されて発光せず，励起光として光を照射すると準安定状態の電子が基底状態に落ちて，照射した光よりも短波長の光輝尽発光（photo-stimulated luminescence, PSL）と呼ばれる光を発する．このような性質をもつ蛍光体を輝尽性蛍光体（stimulable phosphor）といい，この蛍光体を感光体として行うオートラジオグラフィをラジオルミノグラフィ（radio-luminography, RLG）という．

RLGでは，BaFBr：Eu^{2+}輝尽性蛍光体をポリエステルなどの支持体に塗布し，表面に保護層を設けたフィルム状のプレートを放射線画像センサーとして用いる．X線フィルムと同様に，このセンサープレート（イメージングプレート）に放射性試料を

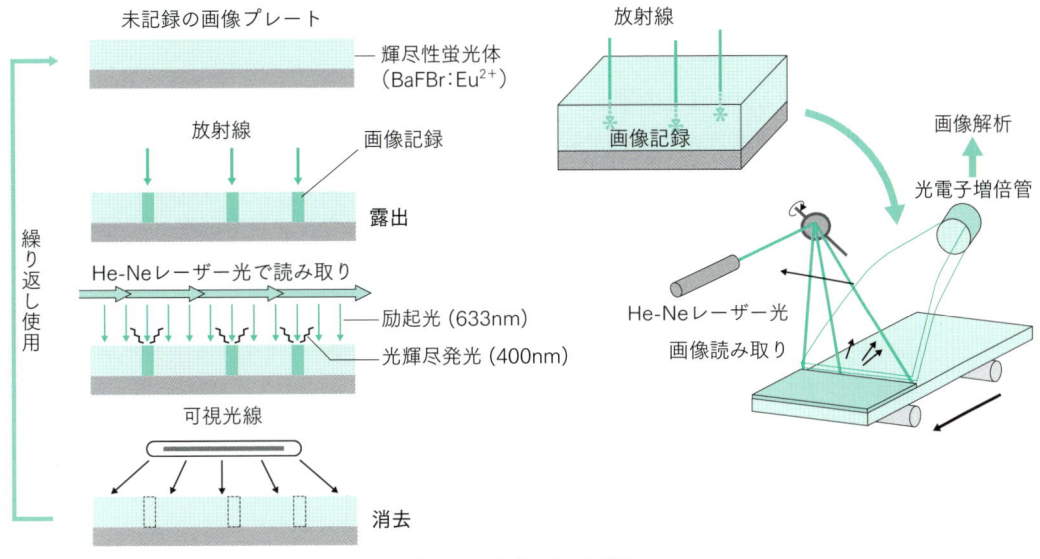

図 5-25 ラジオルミノグラフィ

密着して露光させると，プレートに準安定状態に励起した電子の分布が生じる．このプレート表面をレーザービームで走査すると，露光量に応じた光輝尽発光が起こる．この光を光電子増倍管で検出し電気信号に変換後，デジタル信号に変換して記憶して，種々の画像解析を行い，オートラジオグラムを得ることができる（**図 5-25**）．RLG は X 線フィルムによる ARG に比べて，次のような利点がある．①X 線フィルムの数百倍以上の高感度であるので，露出時間を大幅に短縮できる．②放射線量と画像強度の関係が直線的なので，正確な定量が可能である．③放射線量と検出量の関係を反映して記録・再生可能な範囲（ダイナミックレンジ）が X 線フィルムの 10^2 に対し，10^4〜10^6 と広いので，強度差が大きくても正確に定量できる．④デジタル画像データであるので，画像処理，演算，通信が容易である．⑤暗室作業なしで操作が可能である．

C 放射線エネルギーの測定

放射性核種から放射される放射線は，それぞれ固有のエネルギーをもっているので，その値を測定することにより，核種の同定が可能である．放射線のエネルギーを測定するには，放射線のエネルギーが検出器内ですべて吸収されなければならないので，測定には放射線の種類やエネルギーの大きさに適した検出器を選択する．また，測定試料によっては，自己吸収，空気や検出部入射窓での吸収などの影響についても考慮する必要がある．

1 α線のエネルギー測定

α線は，数 MeV 以上の単一エネルギーをもつ荷電粒子であり，物質と相互作用をしやすく，比電離度が高く，飛程は短い．そのため，測定時には自己吸収や空気層による吸収が起こりやすいので，薄く蒸着した試料を作製して真空容器内で測定する，検出器の窓をできるだけ薄くするかなくすなどの工夫をして測定する．表面障壁型半導体検出器は，真空中で試料を検出器の外部において測定する外部試料計測法の測定器であり，エネルギー分解能が非常に高い．グリッド付パルス電離箱は，試料を検出器の内部において測定する内部試料計測法の測定器であり，エネルギー分解能が高い．液体シンチレーションカウンタは，計数効率 100% で測定できるが，エネルギー分解能が低いことと，ほとんどの機器は 2 MeV を上限として測定設定されているため，一般的ではない．

2 β線のエネルギー測定

β線は，ゼロから核種固有の最大エネルギーまでの範囲でさまざまなエネルギーをもつので，エネルギースペクトルを測定すると連続的に分布する．そのため，単一のβ線放出核種では，スペクトルの最大エネルギー位置から核種を推定することができる．数百 keV 以上のβ線では，GM 計数管と Al 吸収板を用いて，吸収板の厚さと透過後の減弱率から β 線の最大飛程を求め，β 線の最大飛程と最大エネルギーの関係式［フェザー（Feather）の式］を用いてエネルギーを求めることができる．200 keV 以下の軟β線では，自己吸収や検出部入射窓での吸収の影響が大きくなるので，液体シンチレーションカウンタを用いて，最大エネルギー位置から核種を推定するが，クエンチングの影響を考慮しなければならない．

3 γ線のエネルギー測定と核種の同定

γ線は，光電効果，コンプトン効果および電子対生成によりエネルギーを失う．核種によって放射γ線のエネルギーが決まっているので，γ線のエネルギースペクトルの光電ピーク（全吸収ピーク）の位置から核種の推定ができる．測定には，高純度型 Ge 半導体検出装置や NaI（Tl）シンチレーションカウンタが用いられる．前者は分解能が高く核種の同定に適しているが，液体窒素で冷却する必要がある．後者は，分解能は劣るが検出効率が高く，室温で使用できるので，高い分解能を必要としない簡易的な核種の同定に使用される．放射性医薬品の確認試験や純度試験，食品中の特定核種の放射能測定には，主に高純度型 Ge 半導体検出装置が用いられている．

市販されている高純度型 Ge 半導体検出装置や NaI（Tl）シンチレーションカウンタは，マルチチャネル波高分析器を有している．γ線エネルギー測定では，あらかじめ放射γ線エネルギーがわかっている数種の放射性核種を測定して光電ピークの位

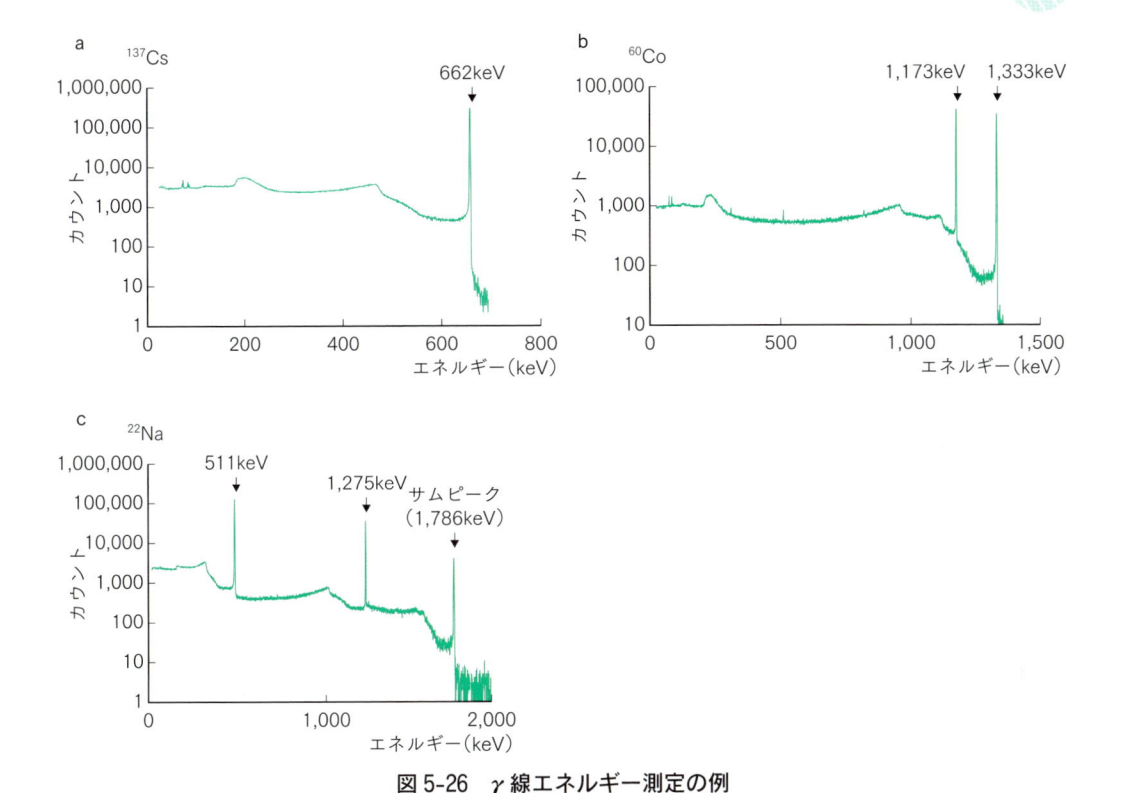

図5-26 γ線エネルギー測定の例

置から，マルチチャネル波高分析器のチャネルとγ線エネルギーが相関するように校正しておく．次いで，試料のγ線を測定して光電ピーク位置からγ線エネルギーを求めると，放射性核種が同定できる．また，放射能が既知の数種の線源を一定の測定容器に一定量含む標準線源を測定して，検出器の検出効率を算出しておき，測定容器や測定量などの測定条件を標準線源と同一にして測定することにより，放射能未知の試料中に含まれる核種ごとの放射能（Bq）を算出することができる．高純度型Ge半導体検出器によるγ線スペクトル解析の例を図5-26に示す．^{137}Csでは，娘核種の^{137m}Baが放射する662 keVのγ線が検出される．^{60}Coはβ^-壊変後の原子核が高エネルギー状態にあり，1,173 keVと1,333 keVのγ線を順番に放射して安定となるので，これらのγ線が測定される．^{22}Naはβ^+壊変と電子捕獲（EC）を起こすので，β^+線由来の消滅放射線（511 keV）とEC由来の1,275 keVのγ線が測定され，さらに，これらが同時に検出されて放射線のエネルギーが合算されたサムピーク（1,786 keV）も検出される．

6章 薬学領域における放射性同位元素の利用

　放射線や放射性同位元素は，疾病の診断や治療において重要な役割を果たしている．医療において，放射線の利用は核医学と呼ばれる分野を形成しているが，そこで用いられる放射性物質は放射性医薬品として分類されている．そのほかにも，薬学領域においては，放射性物質を活用した生体内の物質の動態や局在の解析に利用される．さらに，生体に由来する血液などの試料中の生理活性物質（ホルモンやオータコイドなど）を定量する場合にも放射性物質は有用であり，臨床検査から基礎研究まで広く利用されている．本章では，放射性同位元素を用いた分析手法の基礎的な概念やその応用に関して解説する．

A 放射性化合物を用いた体内動態の解析

1 トレーサー実験

　質量を測定することにより，試料中に含まれる特定の元素の存在量を定量するには，その元素を試料から純粋に取り出す必要がある．そのためにはさまざまな操作や技術を必要とするが，特定の元素をすべて回収することが困難な場合もある．一方，放射性同位元素や放射性物質を用いれば，その放射能を測定することにより，対象とする元素や物質を分離・精製し純粋に取り出す必要はない．これは，個々の放射性物質の壊変に由来する放射線をとらえることで，対象が微量であっても比較的正確に定量することが可能なためである．これらの特徴を生かして，目的とする化合物を構成する元素の一部を放射性同位元素で置き換え，それに由来する放射能を測定することにより，その量的な変化を調べることが行われている．放射性同位元素で標識した化合物を**トレーサー**（tracer，追跡子）と呼び，これを用いた実験を**トレーサー実験**（tracer experiment）と呼ぶ．

　ただし，トレーサー実験においては，放射性物質に特有な反応に注意する必要がある．その1つに，**同位体効果**（isotope effect）があり，これは，放射性同位体と安定同位体との質量差や原子核の形状・電荷分布の違いにより，物理化学的性質に違いが生

じるものである．特に，原子番号の小さな元素そのものの動態を観察する場合には，放射性同位元素との質量差を無視できない場合がある．また，放射能が高い場合には，その放射線が直接的あるいは間接的に物質に作用し，生物学的変化を引き起こすことがある．これを**放射線効果**（radiation effect）と呼ぶ．高放射能や高エネルギー放射線放出核種を用いる場合には，放射線による生体反応の変化が実験結果に影響を及ぼす可能性を考慮する必要がある．

　薬学領域においては，薬物の体内動態を研究することは，薬物の効果やその利用方法の最適化，副作用の軽減など，さまざまな点で非常に重要である．薬物の血中濃度は，高速液体クロマトグラフィなどの分離・分析手法により測定されるが，その方法は化合物の物性などにより，煩雑になる場合もある．一方，体内動態を解析する対象となる薬物や生体内物質は，多くの場合は有機化合物であり，炭素，水素，硫黄，リンなどが含まれる．これを自然界での存在比の低い^{3}H（半減期：12年），^{14}C（同：5,700年）や人工的に合成した^{32}P（同：14日），^{35}S（同：88日）などの放射性同位元素に置き換え，採取した試料中の放射能を測定することで，その体内動態を解析することが可能である．薬物や生体内物質の構造が変化した場合やそれらが化学修飾された場合でも，放射性同位元素そのものが化合物中に存在する場合には，その放射能は物質の存在量を示す．また，有機化合物以外にも，血液や体液などの電解質として重要なカルシウムやナトリウムの同位体である^{45}Ca（同：164日）や^{22}Na（同：2.6年）は，細胞膜に存在する受容体やチャネルの機能解析に用いられている．

　標識化合物を用いたトレーサー実験においては，放射性核種の半減期，質量あたりの核種の放射能である比放射能，実験者の放射線防護などに注意が必要であるが，それと同時に純度も重要である．分析化学においては，目的の物質の全体の量に対する割合を化学純度として表し，目的とする物質が放射性同位元素の場合にも同様に定義される．つまり，化学純度は放射能の強さとは無関係に，目的とする放射性同位元素のほかのすべての元素の量に対する割合となり，(6・1)式により導かれる．

$$\text{化学純度} = \frac{\text{目的とする放射性化学種の元素量}}{\text{すべての元素量}} \times 100 (\%) \quad (6・1)$$

　一方，放射性核種としての純度を示す放射性核種純度は，目的とする放射性同位元素の放射能に対するほかの放射性核種による放射能を含めたすべての放射能に対する割合で示され，β線のエネルギー測定やγ線スペクトル解析から(6・2)式により導かれる．

$$\text{放射性核種純度} = \frac{\text{目的とする放射性同位元素の放射能}}{\text{すべての放射能}} \times 100 (\%) \quad (6・2)$$

　したがって，複数の放射性核種が混在する場合には，目的とする放射性同位元素の純度は低くなる．

　同じ放射性同位元素が複数の化合物として存在する場合には，目的とする特定の化

学形の放射能が同じ放射性同位元素としてほかの化学形を含めて存在するかを考える必要がある．これを放射化学純度と呼び，クロマトグラフィや電気泳動などで化学形による性質の違いから分離・分析した放射能から解析され，(6・3)式により導かれる．

$$放射化学純度 = \frac{目的とする放射性同位元素の特定の化学形での放射能}{目的とする放射性同位元素に由来するすべての放射能} \times 100 (\%)$$

(6・3)

B 放射性化合物を用いた基礎研究や臨床検査における分析手法

基礎研究や臨床検査においては，限られた試料から，効率的かつ高感度に目的とする物質を定量する必要がある．また，基礎研究における探索研究や臨床検査において検査項目が多くなる場合には，多検体を迅速に処理する必要もある．これまでにさまざまな分析技術が開発されているが，免疫反応の特異性と高感度な検出手法を組み合わせた免疫化学的測定法としてイムノアッセイ（immunoassay）が開発されてきた．最初にこの方法に応用された検出方法は放射性同位元素を用いた標識方法である．まず，目的物質と既知量の放射性標識物質の抗体に対する競合反応を利用したラジオイムノアッセイ（radioimmunoassay，RIA）が開発され，その後，モノクローナル抗体の作製技術の向上により非競合反応を利用したイムノラジオメトリックアッセイ（immunoradiometric assay，IRMA）が開発された．これらの放射性同位元素（RI）による標識を用いた手法はRI法と呼び，さまざまな物質の検出に応用されてきた．さらに，生体内の分子が特定のタンパク質に結合して存在する場合に，放射性同位元素で標識した生体内分子をそのタンパク質に結合させ，飽和状態としたのちに，放射能の定量を行うことで，余剰結合能を測定する方法もあり，飽和分析法（saturation analysis）と呼ばれる．飽和分析法は，甲状腺ホルモンのサイロキシン結合グロブリンへの結合能や鉄のトランスフェリンへの結合能などの測定に応用されてきた．

これらの放射性同位元素を用いた測定方法の発展とともに体外診断用放射性医薬品の使用施設数および供給額は1970年代に急速に増大し，1980年代後半にピークを迎えた．しかし，RI法では，放射線を扱う施設とその管理が必要となるため，ほかの手法の開発が進められた．その1つとしてラジオイムノアッセイと類似の原理に基づき，放射性同位元素ではなく酵素に由来する発色や発光を利用したエンザイムイムノアッセイ（enzymeimmunoassay，EIA）がある．また，抗原や抗体を固定した固相を用いたエンザイムイムノアッセイをELISA（enzyme-linked immunosorbent assay）として区別する場合もある．EIAやELISAは，non-RI法と呼ばれる．これらの技術開発により，RI法の利用は縮小していき，体外診断用放射性医薬品の使用施設数は1990年以降急速に減少した．現在では，エンザイムイムノアッセイを全自動化したシステムやほかの分離装置と組み合わせた高性能な機器が各メーカーから販売されている．また，基礎研究においても，化学発光検出技術の向上により，抗原を認識する抗

体があれば，酵素標識された2次抗体の共用が可能なエンザイムイムノアッセイが標準的な方法として汎用されている．

2008年に日本アイソトープ協会などにより作成された，第30回イムノアッセイ検査全国コントロールサーベイ成績の報告書によれば，調査した35項目においてRI法のみの検査はカルシトニンやガストリンなど5項目のみであり，non-RI法によるのべ測定項目数は全体の90.3%を占め，イムノアッセイ検査においてnon-RI法が現在では主流となっている．

1 ラジオイムノアッセイ（RIA）

1959年にアメリカのバーソン（S. A. Berson）とヤロー（R. Yalow）は，^{125}Iで標識したインスリンとそれに対する特異的抗体を用いて生体サンプル由来のインスリンを測定する方法を開発した．これが前述のラジオイムノアッセイ（RIA）であり，その後，甲状腺ホルモンの測定や各種腫瘍マーカーの測定などに応用されていった．この方法では，放射性同位元素で標識した抗原（既知量）と測定対象となる非標識の抗原（未知量）の抗体に対する競合的結合反応を利用している．放射性同位元素を患者の体内に投与するわけではなく，生体サンプル中の微量成分を放射性同位元素により体外で定量するため，患者の被曝を考慮する必要はない．

ラジオイムノアッセイでは，測定対象となる未知量の抗原（非標識）に対して，一定量の放射性同位元素で標識した抗原を加え，試験管やアッセイプレート内で抗原に対する抗体と反応させる（図6-1）．放射性同位元素による標識は，一般的に抗原の分子としての構造や性質に変化を及ぼさないため，抗体による結合性には影響しない．

全標識抗原(T) ●	6	6	6
抗体に結合した標識抗原(B)	5	4	3
B/T	5/6	4/6	3/6
B/T(%)	83	67	50

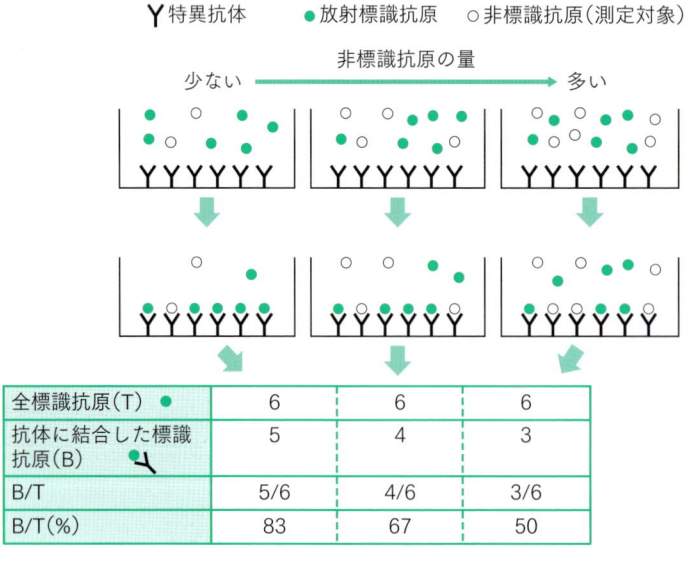

図6-1 ラジオイムノアッセイの原理

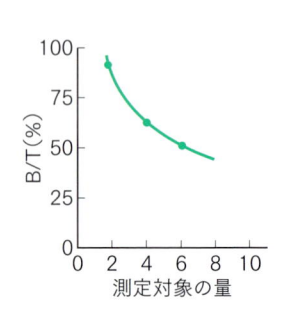

抗原と抗体との結合は，不可逆的な競合反応であり，放射標識した抗原の抗体への結合量は，測定対象である非標識抗原の量に依存して変化する．図6-1中の表に示したように，全標識抗原量（T）は一定であるが，抗体に結合した標識抗原の量（B）は，非標識抗原の量が多くなれば減少していく．図に示したように抗体をプレートなどに固定している場合には，洗浄などの操作により抗体と結合していない標識抗原を容易に取り除くことが可能であり，比較的簡単に，TやBの放射能を計測することができる．これらの値を図6-1に示したようなグラフにすることにより，未知の測定対象の量を算出することが可能となる．また，測定する生体サンプルに関しては，抗原と抗体の免疫反応を妨害しない場合には，さまざまな物質が混在していても問題はなく，前処理などの精製操作を必要としない．

2 イムノラジオメトリックアッセイ（IRMA）

ラジオイムノアッセイは，抗体と測定対象となる抗原および放射性同位元素で標識した抗原の競合反応を利用したものであるが，抗原と抗体の直接的な抗原抗体反応を利用した測定手法がイムノラジオメトリックアッセイである．この方法は，非競合ラジオイムノアッセイとも呼ばれ，抗原の異なる場所を認識する2つのモノクローナル抗体を用いることにより，ラジオイムノアッセイよりも特異性に優れた高感度な測定が可能である．イムノラジオメトリックアッセイにはいくつかの手法が開発されているが，ここでは，一般的に用いられるサンドイッチ法を紹介する．

サンドイッチ法では，抗原に対して異なる場所を認識する抗体を2種類用意する．図6-2に概要を示したように，第1抗体を試験管やアッセイプレートに固定し，そこに測定対象となる抗原を含む試料を添加する．次に放射性同位元素で標識した第2抗

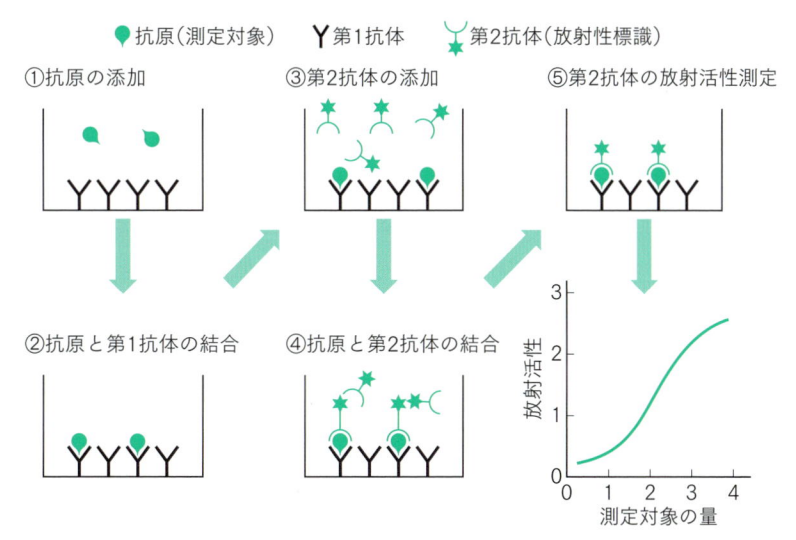

図6-2 イムノラジオメトリックアッセイの原理

体を添加し，抗原に結合させる．このように抗原を2つの抗体で挟み込むように結合させるのでサンドイッチ法と呼ぶ．未結合の第2抗体を洗浄などの操作により除去し，抗原に結合した放射活性を測定する．図6-2中のグラフに示したように，その放射活性は測定対象となる抗原の量に依存して増加する．

3 オートラジオグラフィ（ARG）

一般に，オートラジオグラフィ（ARG）は，放射性物質が存在する密度分布をX線フィルムによる感光により検出する手法である．薬学の基礎研究においては，主に生化学分野において利用されてきた．例えば，電気泳動により分離した遺伝子を，相補的な配列を有するプローブを放射標識して検出する方法がある．のちに，X線フィルムに代わってイメージングプレートなどと呼ばれる再利用可能な検出媒体とその検出機器が開発され，基礎研究において標準的な機器となった．しかし，放射性物質を用いない手法の開発により，現在では，研究分野での利用は縮小している．また，組織標本を用いて遺伝子の発現を組織分布として検出する *in situ* ハイブリダイゼーション（*in situ* hybridization, ISH）と呼ばれる方法も開発され，遺伝子の発現分布を組織空間と合わせて解析することも可能となった．しかし近年は，この方法にも高感度な非放射性のジゴキシゲニンやフルオレセインイソチオシアネートなどのプローブが開発され利用されるようになっている．さらにこれに蛍光多重染色を組み合わせる手法も一般的になっている．

C 同位体希釈分析

ある化合物に対して，一部の元素を放射性同位体に置き換えた標識化合物を混合した場合には，化合物の総量は増加するが，全体の放射能は変わらないので，質量に対する放射能の割合（比放射能）は低下する．これを利用した分析手法が**同位体希釈分析**（isotope dilution analysis）である．この方法では，目的とする元素をすべて定量的に分離し回収する必要がない．同位体希釈分析は，放射能を測定して比放射能として定量を行うため，高感度で正確な分析が可能であり，元素に限らず化合物の分析も可能である．薬学領域の研究では，比較的古くから発展してきた手法である．同位体希釈分析には，非放射性物質を定量する**直接希釈法**，比放射能が既知の放射性物質を定量する**間接希釈法**，標識化合物の比放射能と質量を求める**二重希釈法**がある．

1 直接希釈法

定量したい化合物 W_x（g）に同一の化学形の放射性化合物 W（g）を混合する．この放射性化合物の混合前の放射能を質量で割った比放射能は S_0 である．混合後には，重

量は $W_x + W$ (g) となり，比放射能は S となる．これをまとめると**表 6-1** となる．

放射性化合物と混合物の放射能は変化しないので，

$$S_0 W = S(W_x + W)$$

$$W_x = \frac{S_0}{S-1} W \tag{6·4}$$

となり，混合後の定量したい化合物の一部から質量と放射能を測定して比放射能を算出することで定量したい化合物の質量 W_x (g) を求めることができる．

表 6-1 直接希釈法

	質量（g）	比放射能（Bq/g）	放射能（Bq）
定量化合物	W_x	—	—
放射性化合物	W	S_0	$S_0 W$
混合物	$W_x + W$	S	$S(W_x + W)$

2 間接希釈法

定量したい放射性化合物 W_x (g) に同一の化学形の非放射性化合物 W (g) を混合する．この放射性化合物の混合前の放射能を質量で割った比放射能は S_0 である．混合後には，質量は $W_x + W$ (g) となり，比放射能は S となる．これをまとめると**表 6-2** となる．

定量化合物（放射性）と混合物の放射能は変化しないので，

$$S_0 W_x = S(W_x + W)$$

$$W_x = \frac{S}{S_0 - S} W \tag{6·5}$$

となり，混合後の定量したい化合物の一部から質量と放射能を測定して比放射能を算出することで，定量したい放射性化合物の質量 W_x (g) を求めることができる．

表 6-2 間接希釈法

	質量（g）	比放射能（Bq/g）	放射能（Bq）
定量化合物（放射性）	W_x	S_0	$S_0 W_x$
化合物（非放射性）	W	—	—
混合物	$W_x + W$	S	$S(W_x + W)$

3 二重希釈法

　間接希釈法では，定量したい放射性化合物の質量と放射能から比放射能を知る必要があるが，実際には測定困難な場合が多い．しかし，S_0 が未知であっても間接希釈を2回繰り返すことにより定量が可能となる．

　定量したい放射性化合物の一部を採取し，正確に半分にし，それぞれに異なる量の非放射性化合物として W_a と W_b を混合し，比放射能を S_a と S_b すると，間接希釈法の式から

$$S_0 W_x = S_a(W_x + W_a)$$
$$S_0 W_x = S_b(W_x + W_b)$$

$S_0 W_x$ が共通なので

$$S_a(W_x + W_a) = S_b(W_x + W_b)$$

これを W_x について解くと，

$$W_x = \frac{S_b W_b - S_a W_a}{S_a - S_b} \tag{6·6}$$

比放射能は，

$$S_0 = \frac{S_a S_b (W_a - W_b)}{S_a W_a - S_b W_b} \tag{6·7}$$

となり，定量したい放射性化合物の質量 W_x (g) と比放射能 S_0 を求めることができる．また，この方法は，有機合成における化合物の収量の算出に有用である．二重希釈法は，量の異なる放射標識化合物を用いて，比放射能の違いから定量したい化合物の比放射能と質量の算出が可能であり，分離が困難で比放射能が不明な場合における物質の定量に汎用性が高い．しかし，希釈を2回行うため，分析精度は直接希釈法や間接希釈法に劣り，使用する際には，添加する非放射性物質の量などの条件検討が必要な場合もある．

D 放射化分析

　試料中に含まれる元素を測定するために，**放射化分析**（radioactivation analysis）と呼ばれる核反応を利用した分析法が用いられる場合がある．放射化分析は，目的とする試料に中性子や荷電粒子を照射して核反応を起こさせ，その壊変形式や放射線の特性および強さから試料元素の定量を行う手法と定義される．例えば中性子を目的とする元素を含む試料に照射した場合には，励起された放射性核種は速やかに即発 γ 線を

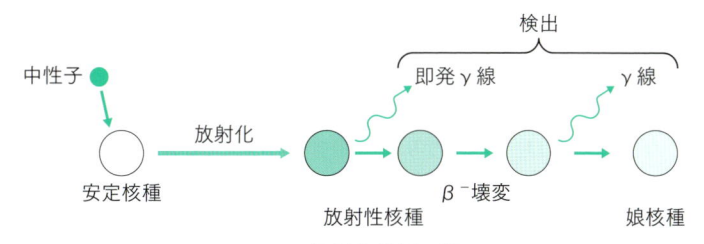

図6-3 放射化分析の概要

放射してより安定な核種に遷移するが，さらに中性子が過剰な場合には，β^-壊変により娘核種を生じていく際にγ線を放出して基底状態の娘核種となる（**図6-3**）.

生成した放射性核種から放出される放射線の種類，エネルギー，半減期から核種を，放射能の測定から存在する量を推測することができる．核反応にはさまざまな放射線が利用できるが，一般的には，原子炉の熱中性子が用いられ，環境科学，宇宙科学，生命科学などの幅広い分野で利用されている．

熱中性子をt時間照射した場合，核反応による放射化により生じる放射能A（Bq）は，原子数をN，照射粒子フルエンス率（単位時間あたりにある空間を通り抜ける放射線の数）をf（n/cm^2・s），核反応断面積をρ（cm^2），生成核の半減期をT，生成核の壊変定数をλとすると次式で表される．

$$A = s\rho NS = f\rho N(1-e^{-\lambda t}) = f\rho N\left[1-\left(\frac{1}{2}\right)^{\frac{t}{T}}\right] \tag{6・8}$$

(6・8)式は，照射時間に対して半減期が十分に長い場合（$t \ll T$），$e^{-\lambda t}$は，$1-\lambda t$に近似し，

$$A = f\rho N\lambda t \tag{6・9}$$

となる．

また，半減期に対して十分に長い照射を行った場合（$t \gg T$），$e^{-\lambda t}$は，0に近似し，

$$A = f\rho N \tag{6・10}$$

となる．

実際の放射化分析においては，目的とする試料に対して，濃度が既知の標準試料を同じ条件で同時に照射し，同様に測定した放射能で補正して比較する方法が用いられている．

E 滅　菌

　今日，滅菌は，医療のみならず食品衛生，農業，工業などさまざまな分野で行われている．滅菌は微生物などを完全に除去あるいは死滅させる手法の総称である．滅菌には，乾熱滅菌，高圧蒸気滅菌などの加熱によるもの，ガスや殺菌剤などの化学作用によるもの，そして電離放射線を用いたものが利用されている．また，薬品や血液などにおいては，細菌が透過できない微細なフィルターを用いた濾過法が用いられる．濾過法は，化学物質，放射線，熱などによる物理的変化に対応できない生体高分子や化合物などからの細菌の除去に有用である．

　放射線による滅菌では，密封線源から照射されるγ線や電子加速器から発生する電子線や制動放射線が利用される．放射線による滅菌は，熱や水分を避けなければならないものや化学物質の接触・残存が問題となるようなものの滅菌が可能であるという特徴がある．放射線により滅菌される代表的なものは注射器や手術用具などの医療器具があり，これらは，放射線を透過する包装に密封した状態で放射線による滅菌が可能であり，その後の取り扱いに都合がよい．γ線源としては，^{60}Coが多く用いられている．通常用いられている線源のエネルギーでは，前述の対象物の放射化はほとんど問題とならないが，材質の劣化には注意が必要である．

F ライフサイエンス研究における新たな利用

　放射性同位体を用いた研究が，蛍光や化学発光を応用したほかの手法に取って代わられている一方で，近年，基礎研究に応用され始めた放射線を用いた機器もある．

　放射性同位体の定量には，5章で詳しく記載されているように放射性同位体が壊変する際に放出する放射能を測定する方法以外にも，**加速質量分析**（accelerator mass spectrometry, AMS）により直接的に検出する方法もある．この方法は，放射性同位体とその安定同位体をイオン源でイオン化し，加速器で加速して検出器で計数して両者の存在比を測定する超高感度同位体分析法である．AMSは，考古学研究における年代測定や地球環境解析における^{14}Cの測定に用いられるが，その高感度な性質を利用して，生化学分野での生体分子の微量検出や被曝を無視できるほどの微量の放射性標識での薬物動態試験への応用が検討されている．

　陽電子放出断層撮影（positron emission tomography, PET），**単光子放出断層撮影**（single photon emission computed tomography, SPECT）に関しては，8章で詳しく記載されているが，これらの機器はライフサイエンスにおける基礎研究にも応用されている．特に，近年はPET，SPECT，CT，MRIを組み合わせた実験動物用 *in vivo* マルチモダリティイメージングシステムが開発されており，生体の機能性分子を高い空間分解能と感度で，多元的に調べることが可能となっている．

また，実験動物などの全身に対する組織のイメージングとして利用される PET を組織切片の代謝，機能を画像化して測定し，さらにそれを経時的に解析する**リアルタイムバイオラジオグラフィ**（real-time bioradiography, RBR）が開発されている．この方法は従来のオートラジオグラフィとは異なり，シート状固体シンチレータをラジオルミノグラフィの代わりに用い，超高感度フォトカウンティングカメラを用いてリアルタイムで画像を収集する方法である．この手法は，シンチレータや機器の改良および蛍光イメージングとの融合を経て，神経科学分野の老化研究などに応用が進められている．

7章 放射性医薬品

A 核医学検査と放射性医薬品

　核医学検査とはRI検査やアイソトープ検査ともいわれ，極微量の放射性同位元素（RI）を含む薬品を用いて診断する検査である．放射性医薬品は，臓器集積性や特異的な機能を有しているため，体内では特定の臓器（骨，腫瘍など）に集積する．集積した放射性同位元素から発せられる放射線をシンチレーションカメラ（ガンマカメラ，シンチカメラ）で体外から測定し，その分布を画像化したものがシンチグラフィである．

　核医学検査は，臓器の位置や大きさなどの形態学的な画像化だけでなく，その臓器の機能を描出することができるところが，X線検査や一般的なCT検査とは異なる点である．すなわち，核医学検査の特徴は，臓器の機能異常をとらえることができるところにある．

　核医学検査を支えるのは，機能をみることができる放射性医薬品である．

B 放射性医薬品の定義

　放射性医薬品とは，診療または治療に用いられる非密封の放射性同位元素（放射性同位体），その化合物およびそれらの製剤である．法律上は医薬品，医療機器等の品質，有効性及び安全性の確保等に関する法律（医薬品医療機器等法）第2条第1項に規定される医薬品で，原子力基本法第3条第5号に規定される放射線を放出するものであって，放射性医薬品の製造および取扱規則に掲げるものである．体内投与される放射性医薬品に対して，日本薬局方と放射性医薬品基準が定められている．

C 放射性医薬品の分類

　放射性医薬品は，体内に投与するもの（*in vivo*）と体外検査用（*in vitro*）に大別さ

7章 放射性医薬品

図 7-1 放射性医薬品の分類

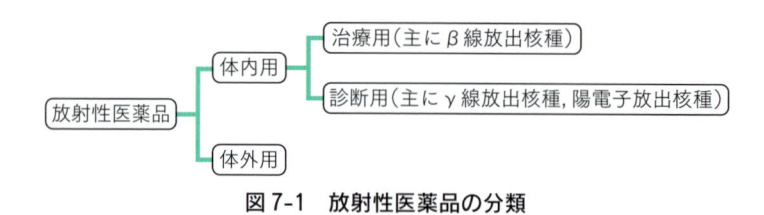

れ，さらに治療用と診断用とに分類される（図 7-1）．

D 放射性医薬品総論

1 特　徴

　　放射性医薬品は，化合物としての化学的安定性だけでなく，放射性同位元素の物理学的半減期を考えて有効期限が設定されている．一般医薬品に比べてきわめて短時間であるのはこのためである．また，投与量はきわめて微量で，診断薬の場合，化学物質の薬効を期待することはない．

　　診断用放射性医薬品に使用される放射性核種は，①体外から計測可能な適切なエネルギー（70〜250 keV 程度）をもつγ線源（単光子放出核種）あるいは，近年飛躍的に普及した PET に用いられる陽電子放出核種で，被曝の軽減を期待するため，②半減期が短い核種である．

　　一方，治療用放射性医薬品には，主として β 線放出核種である ^{89}Sr，^{90}Y，^{131}I が現在用いられている．

2 診断用放射性医薬品に汎用される ^{99m}Tc

　　^{99m}Tc は，α，β 線を放出せず，約 140 keV の単一ピークのエネルギーをもつ γ 線のみを放出するため，イメージングに適している．また，半減期が 6 時間と短く，調製には ^{99}Mo-^{99m}Tc ジェネレータ（テクネチウムジェネレータ）を用いて用時調整できるという利点がある（4 章 D ③参照）．また，多くの化合物と錯体を形成しやすいため，キット製剤も多く，使用直前にキレート化して使用できる利点がある．このため，^{99m}Tc 標識放射性医薬品には，すでに調製され，注射液として販売されているものと，臨床現場で調製するものがある．現場で調製する場合は，品質管理が重要である．

　　原子番号 43 の Tc は金属元素であり，+7 価から −1 価までの酸化数を取ることができるが，安定な化合物は +1，+3，+4，+5，+7 である．ジェネレータから溶出される ^{99m}Tc は過テクネチウム酸イオン（^{99m}TcO$_4^-$）であり，酸化数 +7 の最も安定した化合物である．一方，化学的反応性は低く，このままのかたちではほかの化合物と結

合して錯体をつくることは難しい．このため，塩化スズに代表される還元剤を用いて，^{99m}Tcの酸化数を変化させることで，多様な化合物と錯体を形成させることができる．また，+3〜+5価のTcは，Tcと結合できる配位子が存在しない場合，加水分解されてコロイド（TcO$_2$）となる性質がある．

3 診断用放射性医薬品に用いられる核種の用途とエネルギー

表 7-1 診断用放射性医薬品に用いられる核種の用途とエネルギー

核種	主なγ線のエネルギー	半減期	用途
^{15}O	0.511 MeV（消滅放射線）	122.2 s	PET
^{18}F	0.511 MeV（消滅放射線）	109.8 m	PET
^{67}Ga	93.3 keV（39.2%） 185 keV（21.2%） 300 keV（16.8%）	3.262 d	SPECT
^{81}Kr	190 keV（67.6%）	13.10 s	SPECT
^{99m}Tc	141 keV（89.1%）	6.015 h	SPECT
^{111}In	171 keV（90.2%） 245 keV（94.0%）	2.805 d	SPECT
^{123}I	159 keV（83.3%）	13.22 h	SPECT
^{133}Xe	81.0 keV（38.0%）	5.243 d	SPECT
^{201}Tl	135 keV（2.6%），167 keV（10.0%） Hg特性X線：71〜80 keV	3.042 d	SPECT

④ 診断用放射性医薬品一覧

表 7-2　診断用放射性医薬品一覧

核種	化合物	結合様式	診断適応	投与法	商品名
^{15}O	一酸化炭素	共有結合（気体）	^{15}O 標識 gas-PET 検査 脳血流など	吸入	—
	二酸化炭素	共有結合（気体）			
	酸素	分子（気体）			
^{18}F	デオキシグルコース	共有結合	悪性腫瘍，虚血性心疾患，てんかん診断	静注	FDG スキャン注
^{51}Cr	クロム酸ナトリウム	イオン結合	循環血液量，循環赤血球量，赤血球寿命の測定	血液採取，標識後静注	放射性クロム酸ナトリウム
^{67}Ga	クエン酸 Ga®	イオン結合	悪性腫瘍，炎症	静注	クエン酸ガリウム-Ga67 注射液
^{81m}Kr	クリプトン	単体（気体）	肺換気機能，局所肺血流量，局所脳血流	静注，吸入，頸動脈内注入	クリプトン（^{81m}Kr）ジェネレータ
^{99m}Tc	HM-PAO	キレート	局所脳血流	静注	セレブロテック
	ECD		局所脳血流		ニューロライト
	人血清アルブミン-DTPA		血行動態，血管性病変		プールシンチ
	MIBI		心疾患，心機能，副甲状腺機能		カーディオライト
	テトロホスミン		心疾患，心機能		マイオビュー
	ガラクトシル人血清アルブミン-DTPA		肝機能		アシアロシンチ
	ピロリン酸		心疾患，骨疾患		テクネピロリン酸
	DTPA		腎疾患		テクネ DTPA
	MAG3		腎・尿路疾患		テクネ MAG3
	DMSA		腎疾患		キドニーシンチ
	MDP		骨，脳腫瘍，脳血管障害		テクネ MDP
	HMDP		骨疾患		クリアボーン
	フィチン酸		肝臓，脾臓，センチネルリンパ節		テクネフチン酸
	PMT		肝胆道疾患		ヘパティメージ
	スズコロイド	水酸化コロイド	肝臓，脾臓，センチネルリンパ節		スズコロイド Tc-99m
	過テクネチウム酸 Na®	イオン結合	脳，甲状腺，唾液腺，異所性胃粘膜疾患		テクネシンチ
	大凝集ヒト血清アルブミン	標識化合物	肺血流分布		ラングシンチ

表 7-2 つづき

核種	化合物	結合様式	診断適応	投与法	商品名
¹¹¹In	DTPA	キレート	脳脊髄液腔	脳脊髄液腔内	インジウム DTPA
	塩化インジウム®	イオン結合	造血骨髄	静注	塩化インジウム
¹²³I	IMP	標識化合物（共有結合）	局所脳血流	静注	イオフェタミン
	MIBG		心交感神経，神経芽腫，褐色細胞腫		ミオ MIBG-I123
	イオフルパン		脳疾患		ダットスキャン
	IPMPA		心疾患		カルディオダイン
	イオマゼニル		脳疾患		ベンゾダイン
	ヨウ化ナトリウム®	イオン結合	甲状腺	経口	ヨードカプセル
¹³¹I	MIBG	標識化合物（共有結合）	褐色細胞腫，神経芽細胞腫，甲状腺髄様癌	静注	フェオ MIBG-I131
	メチルノルコレステロール		副腎		アドステロール
	人血清アルブミン®		循環血液（血漿）量，血液循環時間，心拍出量		放射性ヨウ化人血清アルブミン
	ヨウ化ナトリウム®	イオン結合	甲状腺	経口	ヨードカプセル
¹³³Xe	キセノン	単体（気体）	肺換気機能	吸入	キセノン-133VSSガス
²⁰¹Tl	塩化タリウム®	イオン結合	心疾患，腫瘍（脳，甲状腺，肺，骨・軟部，縦隔），副甲状腺	静注	塩化タリウム注射液

®：日本薬局方収載医薬品．

5 治療用放射性医薬品に用いられる核種とエネルギー

表 7-3 治療用放射性医薬品に用いられる核種とエネルギー

核種	放出放射線とエネルギー	半減期	体内飛程
⁸⁹Sr	β^-線：1.49 MeV	50.53 d	2.4 mm（平均），8 mm（最大）
⁹⁰Y	β^-線：2.281 MeV（99.98％）	64.00 h	5.3 mm（平均），11 mm（最大）
¹³¹I	β^-線：606 keV（89.9％） γ線：364 keV（81.7％）	8.025 d	β線：2.0 mm γ線の影響に注意が必要

E 放射性医薬品各論

1 体内診断用医薬品各論

a. 脳機能診断薬

1）エキサメタジムテクネチウム（^{99m}Tc）（^{99m}Tc-HM-PAO）

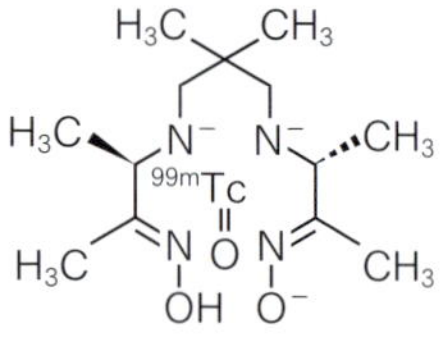

図7-2 ^{99m}Tc-HM-PAO

適応：局所脳血流シンチグラフィ
用法・用量：エキサメタジムテクネチウム（^{99m}Tc）注射液370〜740 MBqを静注し，投与5分後よりデータ収集を開始し，脳血流シンチグラムを得る．
薬物動態：エキサメタジムテクネチウム（^{99m}Tc）は，中性で脂溶性の錯体であり，血液-脳関門を通過して脳内に分布する．健常者では静注後1分以内に脳に最大の取り込みを示し，投与量のほぼ5％が長時間脳内に保持される．
対象疾患：脳梗塞，TIA（一過性脳虚血発作），RIND（可逆性虚血性神経脱落症状），くも膜下出血，脳動静脈奇形，脳内出血，脳外傷，脳腫瘍，認知症，てんかんなどで脳血流異常部位を明瞭に検出．

2）〔N, N′-エチレンジ-L-システイネート（3-）〕オキソテクネチウム（^{99m}Tc），ジエチルエステル（^{99m}Tc-ECD）

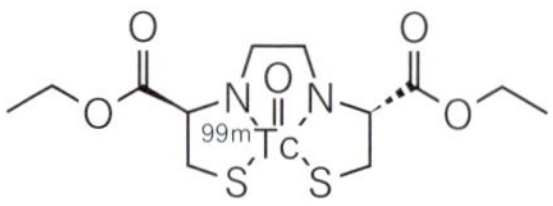

図7-3 ^{99m}Tc-ECD

適応：局所脳血流シンチグラフィ
用法・用量：400〜800 MBqを静注し，投与5分以降よりデータ収集を開始し，脳血流シンチグラムを得る．
薬物動態：^{99m}Tc-ECDは，血液-脳関門を透過し，局所脳血流に比例して脳実質に取り込まれる．脳組織中で加水分解され，この分解物は血液-脳関門を透過しない．健常

者の脳への集積は投与後ただちに始まり，投与20～40秒後に最大となり，その後，きわめてゆっくりと局所から分散される．

3）塩酸 *N*-イソプロピル-4-ヨードアンフェタミン（^{123}I）（^{123}I-IMP）

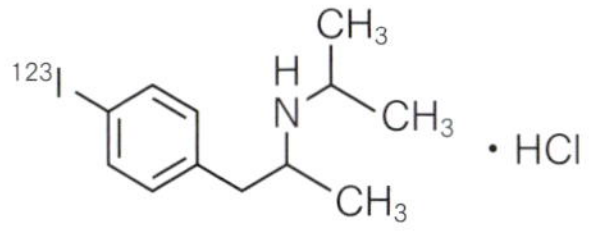

図 7-4　^{123}I-IMP

適応：局所脳血流シンチグラフィ
用法・用量：37～222 MBq を静注し，投与15～30分後よりデータ収集を開始し，脳血流シンチグラムを得る．
薬物動態：^{123}I-IMP は，投与後ほとんどが肺に取り込まれる．その後，動脈血中に放出され，血液-脳関門を透過し，初回循環で高率に脳内に取り込まれる．脳への集積は投与後20～30分でピークに達し，脳内分布は時間とともに徐々に変化する．脳内での代謝産物は脂溶性の4-ヨードアンフェタミン（^{123}I）である．
前処置：体内で遊離した放射性ヨウ素が甲状腺に摂取されることを防止するため，適切な量の安定ヨウ素剤を服用させる．また，膀胱部の被曝を軽減させるため，患者に水分を摂取させ，排尿を促す．

4）イオフルパン（^{123}I）

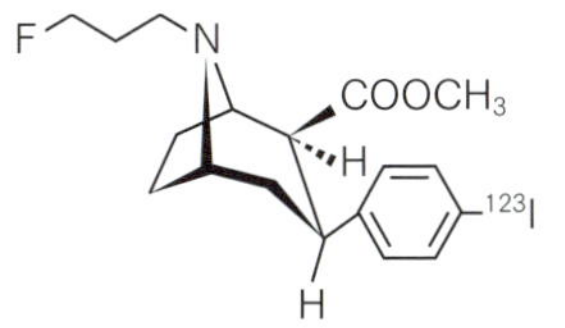

図 7-5　イオフルパン（^{123}I）

適応：パーキンソン症候群，レビー小体型認知症におけるドパミントランスポーターシンチグラフィ
用法・用量：111～185 MBq を静注し，投与後3～6時間に頭部のシンチグラムを取る．
薬物動態：ドパミントランスポーターは黒質線条体ドパミン神経の終末部が位置する線条体に高発現する．線条体のドパミントランスポーターは，パーキンソン病やレビー小体型認知症において発現量が低下することが知られている．

5）イオマゼニル（^{123}I）
適応：外科的治療が考慮される部分てんかん患者におけるてんかん焦点の診断
用法・用量：167 MBq を静注し，投与約3時間後に頭部シンチグラムを得る．
薬効薬理：部分てんかん発作は，神経細胞の過剰興奮状態である．抑制系神経伝達の主要な部分をになう GABA$_A$ 受容体と複合体を形成している中枢性ベンゾジアゼピン

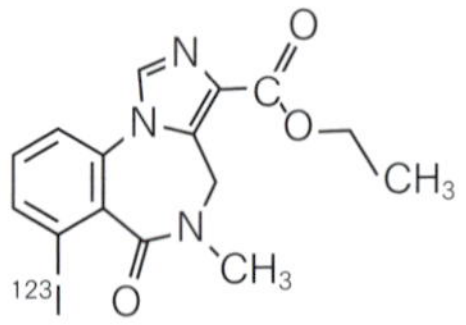

図7-6　イオマゼニル（^{123}I）

受容体（BZR）は，てんかん焦点において減少することが知られている．本薬は，中枢性BZRに高い親和性を示し，投与後約3時間に撮像した脳SPECT像は中枢性BZRに結合した本薬の分布を反映する．

注意：投与前から試験後も数日無機ヨウ素1日20 mg以上を投与し，甲状腺ヨウ素摂取能を抑制しておくことが望ましい．

b. 脳脊髄液腔病変診断薬

1）ジエチレントリアミン五酢酸インジウム（^{111}In）（^{111}In-DTPA）

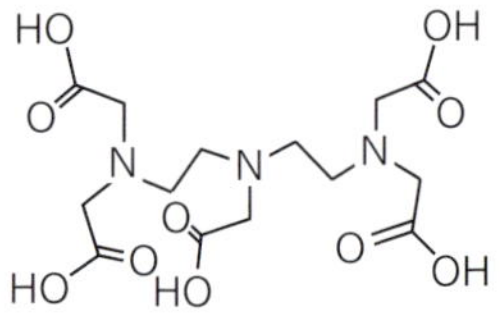

図7-7　ジエチレントリアミン五酢酸（DTPA）

適応：脳脊髄液腔シンチグラムによる脳脊髄液腔病変の診断
用法・用量：18.5～37 MBqを脳脊髄液腔内に投与し，シンチレーションカメラまたはシンチレーションスキャナーにより，経時的にシンチグラムをとる．
禁忌：脳ヘルニアを起こすおそれがあるため，頭蓋内圧が著明に亢進し，乳頭浮腫の患者，後頭蓋窩の腫瘍が疑われる患者（乳頭浮腫の有無にかかわらず）
薬物動態：腰椎穿刺により脊髄液腔内に投与された後，半減期5時間および12時間の2相性の消失曲線に従い脳槽に移行する．一部は脊髄液腔で吸収される．脳槽に移行した本剤は，髄液流に従い脳槽を上行し，上矢状洞から吸収され半減期26時間で静脈相に移行する．

c. 心機能診断薬

1）ヘキサキス（2-メトキシイソブチルイソニトリル）テクネチウム（^{99m}Tc）（^{99m}Tc-MIBI）

適応：①心筋血流シンチグラフィによる心疾患の診断，②初回循環時法による心機能の診断，③副甲状腺シンチグラフィによる副甲状腺機能亢進症における局在診断

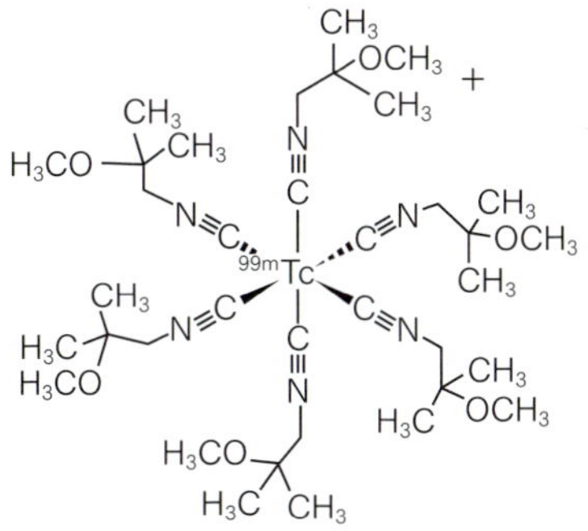

図7-8　^{99m}Tc-MIBI

用法・用量：
- 心筋血流シンチグラフィによる心疾患の診断：370〜555 MBq を静注し，30分以降に心筋血流シンチグラムを得る．
- 初回循環時法による心機能の診断：740 MBq を肘静脈より急速に投与し，直後より心 RI アンギオグラムを得る．
- 副甲状腺シンチグラフィによる副甲状腺機能亢進症における局在診断：〔ダブルフェーズ法〕370〜740 MBq を静脈より投与し，投与後5〜15分（初期像）および投与後2〜3時間（後期像）に頸部および胸部を撮像してシンチグラムを得る．

重大な副作用：まれにショック，血管浮腫，呼吸困難などのアナフィラキシー様症状．

薬物動態：^{99m}Tc-MIBI の心筋への集積は受動拡散によるものであり，ATPase 輸送系を介する ^{201}Tl とは異なる．初期分布は ^{201}Tl と同様に冠血流に比例し，一度心筋内に取り込まれると細胞内に長時間保持され，明らかな再分布はない．^{99m}Tc-MIBI は体内で分解されることなく排泄される．

2）テトロホスミンテクネチウム（^{99m}Tc）

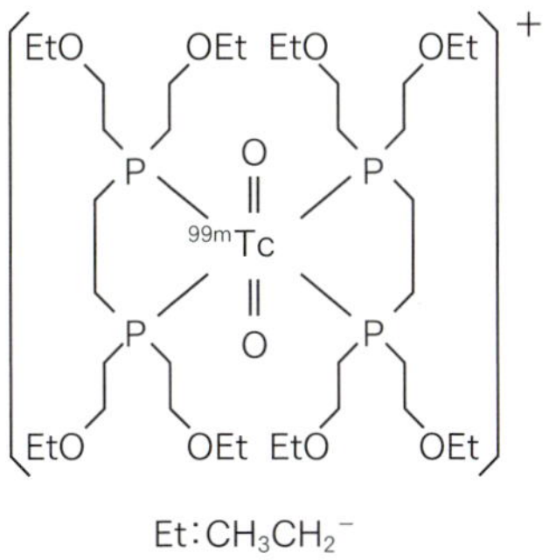

図7-9　テトロホスミンテクネチウム（^{99m}Tc）

適応：心筋シンチグラフィによる心疾患の診断，初回循環時法による心機能の診断

用法・用量：

- 心筋シンチグラフィ：185～740 MBq を静注し，投与後 10 分以降にデータ収集を行い，心筋シンチグラムを得る．
- 初回循環時法：370～740 MBq を静脈内に急速に投与し，投与直後よりデータを収集し，心 RI アンギオグラムを得る．

薬物動態：静注後，心筋に急速に取り込まれた後しばらく保持されるため，投与後早期から数時間まで，検査スケジュールに応じた心筋シンチグラフィが可能である．さらに，初回循環時法（ファーストパス法）による心 RI アンギオグラフィや心電図同期イメージングを併用することにより，心機能の診断も可能である．心筋に供給される血液の量を測定する．

3）3-（メタ）ヨードベンジルグアニジン（^{123}I）（^{123}I-MIBG）

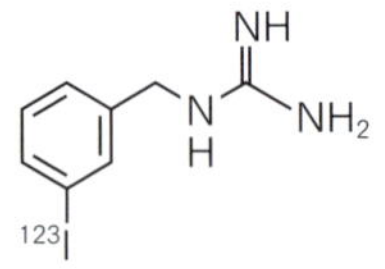

図 7-10　^{123}I-MIBG

適応：心シンチグラフィによる心疾患の診断，腫瘍シンチグラフィによる神経芽腫，褐色細胞腫の診断

用法・用量：

- 心シンチグラフィ：111 MBq を静注し，約 15 分後以降にシンチレーションカメラを用いて心シンチグラムを得る．必要に応じて，3～6 時間後，運動負荷時投与の心シンチグラムを得る．
- 腫瘍シンチグラフィ：

　　神経芽腫：400 MBq を最大用量として 200～400 MBq/1.7 m^2（体表面積）を静注し，6 時間後および 24 時間後にシンチレーションカメラを用いて腫瘍シンチグラムを得る．必要に応じて，48 時間後の腫瘍シンチグラムを得る．

　　褐色細胞腫：111 MBq を静注し，24 時間後にシンチレーションカメラを用いて腫瘍シンチグラムを得る．必要に応じて，6 時間後および 48 時間後の腫瘍シンチグラムを得る．

重大な副作用：ショック，アナフィラキシー様症状（0.1%以下）

薬物動態：^{123}I-MIBG は，静注後心交感神経終末やカテコールアミン産生細胞のノルアドレナリン再摂取機構を介して主としてノルアドレナリン貯蔵顆粒に取り込まれる．しかし，ノルアドレナリンとは異なり，カテコールアミン受容体と結合せず，またカテコール-O-メチル転移酵素（COMT），モノアミン酸化酵素（MAO）による代謝を受けない．

4）15-(4-ヨードフェニル)-3（R, S)-メチルペンタデカン酸（^{123}I）（^{123}I-IPMPDA）

適応：脂肪酸代謝シンチグラフィによる心疾患の診断

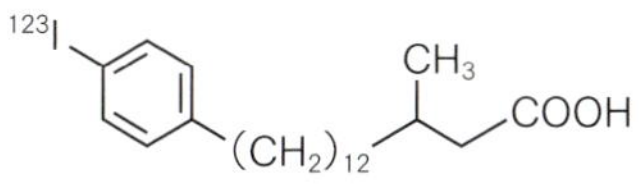

図7-11　^{123}I-IPMPDA

用法・用量：74～148 MBq を静注する．投与後 15～30 分よりデータ収集を行いシンチグラムを得る．

薬物動態：静注されると天然の脂肪酸（FFA）と同様心筋内に分布し，また側鎖としてメチル基を有するため，ミトコンドリア内において β 酸化への移行が遅れ，心筋内に長くとどまる．したがって，本剤の局所心筋内の放射能分布から脂肪酸代謝を評価することが可能である．

特徴：
①SPECT により心筋脂肪酸代謝を評価できる．
②心筋の生化学的情報を提供する．本剤の心筋集積は，心筋細胞内の①ATP 濃度，②トリグリセリド含有量および③ミトコンドリア機能と良好な相関を示し，心筋の主要なエネルギー基質である脂肪酸の代謝を反映した生化学的情報を提供する．
③心筋血流のみでは評価できない心筋代謝の異常を鋭敏に検出することができる．
④心筋症などの病態における血流障害に先行して生じる代謝異常を検出することができる．

5）塩化タリウム（^{201}Tl）

適応：①心筋シンチグラフィによる心疾患の診断，②腫瘍シンチグラフィによる脳腫瘍，甲状腺腫瘍，肺腫瘍，骨・軟部腫瘍および縦隔腫瘍の診断，③副甲状腺シンチグラフィによる副甲状腺疾患の診断

用法・用量：
①心筋シンチグラフィ：74 MBq を静注し，投与後 5～10 分よりシンチレーションカメラで多方向におけるシンチグラムを得る．
②腫瘍シンチグラフィ：脳腫瘍では 55.5～111 MBq，甲状腺腫瘍，肺腫瘍，骨・軟部腫瘍および縦隔腫瘍では 55.5～74 MBq を静注し，投与後 5～10 分よりシンチレーションカメラでシンチグラムを得る．
③副甲状腺シンチグラフィ：74 MBq を静注し，投与後 5～10 分よりシンチレーションカメラでシンチグラムを得る．必要に応じ，甲状腺シンチグラフィによるサブトラクション（異なる時点で同部位を撮影した 2 枚の画像における変化を定量できる手法）を行う．

前処置：心筋シンチグラフィを行う場合，心臓と重なる肝臓などへの集積増加を防止するため検査前は絶食が望ましい．

薬物動態：^{201}Tl は静注後 K とほぼ同様の動態を示し，Na-K ATPase 系の働きにより速やかに能動的に細胞内に移行する．腎臓が最も集積性が高く，心筋周囲臓器では縦隔および肺が低く，肝臓・脾臓は心筋と同様またはやや低い集積性を示す．

6）ピロリン酸テクネチウム（^{99m}Tc）

適応：心シンチグラムによる心疾患の診断，骨シンチグラムによる骨疾患の診断

用法・用量：

①心シンチグラフィ：370〜740 MBq を静注し，RI アンギオカルジオグラムと心プールシンチグラムを得る．傷害された心筋細胞を描出する．

②骨シンチグラフィ：185〜555 MBq を静注し，1〜6 時間後にシンチレーションスキャナーまたはシンチレーションカメラを用いて骨シンチグラムを得る．

薬物動態：急性心筋梗塞病巣のミトコンドリア内にカルシウムが動員されるのに伴い，リン酸化合物がミトコンドリアに集積すると考えられている．発症 6 時間から 2 週間までの急性心筋梗塞病変に集積する．急性心筋梗塞巣の位置，広がりの評価，重症度や予後の推測，右室梗塞の診断，心筋炎，心外膜炎の診断に用いられる．

7）人血清アルブミンジエチレントリアミン五酢酸テクネチウム（^{99m}Tc）

適応：RI アンギオグラフィおよび血液プールシンチグラフィによる各種臓器・部位の血行動態および血管性病変の診断

用法・用量：740 MBq を静注し，投与直後から連続画像（RI アンギオグラム）を得る．終了後，被検部の各方向から平衡時画像（血液プールシンチグラム）を得る．

薬物動態：ヒト血清アルブミンに結合しているジエチレントリアミン五酢酸（DTPA）と ^{99m}Tc がキレート結合しているため，血中保持率が高く，優れた生体内安定性を示し，心疾患，血行動態，血管病変の診断が可能である．

8）ヨウ化人血清アルブミン（^{131}I）

適応：①循環血漿量の測定，②循環血液量の測定，③血液循環時間の測定，④心拍出量の測定

用法・用量：

①循環血漿量の測定：0.185〜0.74 MBq を静注し，10〜15 分後採血し血漿中の放射能を計測する．

②循環血液量の測定：循環血漿量を求めたのち，ヘマトクリット値（Ht）から算出する．

③血液循環時間の測定：0.185〜1.85 MBq を可及的速やかに静注し，シンチレーションカメラまたは指向性シンチレーション検出器で，放射能の出現までに要する時間を測定する．

④心拍出量の測定：0.185〜1.85 MBq 静注後，シンチレーションカメラまたは指向性シンチレーション検出器を心臓部にあて，放射能を連続記録する．注射 5 分後に採血し，体外計数値で測定し，得られた希釈曲線を元にして算出する．

d. 甲状腺機能診断薬

1）過テクネチウム酸ナトリウム（^{99m}Tc）

適応：①脳腫瘍および脳血管障害の診断，②甲状腺疾患の診断，③唾液腺疾患の診断，④異所性胃粘膜疾患の診断

用法・用量：

①脳シンチグラフィ：74～740 MBq を静注し，静注後 10～30 分までに被検部のシンチグラムを得る．

②甲状腺シンチグラフィ/甲状腺摂取率測定：74～370 MBq を静注し，静注後被検部のシンチグラムを得る．同時に甲状腺摂取率を測定する場合には，投与量のカウントと被検部のカウントの比から甲状腺摂取率を測定する．また，7.4～74 MBq を静注することにより，甲状腺摂取率のみを測定することもできる．

③唾液腺シンチグラフィ/RI シアログラフィ：185～555 MBq を静注し，静注後被検部のシンチグラムを得る．必要に応じ，唾液分泌刺激物による負荷を行い，負荷後のシンチグラムを得る．

④異所性胃粘膜シンチグラフィ：185～370 MBq を静注し，静注後被検部のシンチグラムを得る．

薬物動態：$^{99m}TcO_4^-$ は，血液-脳関門を通過しないが，脳腫瘍のような血液-脳関門障害患者では通過して腫瘍組織に高濃度に集積する．また，病巣部における組織血管床の増加（病巣内血液量の増加，腫瘍などの病的組織内の血管壁の構造と機能の異常による透過性の亢進，病的組織内の細胞外液腔の増大，腫瘍などの代謝と関連した能動的な RI の取り込み，その他の機構）で取り込まれると考えられる．$^{99m}TcO_4^-$ は甲状腺，唾液腺，胃粘膜などにも集積する．

2）3-(メタ)ヨードベンジルグアニジン（^{131}I）（^{131}I-MIBG）

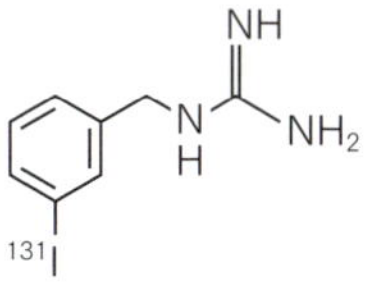

図 7-12　^{131}I-MIBG

適応：シンチグラフィによる褐色細胞腫，神経芽細胞腫または甲状腺髄様癌の診断

用法・用量：20～40 MBq を静注し，1～4 日後にシンチレーションカメラを用いてシンチグラムを得る．

薬物動態：^{131}I-MIBG は体内でカテコールアミンと同様の挙動を示すと考えられており，カテコールアミン産生腫瘍である褐色細胞腫，神経芽細胞腫，甲状腺髄様癌などに特異的に集積する．そのため ^{131}I-MIBG を用いたシンチグラフィは，カテコールアミン産生腫瘍の局在診断にきわめて有用であり，X 線 CT や超音波，MRI などの画像診断法では困難な腫瘍の全身検索にも適した検査である．

3）ヨウ化ナトリウム（^{123}I）カプセル

適応：甲状腺シンチグラフィによる甲状腺疾患の診断，甲状腺摂取率による甲状腺機能の検査

用法・用量：

①甲状腺摂取率の測定：3.7 MBq を経口投与し，3～24 時間後に 1～3 回シンチレー

ションカウンタで計数する．

② 甲状腺シンチグラフィ：3.7〜7.4 MBq を経口投与し，3〜24 時間後に 1〜2 回シンチレーションカメラまたはシンチレーションスキャナーで撮影または走査することにより甲状腺シンチグラムをとる．

使用前：検査前 1〜2 週間は，ヨウ素を含む食物や ^{123}I の甲状腺摂取率に影響する薬剤は投与しない．

薬物動態：ヨウ素は消化管から吸収され，血中へ移行し甲状腺の上皮細胞に能動的に取り込まれる．甲状腺濾胞上皮細胞ではヨウ素が芳香環に付加反応し，チログロブリン（thyroglobulin）を経て，トリヨードチロニン（T_3）およびチロキシン（T_4）が合成される．T_3 および T_4 は濾胞腔にコロイドとして蓄えられる．放射性ヨウ素は非標識ヨウ素（I）と同じ挙動を示すため，本剤による甲状腺摂取率は甲状腺の機能状態の診断に，また，甲状腺シンチグラフィは甲状腺の形態など甲状腺疾患の診断におけるよい指標となる．

e．肺機能診断薬

1）テクネチウム大凝集人血清アルブミン（^{99m}Tc）

適応：各種肺疾患ならびに肺循環障害を併発する心疾患の肺血流分布異常部位の診断

用法・用量：37〜185 MBq を静注し，注射直後から被検部をシンチレーションカメラまたはスキャナーで撮像することにより肺シンチグラムをとる．

禁忌：症状が悪化するため，右心側から左心側への血管シャントのあるチアノーゼを呈する患者，肺血流に高度の抵抗がある患者（肺高血圧症，膠原病など）には禁忌である．

薬物動態：肘静脈内に投与された本剤は，右心内で血流と完全に混合されたのち，肺の毛細血管床に捕捉されて一過性の微小塞栓を生じ，その分布は肺局所血流量に比例する．

2）クリプトン（^{81m}Kr）ジェネレータ

適応：①クリプトン（^{81m}Kr）注射液の静注による局所肺血流検査，②クリプトン（^{81m}Kr）吸入用ガスの吸入による局所肺換気機能検査，③クリプトン（^{81m}Kr）注射液の頸動脈内注入による局所脳血流検査

用法・用量：

① 肺血流シンチグラム：
- 持続静注法：0.3〜3 mL/s の流速でクリプトン（^{81m}Kr）注射液を溶出しつつ患者の肘静脈より必要な時間投与し，肺血流シンチグラムをとる．
- ボーラス静注法：5〜10 mL の溶出剤を急速に加圧導入して溶出するクリプトン（^{81m}Kr）注射液を患者の肘静脈より投与し，肺血流シンチグラムをとる．

② 肺換気シンチグラム：
- 持続吸入法：0.3〜3 L/min の流速でクリプトン（^{81m}Kr）吸入用ガスを溶出しつつ患者に必要な時間吸入させ，肺換気シンチグラムをとる．

・ボーラス吸入法：10～20 mL の溶出剤を急速に加圧導入して溶出するクリプトン（^{81m}Kr）吸入用ガスを患者に吸入させ，肺換気シンチグラムをとる．

③脳血流検査：7.5～15 mL/min の流速でクリプトン（^{81m}Kr）注射液を溶出しつつ患者の頸動脈より投与し，脳血流シンチグラムをとる．

薬物動態：

①肺機能検査：静注された ^{81m}Kr は右心系で混和されたのち，肺動脈血流に乗って肺胞壁毛細血管に分布し，その大部分が肺胞内へ移行するため，肺の各部分に分布する ^{81m}Kr の量はその部分への肺動脈血流量に比例する．また，この部分からの ^{81m}Kr ガスの消失速度はその換気状態に比例する．一方，^{81m}Kr ガスを吸入させても血液中にほとんど移行しないため，局所の ^{81m}Kr ガスの量はその部分の呼吸状態を反映する．

②脳血流検査：一定濃度の ^{81m}Kr を頸動脈内に持続注入すると ^{81m}Kr は血液-脳関門を通過して末梢脳組織に達し，局所脳血流量にほぼ比例して分布する．

3）キセノン（^{133}Xe）吸入用ガス

適応：局所肺換気機能の検査

用法・用量：

①1回吸入検査：

　ⅰ）^{133}Xe ガスを希釈しない方法：患者にできるだけ大きく呼出させて呼吸停止させ，^{133}Xe ガスを放出する．ただちに1回深吸入させて呼吸停止させ，肺シンチグラムをとる．

　ⅱ）^{133}Xe ガスを希釈する方法：患者に深吸入させて呼吸停止させ，^{133}Xe ガスを放出すると同時にできるだけ大きく呼出させて ^{133}Xe ガスを呼気で希釈する．引き続き1回深吸入させて呼吸停止させ，肺シンチグラムをとる．

②再呼吸検査：必要により，1回吸入検査に引き続いて ^{133}Xe ガスの呼出，吸入を反復させ，肺内のガス濃度が一定になった後1回深吸入させて呼吸停止させ，肺シンチグラムをとる．

③洗い出し検査：1回吸入検査または再呼吸検査に引き続いて室内の空気を導入吸気させ，肺内の ^{133}Xe ガスが肺から洗い出される過程の経時的な肺シンチグラムをとる．

薬物動態：^{133}Xe は高濃度における麻酔作用を除き生理作用はない．拡散性不活性ガスであり，溶解度が低いため1回の吸入で換気分布，閉鎖回路内での反復呼吸で肺容量分布，さらに肺容量分布から正常呼吸による外気との交換，洗い出し過程から局所換気率を知ることができる．

f．肝機能診断薬

1）*N*-ピリドキシル-5-メチルトリプトファンテクネチウム（^{99m}Tc）（^{99m}Tc-PMT）

適応：肝胆道系疾患および機能の診断

用法・用量：74～185 MBq を静注，投与直後から適当な間隔をおいて経時的に肝胆道

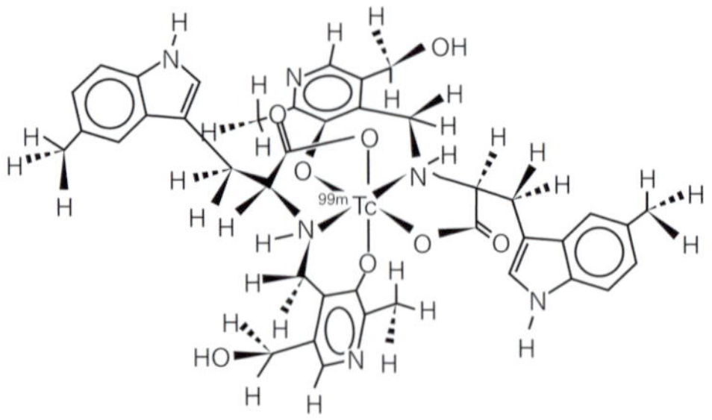

図7-13 ^{99m}Tc-PMT

系シンチグラムをとる．

薬物動態：静注により迅速に血中から肝臓・胆道系へ移行した後，小腸へ排出される．腸管からの再吸収（腸肝循環）は認められず，また，尿中排泄は少ない．血清ビリルビンに対する拮抗性は低く，高度黄疸例にも適用できる．

2）フィチン酸テクネチウム（^{99m}Tc）

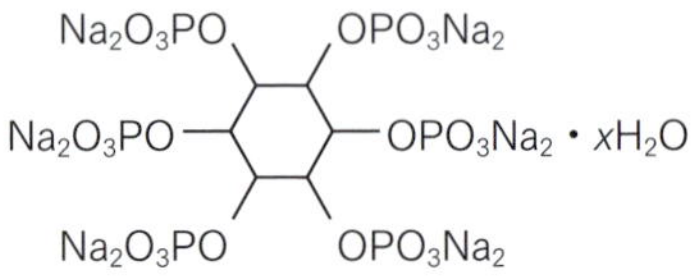

図7-14 フィチン酸ナトリウム

適応：①肝脾シンチグラムによる肝脾疾患の診断，②乳癌，悪性黒色腫におけるセンチネルリンパ節の同定およびリンパシンチグラフィ

用法・用量：

①肝脾シンチグラムによる肝脾疾患の診断：18.5〜111 MBq を静注し，20〜30 分後に適当な位置に患者を固定し，シンチレーションスキャナーあるいはシンチレーションカメラでシンチグラムをとる．

②センチネルリンパ節の同定およびリンパシンチグラフィ：18.5〜111 MBq を，腫瘍近傍（皮下または皮内）に適宜分割して投与し，2 時間以降にガンマ線検出用のプローブで被検部を走査することにより，センチネルリンパ節を同定する．

薬物動態：フィチン酸テクネチウムは，皮下，皮内投与によりリンパ管に浸潤するため，リンパ節やリンパ流の描出ができる．この性質を利用してがん細胞が最初に到達するセンチネルリンパ節の同定が可能である．

3）テクネチウムスズコロイド（^{99m}Tc）

適応：①肝脾シンチグラムによる肝脾疾患の診断，②乳癌，悪性黒色腫におけるセンチネルリンパ節の同定およびリンパシンチグラフィ

用法・用量：

①肝脾シンチグラフィ：37〜111 MBq を静注し，15〜30 分後に，被検部をシンチレーションカメラまたはシンチレーションスキャナーで肝脾シンチグラムをとる．

②センチネルリンパ節の同定およびリンパシンチグラフィ：37〜111 MBq を悪性腫瘍近傍の皮下または皮内に適宜分割して投与し，2時間以降にγ線検出用のプローブで被検部を走査することにより同定する．

薬物動態：スズコロイドは，前項のフィチン酸テクネチウムと同様，リンパ管に浸潤するため，リンパ節やリンパ流の描出ができる．この性質を利用してがん細胞が最初に到達するセンチネルリンパ節の同定に使用される．

g. 腎機能診断薬

1）ジメルカプトコハク酸テクネチウム（^{99m}Tc）（^{99m}Tc-DMSA）

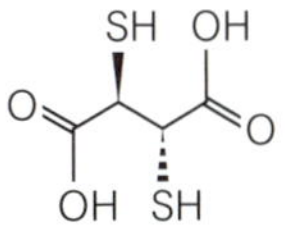

図 7-15　ジメルカプトコハク酸（DMSA）

適応：腎シンチグラムによる腎疾患の診断
用法・用量：37〜185 MBq を静注し，1時間以上の経過を待って腎シンチグラムをとる．
薬物動態：^{99m}Tc-DMSA が腎皮質に選択的に集積し，腎シンチグラムが得られる．腎シンチグラフィは，単に腎臓の形態的変化を伴う疾患の検査にとどまらず，腫瘍，嚢腫などの SOL（space occupying lesion）の検出および腎梗塞をはじめとする腎血管性疾患の検査ならびに水腎症などの残存腎機能検査にも用いられる．

2）ジエチレントリアミン五酢酸テクネチウム（^{99m}Tc）（^{99m}Tc-DTPA）

適応：腎シンチグラフィによる腎疾患の診断（糸球体濾過量の測定）
用法・用量：74〜555 MBq を静注した直後より，シンチレーションカメラを用いて撮影を始め，血管相イメージ，機能相イメージおよびレノグラムを得る．
注意事項：膀胱への被曝を最小限度にとどめるため，検査終了から4〜6時間は排尿を行うよう努めることが望ましい．
薬物動態：^{99m}Tc-DTPA は糸球体濾過物質で，腎糸球体で濾過され，尿細管で分泌，再吸収，代謝されることなく尿中に排泄される．

3）メルカプトアセチルグリシルグリシルグリシンテクネチウム（^{99m}Tc）（^{99m}Tc-MAG3）

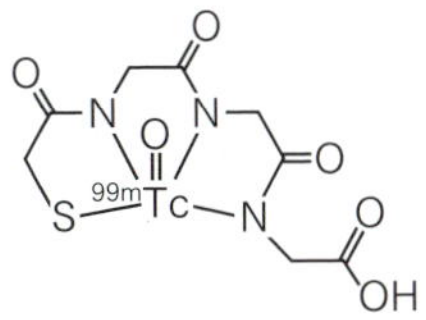

図 7-16　^{99m}Tc-MAG3

適応：シンチグラフィおよびレノグラフィによる腎および尿路疾患の診断
用法・用量：200〜400 MBq を静脈内に投与する．投与直後から動態画像を得るとともに，データ処理装置にデータを収集し，画像上に被検領域を設定することによりレノグラムを得る．また，必要に応じて有効腎血流量または有効腎血漿流量を測定する．
薬物動態：^{99m}Tc-MAG$_3$ は，静注直後より迅速に腎尿細管細胞へ集積し，速やかに尿中へ排泄される．排泄の大部分が尿細管細胞からの選択的分泌であり，糸球体濾過率は非常に低い．

4）ガラクトシル人血清アルブミンジエチレントリアミン五酢酸テクネチウム（^{99m}Tc)

適応：シンチグラフィによる肝臓の機能および形態の診断
用法・用量：185 MBq（1 mL）を静注し，投与直後から経時的にシンチグラムとともに，肝機能指標を得る．
薬物動態：アシアロ糖タンパク質（ASGP）受容体は，哺乳類の肝細胞にのみ存在し，ASGP のガラクトース残基を認識して ASGP を肝細胞内に取り込む．ASGP 受容体量は肝疾患の病態によって減少することが知られており，放射性核種で標識した合成糖タンパクを投与し体内での肝集積の様相を評価することによって肝機能を診断することができる．

h．骨疾患診断薬

1）ヒドロキシメチレンジホスホン酸テクネチウム（^{99m}Tc）（^{99m}Tc-HMDP）

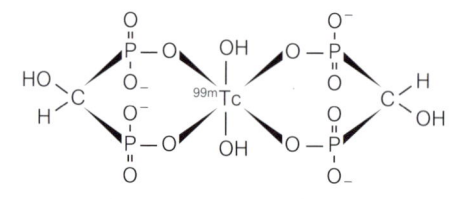

図 7-17　^{99m}Tc-HMDP

適応：骨シンチグラムによる骨疾患の診断
用法・用量：555〜740 MBq を静注し，1〜2 時間の経過を待って被検部の骨シンチグラムをとる．
注意事項：骨盤部読影の妨害となる膀胱の描出を避けるため，ならびに膀胱部の被曝を軽減させるため，撮像前後できるだけ排尿させる．
薬物動態：陰イオンとしての性質を有することから，骨のヒドロキシアパタイト結晶にイオン結合することにより，骨，骨新生の盛んな部分に多く集まるものと考えられている．

2）メチレンジホスホン酸テクネチウム（^{99m}Tc）（^{99m}Tc-MDP）

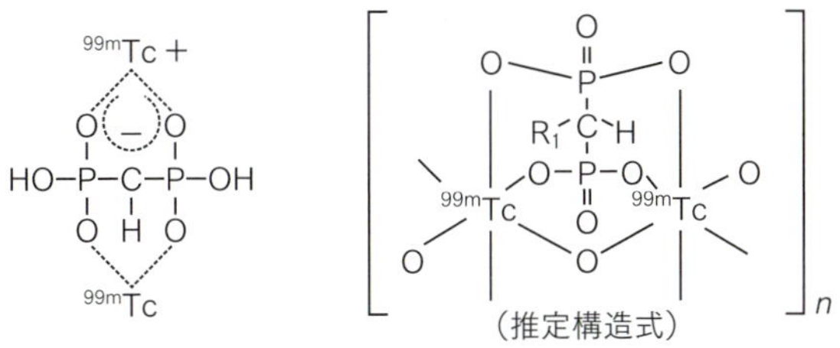

図 7-18　^{99m}Tc-MDP
（推定構造式：佐治英郎ほか編，新 放射化学・放射性医薬品学，第 4 版，2016，南江堂）

適応：①骨シンチグラムによる骨疾患の診断，②脳シンチグラムによる脳腫瘍あるいは脳血管障害の診断

用法・用量：
① 骨シンチグラフィ：370～740 MBq を静注し，2 時間以後にシンチレーションスキャナーまたはシンチレーションカメラで骨シンチグラムを得る．
② 脳シンチグラフィ：740～925 MBq を静注し，静注直後より速やかに RI アンギオグラムを得て，また RI アンギオグラフィ終了後に撮影することにより早期シンチグラムを得る．さらに静注 2 時間以後に撮影することにより遅延シンチグラムを得る．

薬物動態：^{99m}Tc-MDP は P-C-P 結合をもつため体内で加水分解を受けにくい．また赤血球への滞留が少ないため，血中からの消失が急速で，骨対血中濃度比が優れており，静注後早期（2 時間）にシンチグラムをとることが可能であり，特にがん患者の全身骨への転移の検索に有用である．

i. 造血骨髄診断薬

1）塩化インジウム（^{111}In）

適応：骨髄シンチグラムによる造血骨髄の診断
用法・用量：37～111 MBq を静注し，おおよそ 48 時間後に被検部の骨髄シンチグラムをとる．
薬効薬理：投与後，血清中のトランスフェリンと結合し，鉄イオンと類似した血中動態を示し，幼若赤血球に取り込まれるため，活性骨髄に集積する．

j. 赤血球寿命の測定

1）クロム酸ナトリウム（^{51}Cr）

適応：①循環血液量・循環赤血球量の測定，②赤血球寿命の測定
用法・用量：
① 循環血液量・循環赤血球量の測定：
　　ⅰ）アスコルビン酸還元法：被検血液 20～30 mL に本品 1.11～3.7 MBq を加え放置後，アスコルビン酸を添加し ^{51}Cr 標識血液を調製する．^{51}Cr 標識血液 10～20

mLを静注し，10～30分後に血液5～10 mLを採血する．^{51}Cr標識血液および採取血液はいずれも一定量を生理食塩水で洗浄したのち，その計数率を測定し，計算により循環血液量などを算出する．

ⅱ）赤血球洗浄法：被検血液20～30 mLに本品1.11～3.7 MBqを加え放置後，生理食塩水で洗浄し，最後に生理食塩水を加えて^{51}Cr標識赤血球浮遊液を調製する．^{51}Cr標識赤血球浮遊液10～20 mLを静注し，10～30分後に血液5～10 mLを採血し，^{51}Cr標識赤血球浮遊液とともに計数率を測定する．計算により，循環血液量などを算出する．

②赤血球寿命の測定：3.7 MBqを用いて循環血液量・循環赤血球量測定の際と同様の方法で，赤血球を標識する．^{51}Cr標識液10～20 mL静注後経時的に採血し，計数率を測定する．計数率が半分になったとき，すなわち生存半減期をもって赤血球半寿命とする．

薬物動態：脾臓で^{51}Cr標識赤血球が崩壊した後，クロムイオンは再利用されることなく急速に尿中に排泄される

k．副腎疾患診断薬

1）ヨウ化メチルノルコレステノール（^{131}I）

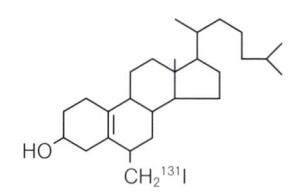

図7-19　ヨウ化メチルノルコレステノール（^{131}I）

適応：副腎シンチグラムによる副腎疾患部位の局在診断
用法・用量：約18.5 MBqを30秒以上かけてゆっくり静注し，静注7日目以降にプローブ型シンチレーションディテクタスキャナーまたはシンチレーションカメラを用いて副腎シンチグラムを得る．
禁忌：
①ヨウ素過敏症患者．
②18歳未満の者には性腺，ことに卵巣への被曝が多いので投与しないことを原則とする．
③ジスルフィラム，シアナミド，プロカルバジン塩酸塩を投与中の患者：本剤はエタノールを含有しているため，これら薬剤とのアルコール反応（顔面潮紅，血圧降下，悪心，頻脈，めまい，呼吸困難，視力低下など）を起こすおそれがある．
重大な副作用：ショック，アナフィラキシー様症状（0.1％未満）
薬物動態：本品は副腎に取り込まれ，長く残存する．肝臓への集積も認められるが，

投与7日後において副腎/バックグランドの比が最も高く、通常、静注後7日目以降にイメージングを行うのがよいとされている。正常あるいは過形成では本品の集積は低下する。一方、腺腫では腫瘍部への集積には変化がないので、腺腫例と正常あるいは過形成との鑑別が可能である。

し. 悪性腫瘍診断薬

1）クエン酸ガリウム（^{67}Ga）

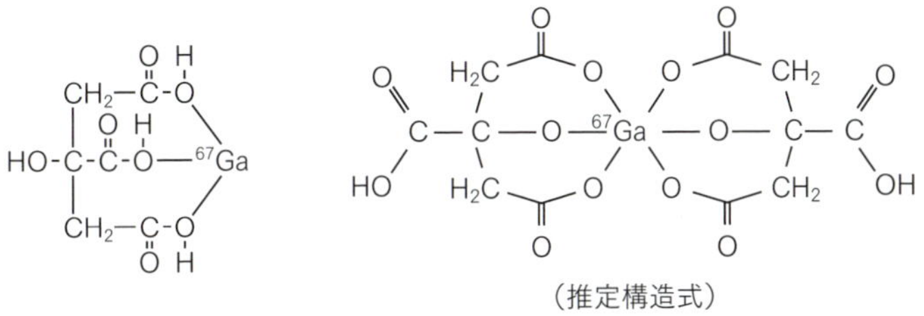

図 7-20 クエン酸ガリウム（^{67}Ga）
（推定構造式：P. O'Brien et al., *J. Am. Chem. Soc.*, 119, 12695-12696, 1997）

適応：悪性腫瘍の診断、炎症性病変の診断（腹部膿瘍、肺炎、塵肺、サルコイドーシス、結核、骨髄炎、びまん性汎細気管支炎、肺線維症、胆嚢炎、関節炎など）

用法・用量：
- 腫瘍シンチグラフィ：1.11〜1.48 MBq/kg 静注し、24〜72時間後に被検部よりシンチグラムをとる。
- 炎症シンチグラフィ：1.11〜1.85 MBq/kg 静注し、48〜72時間後に被検部よりシンチグラムをとる。必要に応じて投与後6時間像をとる。

使用上の注意：
- 投与前：メシル酸デフェロキサミンの投与はあらかじめ中止しておく（本剤とメシル酸デフェロキサミンがキレートを形成し、急速に尿中に排泄されるため、シンチグラムが得られない場合がある）。
- 撮像前および撮像時：^{67}Ga は腸管内へ排泄されるため腹部の病巣への集積と鑑別が困難となる場合があるので、腹部診断には前処置として撮像前に十分な浣腸を施行する。

薬物動態：

①腫瘍への集積機序については次のように考えられている。

　血中に投与されたクエン酸ガリウム（^{67}Ga）はトランスフェリン-^{67}Ga 複合体となり、腫瘍細胞のトランスフェリン受容体に作用し、細胞内に取り込まれる。その後、この一部が ^{67}Ga-フェリチンとして、また大部分は、微小胞や粗面小胞体に運ばれ、そこで腫瘍細胞の機能に必須な高分子タンパクと結合する。

②炎症集積機序

　i）血流増加による集積→ii）白血球による取り込み→iii）ラクトフェリンとの結合→iv）細菌による直接取り込み

腫瘍および炎症部位における^{67}Ga の結合物質は酸性ムコ多糖のうちでも特にヘパラン硫酸が高い^{67}Ga 親和性を有すると報告されている．

2）フルデオキシグルコース（^{18}F）（^{18}F-FDG）

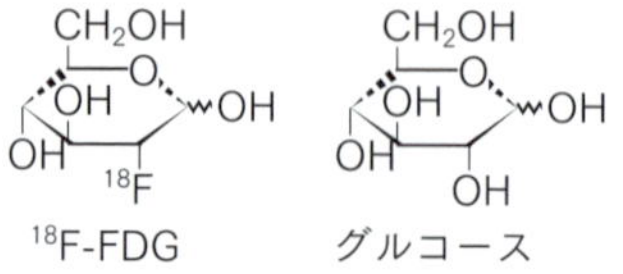

図 7-21　^{18}F-FDG とグルコース

適応：
①悪性腫瘍の診断
　ⅰ）肺癌，乳癌，ⅱ）大腸癌，頭頸部癌，ⅲ）脳腫瘍，ⅳ）膵臓癌，ⅴ）悪性リンパ腫，悪性黒色腫，ⅵ）原発不明癌（リンパ節生検，CT などで転移巣が疑われ，かつ腫瘍マーカーが高値を示すなど，悪性腫瘍の存在を疑うが，原発巣不明な場合）
②虚血性心疾患（左室機能が低下している虚血性心疾患による心不全患者で，心筋組織のバイアビリティ診断が必要とされ，かつ，通常の心筋血流シンチグラフィで判定困難な場合）の診断
③難治性部分てんかんで外科切除が必要とされる場合の脳グルコース代謝異常領域の診断

用法・用量：1 バイアル（検定日時において 185 MBq）を静注し撮像する．^{18}F-FDG-PET による画像は図 11-11（p.216）を参照．

適用上の注意：
①投与前：投与前 4 時間以上は絶食し，糖尿病患者では血糖をコントロールする．血糖値 200 mg/dL 以上では，本剤の患部への集積の低下により偽陰性所見を呈する可能性が高いため，投与しないことが望ましい．
②投与前後：生理的集積の増加を避けるため，投与前から撮像前は安静にする．
③撮像前後：被曝を軽減させるため，撮像前後にできるだけ排尿させる．

薬物動態（集積機序）：
　腫瘍細胞，虚血状態の心筋では，糖代謝が亢進している．てんかんの脳では，焦点および発作に関係する部位の神経細胞の活動が増加している場合，糖代謝が亢進するが，神経細胞の活動が減少している場合は低下する．
　本剤は，グルコースと同様に細胞に取り込まれ，リン酸化を受けるが，グルコースと異なりフルクトースへの異性化反応を受けないため，リン酸化体として細胞内に滞留する．滞留した^{18}F 由来の陽電子（ポジトロン）を追跡することにより，腫瘍細胞の診断，虚血性心疾患における心筋バイアビリティの診断，てんかん焦点の診断が可能となる．

3）インジウム（^{111}In)-イブリツモマブ チウキセタン（遺伝子組換え）
②治療用放射性医薬品の項（p.118, p.120 コラム）参照.

m. ^{15}O を用いた検査

1）脳血流量，酸素代謝率，酸素摂取率，脳血液量の測定

^{15}O 標識の一酸化炭素（C^{15}O），酸素（^{15}O$_2$），二酸化炭素（C^{15}O$_2$）の 3 つのガスを用いた ^{15}O 標識 gas-PET が一般的で，保険適用になっている検査である．冠動脈造影などでは観察できない程度の微小血管の変化（微小循環障害）を観察できるだけでなく，血管新生や組織の再生治療の効果判定などの客観的な評価に応用されている．

② 治療用放射性医薬品

a. 甲状腺疾患治療薬

1）ヨウ化ナトリウム（^{131}I）カプセル

適応：①甲状腺機能亢進症の治療，②甲状腺癌および転移巣の治療，③シンチグラムによる甲状腺癌転移巣の発見

用法・用量：

①バセドー病の治療：投与量は，ⅰ）甲状腺^{131}I 摂取率，ⅱ）推定甲状腺重量，ⅲ）有効半減期などをもとにして，適切な量（期待照射線量 30～70 Gy）を算定し，経口投与する．

②中毒性結節性甲状腺腫の治療：結節の大きさ，機能の程度，症状などにより適切な量を経口投与する．

③甲状腺癌および転移巣の治療：1 回あたり 1.11～7.4 GBq 経口投与する．一定の期間後症状などを観察し，適宜再投与する．

④甲状腺癌転移巣のシンチグラム（診断）：18.5～370 MBq を経口投与し，一定時間後に甲状腺癌転移巣のシンチグラムを得る．

副作用：一過性の臨床症状の悪化，クリーゼの誘発（投与の前または後に抗甲状腺薬治療を行う）．急性症状として，白血球減少，ヘモグロビン減少，血小板減少などの血液異常が現れることがある晩発性の副作用として甲状腺機能低下症がみられることがある．

使用上の注意：ヨウ素含量の多い薬剤（ヨード造影剤，ルゴール液，ヨードチンキなど）および飲食物（コンブ，ワカメなど），甲状腺ホルモン，抗甲状腺剤は，治療あるいは検査に影響を与えるので，本品投与前後の 3 日～1 週間は禁止する．

投与後の注意：放射性ヨウ素-131 の治療については，「放射性医薬品を投与された患者の退出について」により，投与量，測定線量率，患者ごとの積算線量計算に基づく退出基準が示されている．

薬物動態：正常の甲状腺では 24 時間後 20～30％が取り込まれ，ほかは尿中に排泄さ

れる．甲状腺機能亢進症（バセドウ病，甲状腺腫）では30％〜70％程度に達する．一方，甲状腺機能低下症（粘液水腫）では摂取率は15％以下である．

b．骨転移部位の疼痛緩和

1）塩化ストロンチウム（^{89}Sr）

適応：固形がん患者における骨シンチグラフィで陽性像を呈する骨転移部位の疼痛緩和

用法・用量：1回2.0 MBq/kgを静注するが，最大投与量は141 MBq．反復投与の場合，投与間隔は少なくとも3ヵ月以上あける．

作用機序：^{89}Srは半減期50.5日．カルシウムと同族元素であり，骨転移部位周辺の造骨活性部位に集積（向骨性核種）し，放出する最大エネルギー1.49 MeVのβ線の組織中の飛程は平均2.4 mm（最大8 mm）である．このため局所に照射でき，正常骨髄への被曝は骨転移部位の約$\frac{1}{10}$と少なく，単回静脈内投与で全身の骨転移部位を照射することが可能である．

副作用：

① 一時的疼痛増強：投与後3日以内に5〜15％の患者に発現する．通常は2〜5日で消失するが，必要に応じ鎮痛薬の増量を行う．

② 骨髄抑制：血小板および白血球の減少が主で（投与前に比し20〜30％の減少），まれに，汎血球減少症，貧血，重篤な血小板減少が発現する可能性がある．投与後，隔週ごとに血液検査を行う．

警告：

① 緊急時に十分対応できる医療施設において，がん化学療法，放射線治療および緩和医療に十分な知識・経験をもつ医師のもとで，本剤が適切と判断される症例についてのみ投与する．

② 治療開始に先立ち，患者またはその家族に危険性および有効性を十分説明し，同意を得てから投与する．

③ 骨髄抑制に起因したと考えられる死亡例が認められているので，投与後は定期的に血液検査を行い，骨髄抑制について確認する．

禁忌：重篤な骨髄抑制のある患者，妊婦または妊娠している可能性のある婦人．

c．B細胞性腫瘍の診断と治療

診断：インジウム（^{111}In）-イブリツモマブ チウキセタン（遺伝子組換え）

治療：イットリウム（^{90}Y）-イブリツモマブ チウキセタン（遺伝子組換え）

^{111}In-イブリツモマブ チウキセタンは，^{90}Y-イブリツモマブ チウキセタンの集積部位を確認するために投与するので，腫瘍に対する有効性は期待できない．

適応：CD20陽性の再発または難治性の低悪性度B細胞性非ホジキンリンパ腫，マントル細胞リンパ腫の診断，治療

用法・用量：
- 診断：^{111}In-イブリツモマブ チウキセタンとして130 MBqを，静脈内に10分間かけて投与する．
- 治療：リツキシマブを点滴静注後，速やかに^{90}Y-イブリツモマブ チウキセタンとして14.8 MBq/kg（最大1,184 MBq）を10分間かけて静脈内投与する．患者の状態に応じて11.1 MBq/kgに減量する．^{90}Y-イブリツモマブ チウキセタン注射液の投与に先立ち，^{111}In-イブリツモマブ チウキセタンで集積部位の確認を行い，異常な生体内分布の有無を確認する．

投与計画：
① 1日目：リツキシマブ250 mg/m^{2}を点滴静注し，終了後4時間以内に^{111}In-イブリツモマブ チウキセタン注射液として130 MBqを静脈内に10分間かけて1回投与．
② 3〜4日目：^{111}In-イブリツモマブ チウキセタン注射液投与の48〜72時間後にシンチレーションカメラによる撮像を行い，^{90}Y-イブリツモマブ チウキセタン注射液投与の適切性を確認する．適切性の評価が不確定な場合は，1日以上の間隔をあけて追加撮像を実施し，再度適切性の検討を実施する．
③ 7〜9日目：リツキシマブ250 mg/m^{2}を点滴静注し，点滴終了後4時間以内に^{90}Y-イブリツモマブ チウキセタン注射液を静脈内に10分間かけて1回投与．標識したイブリツモマブ チウキセタン投与前に，非標識のイブリツモマブ チウキセタンを投与し，非標的部分をブロックし，集積の特異性を向上させる．

重大な副作用：
① 骨髄抑制（G-CSF製剤投与や輸血など適切な処置を行う）．血球減少は遅延性で，約2ヵ月後に最低値となり，1〜3週間で軽快する．
② 重篤な皮膚障害〔紅皮症，皮膚粘膜眼症候群（SJS），天疱瘡様症状，中毒性表皮壊死融解症（TEN）〕．投与を中止．
③ 感染症（敗血症，肺炎など）

警告：
- 共通：緊急時に十分に対応できる医療施設において，造血器悪性腫瘍の治療および放射線治療に対して，十分な知識・経験をもつ医師のもとで，本品の使用が適切と判断される症例のみに行う．

　治療開始に先立ち，患者またはその家族に有効性および危険性を十分に説明し，同意を得てから投与を開始すること．
- 治療：^{90}Y-イブリツモマブ チウキセタン注射液の投与に先立ち，^{111}In-イブリツモマブ チウキセタンを用いて集積部位の確認を行い，異常な生体内分布が認められた患者には本品を用いた治療は行わない．
- 禁忌：共通　本品の成分，マウスタンパク質由来製品またはリツキシマブに対する重篤な過敏症の既往歴のある患者．妊婦または妊娠している可能性のある女性．また，妊娠する可能性のある女性患者およびパートナーが妊娠する可能性のある男性患者に投与する場合には，投与後12ヵ月間は避妊させること．

コラム　イブリツモマブ チウキセタン

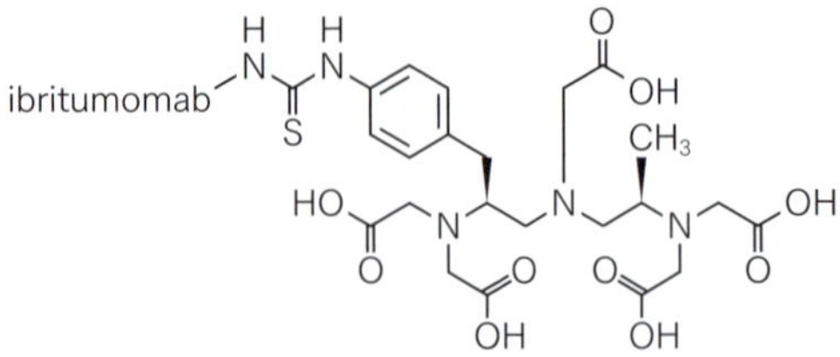

図7-22　イブリツモマブ チウキセタン

　イブリツモマブはB細胞上のCD20抗原に対して強い抗原特異的結合能を示すマウス型モノクローナル抗体製剤である．キレート剤であるチウキセタンのリジンアミノ基と抗体製剤内のアルギニンと共有結合させると，チウキセタンと^{90}Yあるいは^{111}Inがキレートを形成し，標識が可能となる．^{111}In-イブリツモマブ チウキセタンで生体内のCD20抗原との結合部位を同定，確認した後，^{90}Y-イブリツモマブ チウキセタンを投与し^{90}Yからのβ線放出により，細胞傷害を誘発する．

3 体外診断用（*in vitro*）放射性医薬品

　体外診断用放射性医薬品は，血液，尿などの体液中に含まれる生理活性物質や薬物の量を試験管内で定量する場合に用いられる．用途としては，競合反応を応用したラジオイムノアッセイ（RIA），競合的タンパク質結合測定法（CBPA）や，非競合反応を応用したイムノラジオメトリックアッセイ（IRMA）などがある．

コラム

　核医学検査は，放射性医薬品を投与して病気を診断する検査であるため，医療被曝や副作用が心配される．放射線による被曝を考えた場合，私たちは日常生活においても，わずかだが天然の放射線を被曝している．大地に含まれる天然放射性核種からの放射線，宇宙から降り注ぐ宇宙線などがあげられる．わが国では1年間に約1.5 mSv（世界の平均値は2.4 mSv）の放射線を受けている．核医学検査では，1回におよそ0.2～8 mSvの放射線を被曝するといわれている．検査用の放射性医薬品に含まれる放射性同位元素の量はわずかだから，放射線による影響の点からみても心配はないと思われるが，世界的には，わが国の医療被曝はとても高いともいわれている．必要のない検査，用量の間違いを起こさないようしっかりと管理したい．
　副作用についても，ほかの医薬品と比べて，診断用放射性医薬品は非常に少ない．放射性，というだけで怖がらないような正しい知識が必要である．

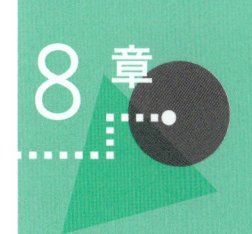

8章 物理的画像診断法

　画像診断とは，X線やγ線といった電離放射線や核磁気共鳴，超音波などを用いて，生体の形態的または機能的な変化を画像化（画像検査）し，これをもとに診断を行うことであり，さまざまな疾患の診断，病態の把握，治療経過の観察に欠かせない技術である．これらのうち，放射線もしくは放射性同位元素を用いた検査を放射線検査，診断を放射線診断と呼ぶ．放射線検査には，X線を用いる単純X線撮影，X線透視撮影およびX線コンピュータ断層撮影（computed tomography, CT），放射性医薬品から放出される放射線を用いる核医学検査，核磁気共鳴を用いる磁気共鳴画像法（magnetic resonance imaging, MRI），超音波を用いる超音波検査（ultrasonic diagnosis）などがある（図8-1）．単純X線撮影，X線透視撮影，X線CT，MRI，超音波検査は主に形態学的診断（MRI，超音波検査は一部機能的診断），核医学検査は機能的診断に用いられる．本章では，これらの画像検査法の原理と実際について解説する．

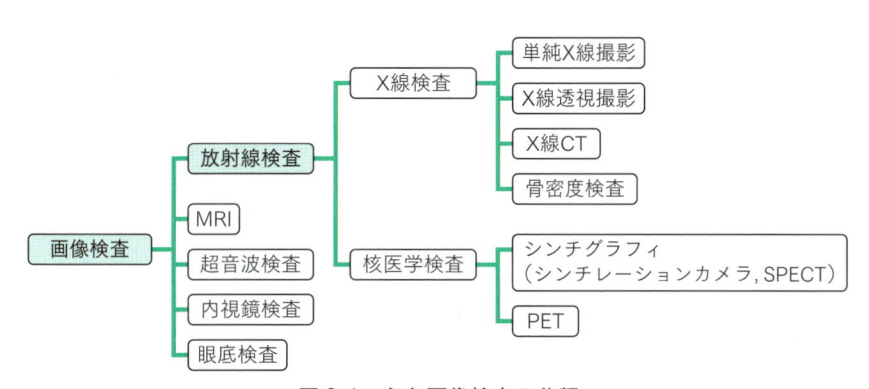

図8-1　主な画像検査の分類

A　X線による画像診断

1　X線を用いた画像検査の概要と原理

　X線は1895年にレントゲン（W. C. Röntgen）によって発見されて以来，医学，理

学，工学などさまざまな分野で利用されてきたが，医学分野では比較的早くから診断面で威力を発揮してきた．

電磁波であるX線はγ線と同様に物質との相互作用により減弱するが（3章D参照），その程度は対象となる物質によって異なる．この差を利用して生体の臓器や組織を非侵襲的に画像化するのがX線画像検査である．X線を用いた画像検査では，比較的低エネルギーのX線（20～150 kV）を使用するため，生体内の物質との間で起こる相互作用は光電効果が主となる．光電効果は原子番号が大きいほど起こりやすいため，被写体に含まれる物質を構成する原子の原子番号が大きいほどX線は大きく減弱することになる．実際には組織によって構成する原子の組成や密度が異なるため，X線の減弱の程度，すなわちX線吸収率の違いが撮影画像の濃淡の違いとなって現れる．X線吸収率は，骨＞筋肉，内臓＞肺＞空気の順で小さくなる（**表8-1**）．

表8-1 組織によるX線吸収率の違い

組織	透過性	吸収率	画像色
骨，石灰化，造影剤	低	高	白
水，実質臓器（肝臓・腎臓・脾臓など），筋肉，心臓，血管，血液			
脂肪			
空気（肺や腸管）	高	低	黒

2 単純X線撮影

単純X線撮影は，X線を人体に対して1方向から照射し，透過したX線を平面フィルムや検出器でとらえて平面（2次元）像として撮影，画像化する検査法である．特に造影剤などを用いないで撮影するもので，主に胸部や骨の異常を検査する場合に利用される．

X線の発生にはX線管が用いられる．X線管は，真空ガラス管の内部にタングステンフィラメントが含まれる陰極と，銅板にタングステン薄板を埋め込んだ陽極で構成される（**図8-2**）．通電により加熱したタングステンフィラメントから発生した熱電

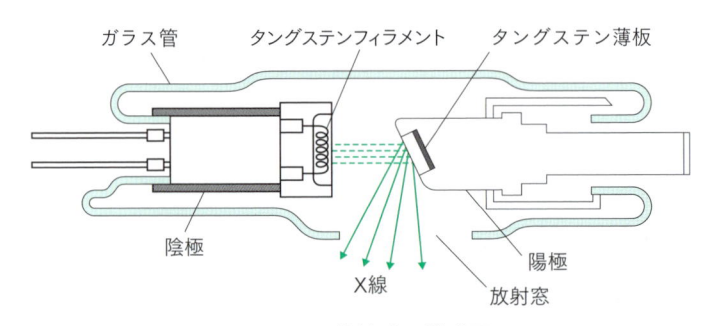

図8-2 X線管球の模式図

子を，高電圧をかけることにより加速し，ターゲットである陽極のタングステン薄板にあてると，熱電子の運動エネルギーの一部が制動放射線（X線）となって放出される（残りのエネルギーの大部分は熱に変換される）．これに加えてタングステン原子が励起して特性X線も放出される．

単純X線撮影の場合は，X線の写真作用を利用して生体を透過したX線を画像化する．ゼラチンに臭化銀を混合した感光乳剤をプラスチックに塗布したX線フィルムにX線をあてると臭化銀が銀に還元されて黒化するので，白黒の画像として得られる．

乳腺の画像診断に用いられる単純X線撮影は特に**マンモグラフィ**（mammography）と呼ばれ，専用の撮影装置を用いて乳房を圧迫板と呼ばれるプラスチックの板で撮影台に押さえつけて撮影する．マンモグラフィでは一般撮影と比べてより低エネルギーのX線が用いられている．

3 X線透視撮影

X線透視撮影は，X線の蛍光作用を利用する．そのため，フルオログラフィ（fluorography）とも呼ぶ．蛍光物質にX線をあて，発生する蛍光を光電子に変換し，蛍光増倍管で増幅して画像化する（**図8-3**）．この方法ではX線像をリアルタイムに動画像として観察することができる．また，近年では透過したX線の情報をリアルタイムにデジタル画像データとして収集することのできるフラットパネルディテクタ（FPD，X線平面検出器）という検出装置が開発されている．FPDではX線を電気信号に変換する方法として，X線をSeやCdTe（テルル化カドミウム）などの検出素子によって直接電気信号に変換する直接変換方式と，X線をCd^{3+}やCsIなどのシンチレータで吸収し光に変換後，光電変換装置で電気信号に変換する間接変換方式がある．

X線透視撮影は，主に消化器系，泌尿器系・生殖器系の造影検査や骨の整復状態を観察する際に用いられる．

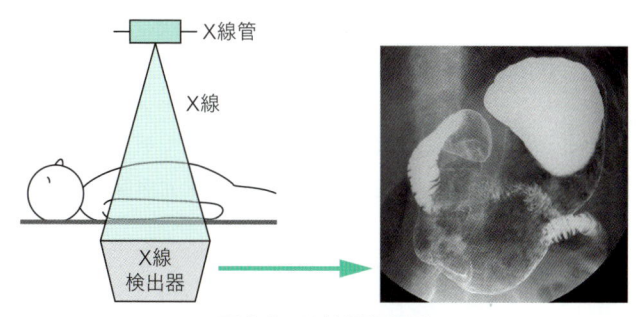

図8-3 X線透視撮影
透視画像は図11-5（p.204）を参照．

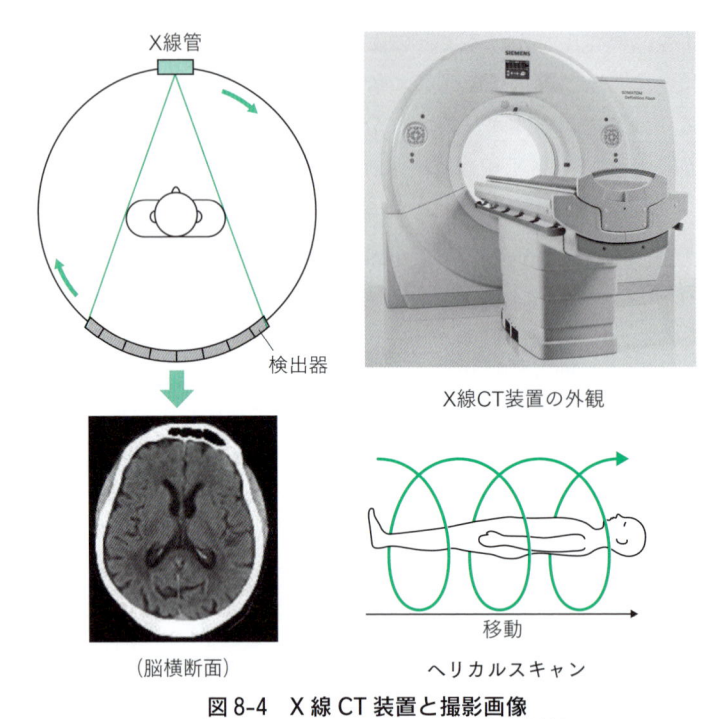

(脳横断面)　　　　　　ヘリカルスキャン

図 8-4　X 線 CT 装置と撮影画像
[画像提供：シーメンス・ジャパン株式会社]

4 X 線コンピュータ断層撮影（X 線 CT）

　X 線 CT は，X 線源と検出器を一緒に回転させることで X 線透過像を撮影し，コンピュータの演算処理によって被写体の断層面（3 次元情報）に再構成された画像を得る検査法である（**図 8-4**）．得られる画像は分解能に優れ，従来の単純 X 線撮影では識別が難しいわずかな X 線の吸収差を描出することができるのが特徴である．

　X 線 CT 装置では，被写体をはさんで 180°対向する位置に配置された X 線管と X 線検出器が被写体の周りを 360°回転しながら体内を透過した X 線を検出し，各体軸横断断層面（スライス）における X 線の吸収値（X 線吸収係数）の分布を収集してゆく．X 線吸収係数は，水を 0，空気を－1,000 とした相対値（CT 値：ハンスフィールド単位，HU）に変換され，スライスの情報がデジタル画像として描出される．被写体のスキャン方式としては，スキャンと被写体の移動を順次繰り返してゆくコンベンショナルスキャン，X 線管と検出器の回転と寝台の移動を組み合わせて被写体に対してらせん状にスキャンしてゆくヘリカルスキャン（ヘリカル CT ともいう）がある．最近では検出器を縦横 2 次元的に配列したマルチスライス方式（マルチスライス CT）の装置も開発され，より高速で広範囲に 3 次元画像を得ることも可能となっている．

5 X 線造影検査と X 線造影剤

　検査する組織と X 線吸収率が大きく異なる **X 線造影剤**（**表 8-2**）を血管内に投与あ

るいは管腔臓器内に直接注入し，X線透視撮影やX線CTを行うことにより，臓器や血管の明瞭な画像を得ようとする検査法を**X線造影検査**と呼んでいる．X線吸収率の高いX線造影剤を**陽性造影剤**といい，空気，酸素，二酸化炭素など組織よりもX線吸収の低いものを**陰性造影剤**という．通常は，陽性造影剤を用いることが多い．造影剤は，組織のX線吸収率との差が大きいだけでなく，化学的に安定であること，人体に対して毒性がないこと，粘着性が低く，溶液が体液に近い浸透圧を示すこと，速やかに排泄されること，などの条件を満たす必要がある．これらの条件を満たす代表的な陽性造影剤として，硫酸バリウム（$BaSO_4$）とヨード化合物がある．ヨード化合物は，主にトリヨード安息香酸誘導体のモノマー（単量体）やダイマー（2量体）が用いられている．また，これらは遊離のカルボキシ基をもつイオン性造影剤と遊離のカル

表8-2　主なX線造影剤

目　的	造影剤（一般名）	剤　形
尿路・血管造影剤	イオパミドール，イオベルソール［非イオン性］，アミドトリゾ酸，イオタラム酸，イオキサグル酸［イオン性］	水溶性注射剤
消化管造影剤	アミドトリゾ酸［イオン性］	水溶性剤（経口）
	硫酸バリウム	懸濁剤（経口）
胆道造影剤	イオトロクス酸［イオン性］	水溶性注射剤
脊髄造影剤	イオトロラン［非イオン性］	水溶性注射剤
関節造影剤	アミドトリゾ酸，イオタラム酸［イオン性］	水溶性注射剤
子宮卵管造影剤	イオトロラン［非イオン性］	水溶性注射剤
	ヨード化ケシ油脂肪酸エチルエステル	油性注射剤

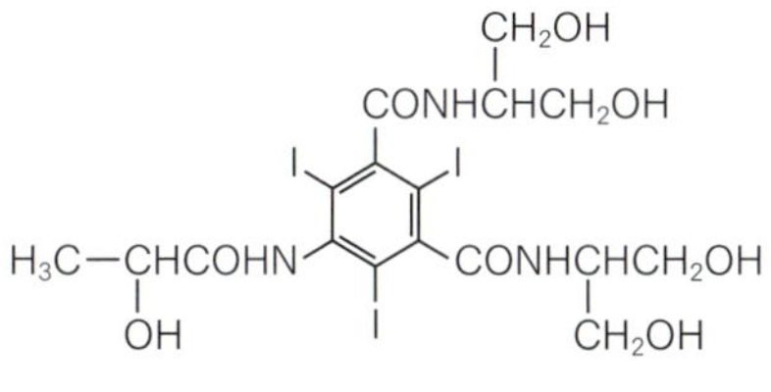

イオパミドール

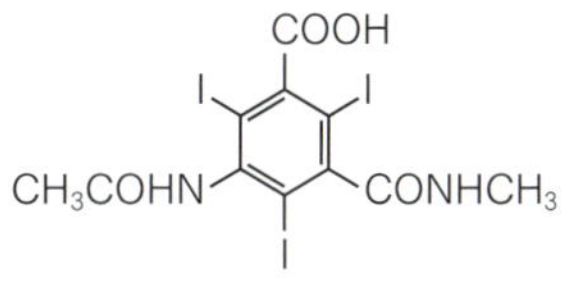

イオタラム酸

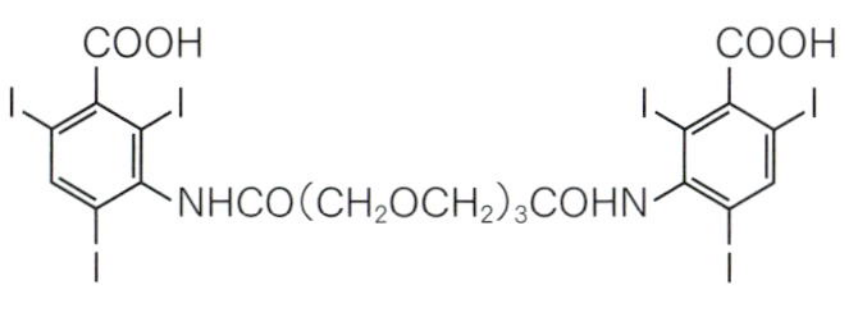

イオトロクス酸

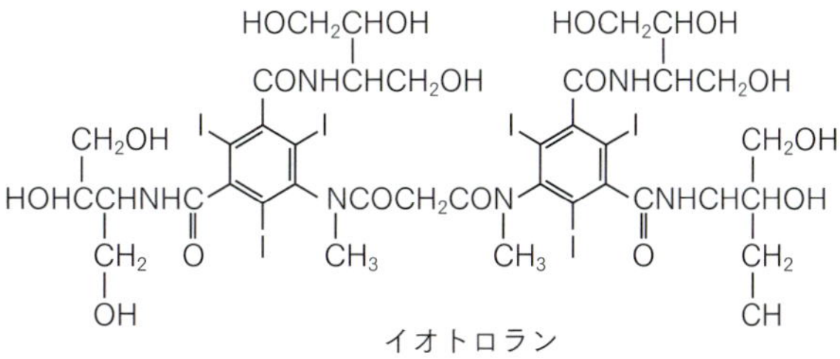

イオトロラン

図8-5　代表的なX線造影剤の構造式

ボキシ基をもたない代わりに水酸基を導入した非イオン性造影剤があるが，イオン性造影剤は高い浸透圧に起因する副作用を発現しやすいため，現在は非イオン性造影剤の使用が主流となっている．

血管造影や尿路造影には主に非イオン性の**水溶性ヨード化合物**の静脈内投与，消化管造影には主に**硫酸バリウム製剤**の経口投与が用いられる．特に，血管や胆管などを造影しながらカテーテルなどの器材を管腔内に挿入して生検や治療を行う **IVR**（interventional radiology）は，手術と比較して侵襲性の低い方法としてよく用いられている．一方，脊髄腔やリンパ管造影なども以前は行われていたが，最近は MRI，超音波検査の普及とともに行われなくなってきている．

ヨード化合物の X 線造影剤の使用に際しては，相互作用を起こす可能性のある薬剤に注意する．例えば，メトホルミン塩酸塩などのビグアナイド系糖尿病薬は，主に肝臓において乳酸からの糖新生を抑制することで血糖値を低下させるが，その結果血中の乳酸濃度が増加する．ヨード造影剤の投与により一過性に腎機能が低下することでビグアナイド系糖尿病薬の腎排泄が減少し，血中濃度が上昇するために乳酸アシドーシスが起こる可能性がある．造影検査を行う際にはビグアナイド系糖尿病薬の投与を中止するなどの措置を行う．また，β遮断薬服用者では，造影剤によるアナフィラキシー様反応の発現頻度が増加したとの報告があるので注意を要する．また，ヨウ素過敏症患者や重篤な甲状腺疾患のある患者は禁忌である．

なお，臨床における X 線造影剤使用の現状については 11 章（p.203）も参照されたい．

B 核医学検査

1 核医学検査の概要とその原理

核医学検査は，生体内で特定の機能を示す**放射性医薬品**（放射性同位元素標識化合物）を投与しその放射性同位元素の生体内での分布を画像化することによって時間的・空間的に追跡する**インビボ**（*in vivo*）**検査**と，生体から採取した血液や尿などの試料に含まれる物質をラジオイムノアッセイで測定する**インビトロ**（*in vitro*）**検査**に分けられる．これらによって得られた情報をもとに診断することを**核医学診断**という．

in vivo 検査で用いられる放射性医薬品は，^{68}Ga，^{99m}Tc，^{111}In，^{123}I，^{201}Tl などの**単光子（シングルフォトン）放出核種**を含む化合物と，^{11}C，^{13}N，^{15}O，^{18}F などの**陽電子（ポジトロン）放出核種**を含む化合物の 2 種類に大きく分けられる．単光子放出核種を用いる検査（シンチグラフィ）では，原子核から放出されるγ線を**シンチレーションカメラ（ガンマカメラ，シンチカメラ）**や単光子放出断層撮影（single photon emission

B 核医学検査

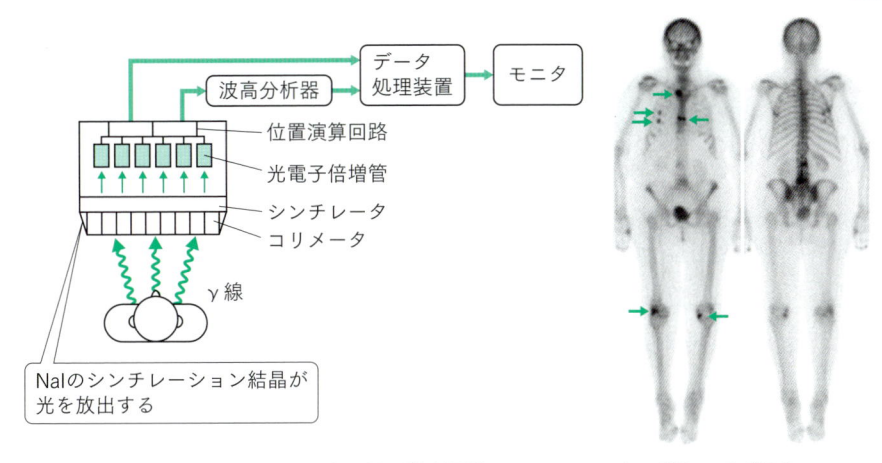

a．シンチレーションカメラの基本原理

b．骨シンチグラム
（腫瘍を矢印で示した．）

図 8-6-1　シンチレーションカメラ

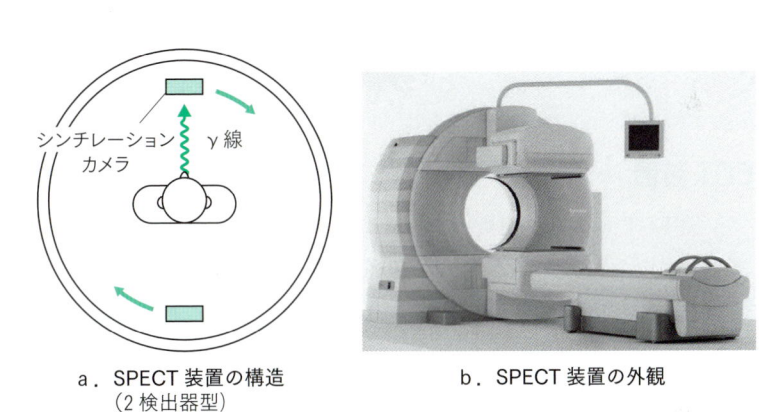

a．SPECT 装置の構造
（2 検出器型）

b．SPECT 装置の外観

図 8-6-2　SPECT 装置

［図 8-6-1，2 画像提供：シーメンス・ジャパン株式会社］

computed tomography，SPECT）装置で検出し，画像化する．陽電子放出核種を用いる場合は，原子核から放出された陽電子が電子（陰電子）と結合して消滅する際に放出する消滅放射線（または消滅 γ 線）を陽電子放出断層撮影（positron emission tomography，PET）装置で検出する．一方，*in vitro* 検査では，試料の測定にウェル型（井戸型）シンチレーションカウンタや液体シンチレーションカウンタなどが用いられる．ここでは，SPECT 装置および PET 装置について概説する（核医学検査に用いる放射性医薬品については 7 章を参照）．

2 シンチレーションカメラ

シンチレーションカメラは，体内に投与された単光子放出核種を含む放射性医薬品から放出される γ 線を検出し，放射性医薬品の生体内分布を平面画像（2 次元画像）

表 8-3　主な陽電子（ポジトロン）放出核種

核種	半減期	陽電子最大エネルギー	陽電子最大飛程	消滅放射線エネルギー	生成方法
^{11}C	20.4 m	0.92 MeV	1.10 mm	0.511 MeV	サイクロトロン
^{13}N	10.0 m	1.20 MeV	1.50 mm		
^{15}O	2.0 m	1.73 MeV	2.50 mm		
^{18}F	109.8 m	0.64 MeV	0.60 mm		

として画像化する装置であり，ガンマカメラとも呼ばれる．シンチレーションカメラは，検出器に指向性をもたせるコリメータ，シンチレータ（一般的に NaI（Tl）シンチレータが使用される），光電子増倍管，位置演算回路および波高電子分析器から構成される（図 8-6-1）．放射性医薬品より放出されてコリメータを透過した γ 線がシンチレータで光に変換されたのち，さらに光電子増倍管で光電子に変換され，位置演算回路で γ 線の入射位置が計算される．

3 SPECT 装置

　SPECT 装置は，複数のシンチレーションカメラを検出器として搭載し（2～4 検出器型，リング型がある），これらを 360°回転させて放射性医薬品の生体内分布を断層像（3 次元画像）として画像化するものである．最近は，PET 検査にも対応した SPECT-PET 兼用装置が開発されている（図 8-6-2）．

4 PET 装置

　PET 装置は，医療用サイクロトロンで生成した陽電子放出核種を含む放射性医薬品を体内に投与し，その生体内分布を断層像（3 次元画像）として画像化するものである．PET に用いられる主な陽電子放出核種とその特徴を表 8-3 に示す．

　陽電子放出核種は，$β^+$ 壊変により $β^+$ 線，すなわち正の電荷をもった電子である陽電子（ポジトロン）を放出する核種である．放出された陽電子は，物質中で電離作用などの相互作用を繰り返し，ほとんどの運動エネルギーを失うと物質中に存在する電子と結合して消滅する．このとき，エネルギーが 0.511 MeV の 1 対の消滅放射線が 180°方向に放出される．PET 装置では複数の検出器が多層リング状に配列されており，放出された 1 対の消滅放射線を同時計測して陽電子放出核種の位置を同定する（図 8-7b）．検出器は，0.511 MeV という高いエネルギーの光子を検出するために，シンチレーションカメラで用いられているものよりも実効原子番号の大きい LSO（Lu_2SiO_5：Ce），LYSO（$Lu_2Y_2SiO_5$：Ce）または GSO（Gd_2SiO_5：Ce）検出器などが用いられる．

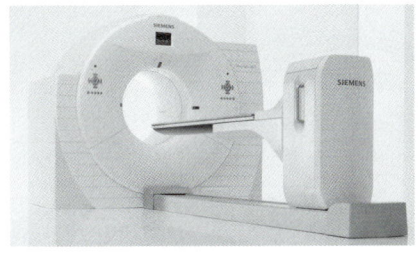

a．PET-CT装置の外観

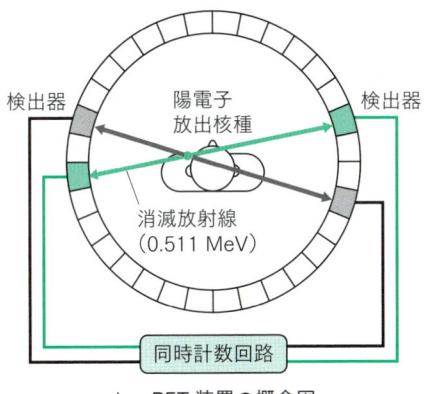

b．PET装置の概念図

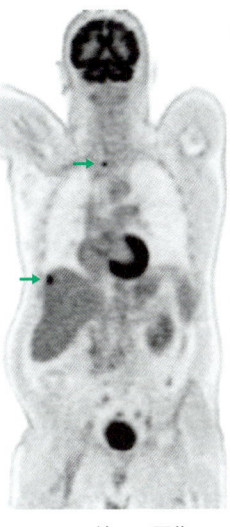

c．X線CT画像

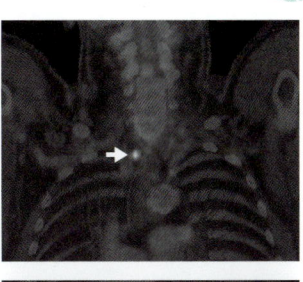

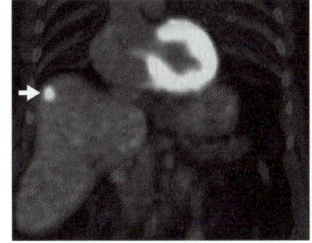

d．PET-CT画像（^{18}F-FDG）
（矢印は腫瘍）

図8-7　PET装置とPET画像
［画像提供：シーメンス・ジャパン株式会社］

　PETは，臓器などの機能的情報を描写するのには適しているが，X線CTやMRIが提供する形態学的な情報量には乏しい．そこで，両者の利点を融合したPET-CT装置が開発されている．この装置は，形態学的情報と機能的情報を重ね合わせた画像（図8-7d）を提供するとともに，精度が向上し，PET単体の装置と比べて検査時間も短縮することができる．

C 核磁気共鳴（NMR）による画像診断

1 磁気共鳴画像法（MRI）の概要

　物質を強い静磁場のなかに置き特定の周波数の電磁波を照射すると，物質中の核スピンをもつ原子核（陽子数あるいは中性数のうち少なくとも一方が奇数である原子核）は共鳴現象を起こし，照射を止めても照射した電磁波と同じ周期の電磁波を発生する．このような核の共鳴現象を**核磁気共鳴**（nuclear magnetic resonance，NMR）現象といい，この現象を利用して物質の構造や状態を非破壊的に知ることができる．**磁気共鳴画像法**（magnetic resonance imaging，MRI）はNMR現象を利用して生体の内部の状態を画像化する方法である（図8-8）．生体内には，NMRで検出できる原子核とし

a．MRI 装置の外観

b．MRI 装置の概念図

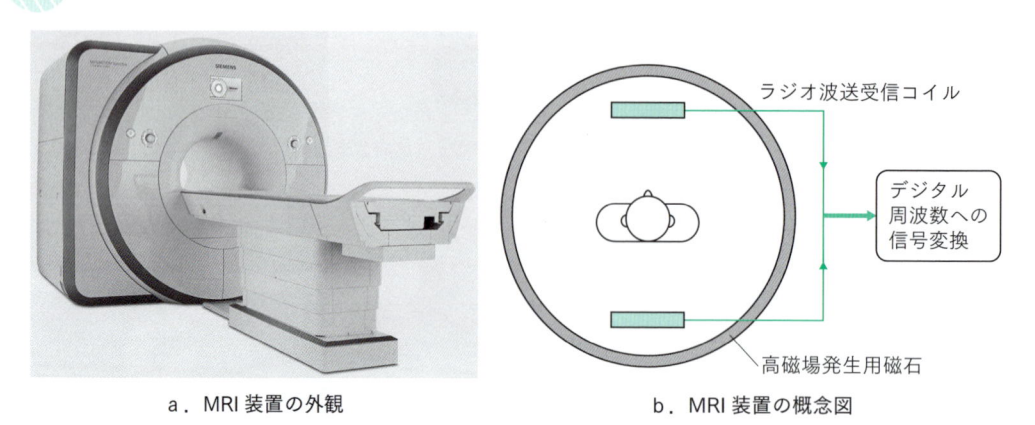

図8-8　MRI 装置
[画像提供：シーメンス・ジャパン株式会社]

て ^1H, ^{13}C, ^{31}P などがあるが，そのうち生体内での存在数が最も多くかつ感度の高い ^1H の原子核であるプロトンが MRI における測定対象となる．なお，MRI は，X 線検査や核医学検査と異なり，放射線被曝がなく比較的安全であることが特徴である．

2 MRI の原理

プロトンのように核スピンをもつ原子核は磁性をもっており，それらのスピン軸は通常はさまざまな方向を向いている．これらを強力な静磁場のなかに置くとすべての原子核が静磁場の方向を向き，コマの首振り運動のようにスピン軸が回転運動を行うようになる．これを歳差運動という．ここに，ラーモア周波数と呼ばれる歳差運動と同じ周波数の電磁波（ラジオ波）をある一定量外部から与える（90°パルス）と，原子核の一部が励起状態となりスピン軸の方向が図 8-9 ④のように縦方向の磁化が横方向に 90°倒れる現象が起こる．このような状態で電磁波の照射を止めると，原子核から照射した電磁波と同じ周波数の電磁波（MR 信号）が放出されてエネルギー準位が低くなると同時に磁化の方向が照射前の状態に戻っていく．これを緩和現象という（図 8-9）．この際，スピンの磁化が磁場の方向になりエネルギーが元の熱平衡状態に戻ることを縦緩和（T_1 緩和）といい，原子核に一度ラジオ波を照射して MR 信号を出させてから再度ラジオ波を照射した際に信号の強度が前回照射時の 63.2% にまで回復するのに要する時間を縦緩和時間（T_1）という．また，横方向の磁化が戻ることを横緩和（T_2 緩和）といい，T_2 緩和によって MR 信号の強度が最初の強さの 36.8% まで減衰するのに要する時間を横緩和時間（T_2）という．MRI では，電磁波を短時間に繰り返し人体に照射して MR 信号を得るが，照射から信号を取り出すまでの時間をエコー時間（TE），照射を繰り返す間隔を繰り返し時間（TR）といい，TE および TR ともに短く設定すると T_1 の信号強度が強調された T_1 強調画像，TE および TR ともに長く設定すると T_2 の信号強度が強調された T_2 強調画像が得られる（図 8-10）．

C 核磁気共鳴（NMR）による画像診断

①外部磁場のない場合，核スピンはおのおの勝手な方向を向いている

②静磁場（B₀）を加えると核スピンの向きが一方向にそろう

③静磁場下で核スピンは歳差運動（回転運動）を始める

④歳差運動と同じ周波数の電磁波を照射し，核スピンを90°倒す（90°パルス）

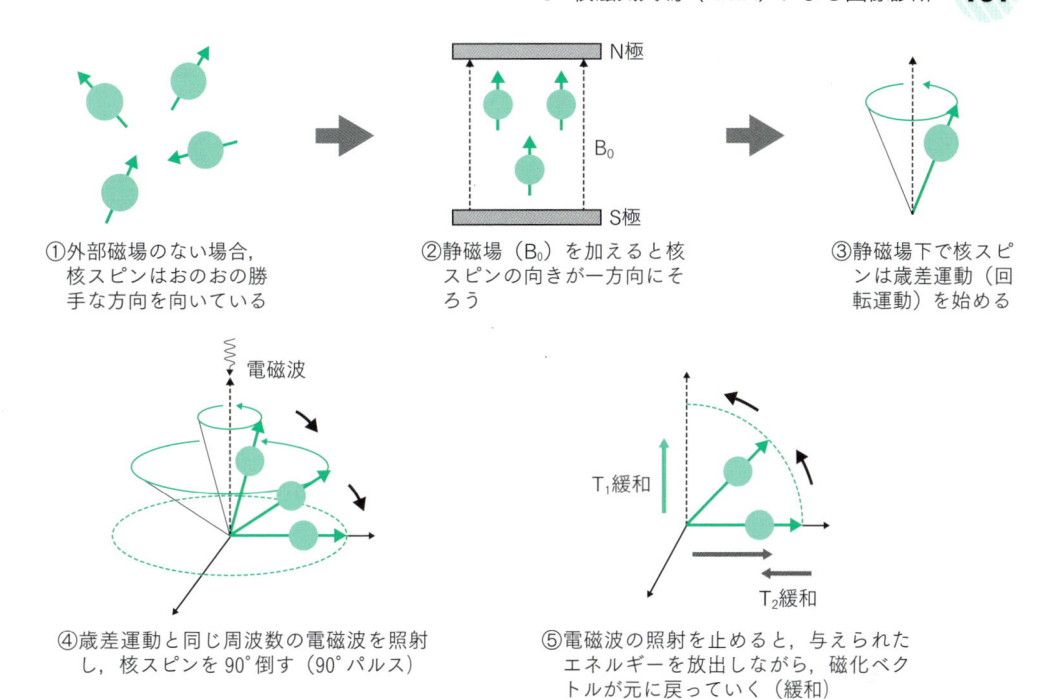

⑤電磁波の照射を止めると，与えられたエネルギーを放出しながら，磁化ベクトルが元に戻っていく（緩和）

図 8-9　核磁気共鳴現象と緩和

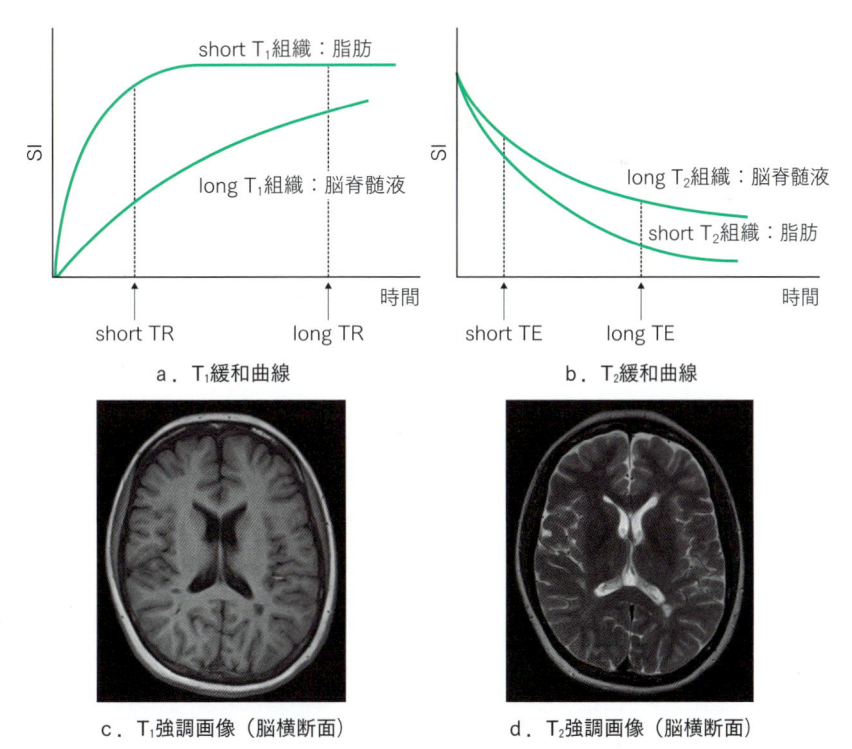

a．T₁緩和曲線

b．T₂緩和曲線

c．T₁強調画像（脳横断面）

d．T₂強調画像（脳横断面）

図 8-10　T₁, T₂緩和曲線とT₁, T₂強調画像
［画像提供：シーメンス・ジャパン株式会社］

3 MRIの実際

　生体内にはプロトンの量が多い組織と少ない組織があるため，この差を利用して器官や組織を画像化することができる．例えば，T_1およびT_2を強調しないプロトン強調画像では，プロトン密度が高い自由水，脂肪酸を多く含む血液や組織液（脳脊髄液，腹水など）および脂肪組織でMR信号が高信号となり，プロトン量の少ない骨皮質や肺（空気），靭帯などは低信号もしくは無信号となる．また，自由水の多い部位はT_1強調画像で低信号，T_2強調画像では高信号となり，脂肪はT_1強調画像，T_2強調画像ともに高信号となる．

4 MRI造影剤

　MRIでは，組織間のコントラストを強調して病変部の画像を鮮明に映し出すことを目的に造影剤が使用される．MRI造影剤には常磁性体もしくは強磁性体が用いられ，T_1強調画像で信号強度を増加させるGd製剤やクエン酸鉄アンモニウムなどの陽性造影剤とT_2強調画像で信号強度を低下させる超常磁性酸化鉄製剤などの陰性造影剤に分けられる．Gd製剤（図8-11）は，細胞外液に分布するようにつくられており，血液内に投与すると血流の分布に従って全身に広がり，血流の豊富な領域の緩和を促進するため，T_1強調画像で腫瘍などの情報を得るために用いられる．超常磁性酸化鉄製剤は，静脈内投与後に肝臓でクッパー（Kupffer）細胞に貪食されて細胞内にとどまり肝臓の正常組織のT_2強調画像上での信号を低下させることにより，腫瘍組織の信号を明瞭化する．クエン酸鉄アンモニウムは，経口剤として消化管の陽性造影剤として用いられる．

　なお，臨床におけるMRI造影剤使用の現状については11章（p.205）も参照されたい．

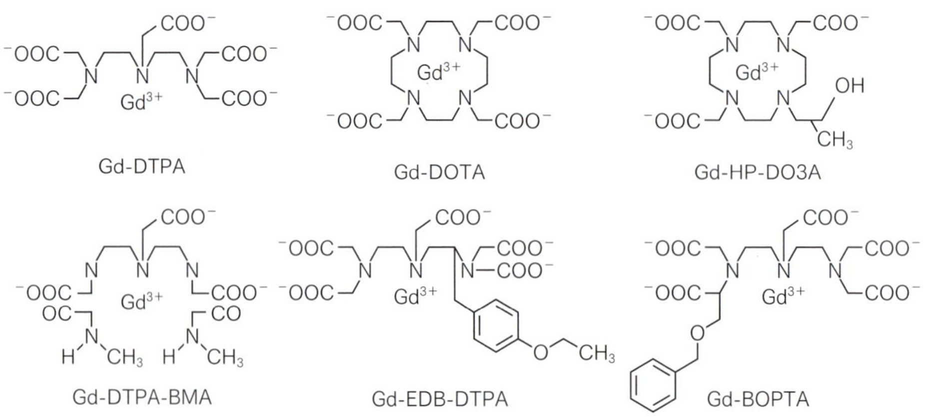

図8-11　代表的なMRI造影剤の構造式

D 超音波による画像診断

1 超音波による画像検査法の概要

　　超音波（ultrasonic waves, US）とはヒトが聞くことのできる 20〜20,000 Hz の音よりも高周波側の帯域外の音をいう．医療では主に 2〜20 MHz の超音波が用いられる．超音波を人体に照射すると体内をパルスとして伝搬し，組織の境界面で音波の一部が反射され**反射波**（**エコー**）として戻ってくる．超音波による画像検査法は，このような超音波の性質を利用して生体内の内部構造や血流の様子を画像化する方法である．

2 超音波検査の原理

　　超音波を物質に照射すると物質中をパルスとして伝搬するが，その伝搬速度は物質の密度によって異なる．これらの物質のなかを超音波が伝搬する際の伝わりやすさを**音響インピーダンス**といい，密度の大きい物質は音響インピーダンスが大きい．異なった音響インピーダンスをもつ物質の境界面を超音波が進む場合，入射した超音波の一部は反射され，残りは屈折して透過する．このように，音響インピーダンスの差による反射波の強度を画像化して内部構造を知る方法をパルス反射法という．これ以外に，赤血球の反射波のドプラ効果による周波数の変化から心臓や血液内の血流情報を知る方法があり，これを**ドプラ法**という．超音波診断装置は，探触子（プローブ）を体表に密着させて超音波を発射するとともに，体内から戻ってくる反射波を受信し，その強度と受信に要する時間から対象物質の密度と位置情報を得てそれらを画像化する（図 8-12）．

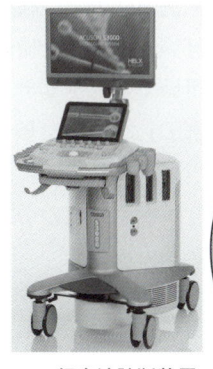

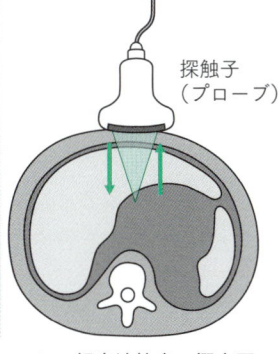

a．超音波診断装置の外観　　b．超音波検査の概念図　　c．超音波画像（腹部，Bモード）

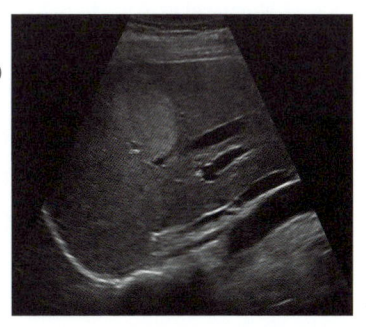

図 8-12　超音波診断装置と超音波画像
［画像提供：シーメンス・ジャパン株式会社］

表 8-4　超音波検査における画像表示法

検査方法	モード	表示方法	得られる情報	適用
パルス反射法	A モード	反射波の強度を振幅で表示	対象物（臓器，組織）と反射エコーの強さ	児頭計測など
	B モード	反射波の強度を輝度に変換し断層像を表示	対象物（臓器，組織）の断層像	一般的に用いられる表示法
	M モード	反射波の強度を輝度に変換し反射源の距離の時相変化を表示	対象物（臓器，組織）の時間的な動き	僧帽弁などの運動性，心室厚などの測定
ドプラ法	ドプラモード	パルス（波形）表示，カラー表示，パワー表示	血流情報	異常血流箇所の検査

3　超音波検査の実際

　超音波検査における画像表示方法には，パルス反射法で用いる A モード，B モードおよび M モードのほか，ドプラ法で用いるドプラモードがあり，それぞれの目的によって使い分ける．各モードの特徴を**表 8-4**にまとめた．

E　その他の方法による画像診断

1　内視鏡検査

　内視鏡検査は，体外から見ることのできない管腔内に，先端にレンズの付いた管を挿入して管腔内部を観察するもので，胃や大腸などの消化管のほか，脳内，胸腔，腹腔，耳鼻咽喉，泌尿器，膣や子宮などにも適用され，汎用性の高い検査法である．初期の内視鏡装置は，胃カメラと呼ばれる管の先端に付いたカメラで撮影し，写真により体内を観察していたが，その後，光ファイバーを用いて体内をリアルタイムに観察できるファイバースコープ，次いで個体撮像素子（CCD）を用いたビデオカメラを装着したビデオスコープ（電子内視鏡）が開発され，現在はこれらの装置が主流となっている．内視鏡に各種の処置具を装着することにより，病変部位の切除，止血，胆石などの砕石，異物の摘出などの処置・治療を行うことができる．

2　眼底検査

　眼底検査では，無散瞳眼底カメラを使用し，瞳孔を通して眼底に照明光（可視光線）を照射して撮影する．撮影画像からは眼底血管の走行状態を観察することができる

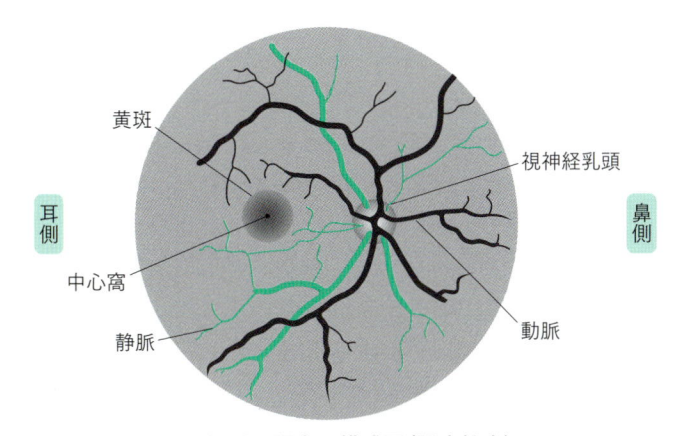

図8-13 眼底の模式図(眼底検査)

(図8-13).眼底検査は,生体の血管を非侵襲的に観察することができるため,眼科領域の疾患の診断だけでなく,高血圧,動脈硬化,糖尿病による血管の病変,脳血管の病変などの診断にも用いられる.

9章 放射線の生体への影響

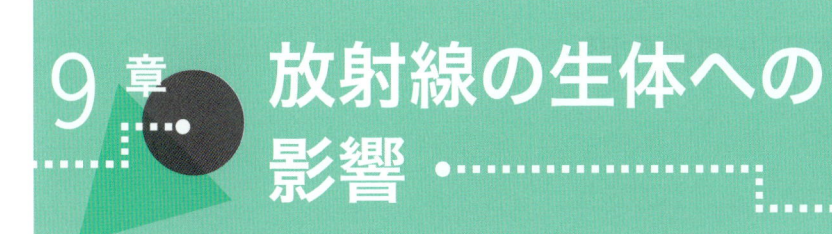

　放射線が生体に影響を及ぼす際の直接的な標的は，主に遺伝情報としてのゲノム DNA である．DNA 損傷を引き起こす放射線の作用には，**直接作用**（direct effect）に加えて，放射線により水分子から電離・励起されたフリーラジカルによる**間接作用**（indirect effect）がある．また，放射線防護の観点から，放射線の生物作用は，細胞死による**確定的影響**（deterministic effect）や突然変異（mutation）による**確率的影響**（stochastic effect）を考える必要があり，結果的に細胞から組織，そして臓器，さらには個体としての影響へと進展していく．本章では，放射線の種類と生物作用に関する基本的な考え方を説明し，その影響を DNA 損傷や細胞における作用としてとらえ，さらに，臓器や個体への影響および疾患を引き起こす仕組みの理解へつなげていく．

A 環境からの放射線被曝

　地球上で生活している私たちは，日常的に放射線に曝露されている．それは，大地や宇宙からの放射線による**外部被曝**（external exposure，**体外被曝**）や大気や食物に含まれる天然放射性物質を体内に取り込むことによる**内部被曝**（internal exposure，**体内被曝**）によるものである．放射線の発見および核融合反応の研究が進展して以降，放射線および放射性同位元素は，さまざまな利用法が開発されて，医療，研究，工業，農業などに応用されている．医療に由来する被曝を**医療被曝**（medical exposure）と呼ぶが，現代医療において，放射性同位元素を用いた診断や治療は，不可欠なものとなっている．

　医療被曝以外でも，環境や食物に由来する放射線により被曝を受けている．さらに，事故などの予測不能の事態による放射線被曝も想定される．これらの放射線被曝により，生体に有害な影響が生じた場合に，これを**放射線障害**（radiation effect）と呼ぶ．

　人が環境から受ける放射線を**自然放射線**（natural radiation）と呼び，医療などの人工放射線と区別する．環境放射線に関しては，11 章 A にて記述する（p.191 参照）．

B 直接作用と間接作用

1 放射線の影響における時間的過程

　生命は，外界からさまざまな影響を受けるが，質量のある物体の衝突や高温の物質の接触のような場合には，その影響は自由神経終末における化学受容器により感知され，ただちに知覚神経が認識して回避行動などがとられる．しかし，放射線による影響は，ある程度の線量までは，感覚的な感知が不可能であり，身体的な影響の発現にも時間を要する．このためその現象が，分子レベルで明らかとなるまでは，有害な作用に対する認識が遅れることとなった．また，放射線は，現代においても専用の計測器を用いなければ，その存在の認識が困難であり，人体への影響は，重要であるとともに，多くの誤解を生じている．

　生体に及ぼす放射線の影響は，図9-1に示したように，その時間的過程から主として3つに分けて考えることができる．まず，照射された放射線は瞬間的（10^{-18}〜10^{-13}秒）に生体を構成する原子や分子に吸収され，これにより電離と励起が生じる．これを**物理的過程**と呼ぶ．

　次に，その直後（10^{-12}〜数秒）に，直接的な生体高分子の損傷に加えて，電離と励起により生じたラジカルによる間接的な作用により生体高分子の損傷が生じ，初期障害につながる．これを**化学的過程**と呼ぶ．

　さらに，その後（数秒〜数十年）に，生体高分子の損傷が，細胞機能に影響を及ぼし，それが組織の機能にまで至る場合がある．また，遺伝情報であるDNAの損傷は，発がんや遺伝的影響にまで及ぶ可能性がある．これを**生物的過程**と呼ぶ．

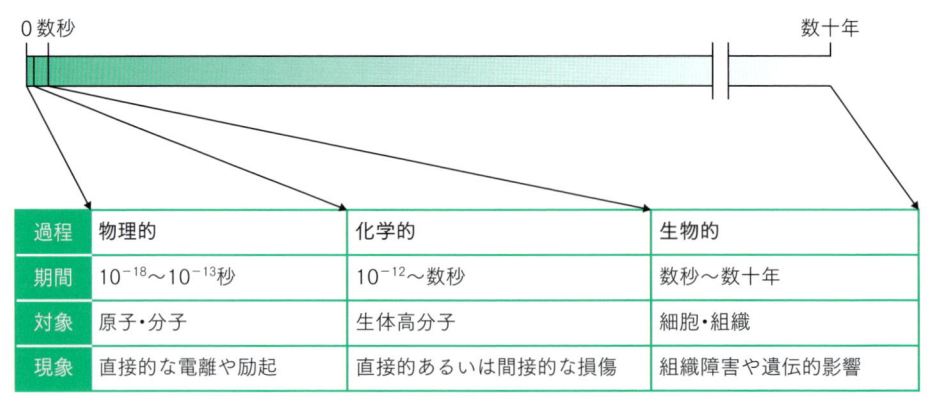

過程	物理的	化学的	生物的
期間	10^{-18}〜10^{-13}秒	10^{-12}〜数秒	数秒〜数十年
対象	原子・分子	生体高分子	細胞・組織
現象	直接的な電離や励起	直接的あるいは間接的な損傷	組織障害や遺伝的影響

図9-1　放射線による影響の時間的過程

2 線質と線量率（LET）効果

吸収線量が同じ放射線であっても，線質によりその生物効果は大きく異なる．放射線が生物に及ぼす影響は，生体高分子や水に対する電離や励起に依存するため，その作用は線質の電離能に密接に関係する．荷電粒子の飛跡に沿った単位長さあたりのエネルギー付与を**線エネルギー付与**（liner energy transfer，**LET**）と呼び，放射線の線質係数は LET によって決められる．

電離能が大きい α 線，中性子線，重粒子線は高 LET 放射線に分類され，X 線，γ 線，電子線などは低 LET 放射線に分類される．そして，高 LET 放射線は，局所的に大きな電離を起こす直接作用が主であると考えられ，低 LET 放射線は間接作用が主となる．

LET の異なる放射線での生物に対する影響の比較には，**生物効果比**（relative biological effect，**RBE**）が用いられ，(9·1)式で導き出される．基準となる放射線には，X 線や γ 線が用いられる．低 LET 放射線と高 LET 放射線の RBE を比較すると，一般的には高 LET 放射線のほうが低 LET 放射線より値が大きくなる．

$$\mathrm{RBE} = \frac{\text{ある生物効果を引き起こすのに必要な基準となる放射線の吸収線量}}{\text{対象としている放射線で同じ効果を引き起こすのに必要な吸収線量}} \quad (9\cdot1)$$

3 直接作用の概念と標的説

放射線の生体に対する影響は，放射線のエネルギーが生体を構成する分子に吸収されることにより始まる．生体分子に放射線エネルギーが吸収され，障害が生じることを直接作用と呼ぶ．これは標的分子の電離と励起により，分子内の共有結合が切断されることによる標的分子そのものの変化である．

標的が放射線によりヒット（電離や励起）されて細胞死に至る生物作用を解析する理論として**標的説**（target theory）や**ヒット論**（hit theory）が知られている．

放射線によるヒットはランダムに生じ，ポアソン分布に従う．細胞内の標的に λ 個のヒットが生じ細胞死に至る場合に x 個のヒットが生じる確率 [$P(x)$] は (9·2)式により示される．

$$P(x) = \frac{e^{-\lambda}\lambda^x}{x!} \quad (9\cdot2)$$

a. 1 標的 1 ヒットモデル

細胞内に標的が 1 つであり，その標的は 1 つのヒットで細胞死に至ると仮定する **1 標的 1 ヒットモデル**が知られている．このモデルでは，生存率 S は，細胞がヒットを受けない確率 $P(0)$ となり，$S = P(0) = e^{-\lambda}$ となる．平均 1 個のヒットが生じる場合に，λ は 1 となり，$S = e^{-1}$ となり 0.37 に近似する．この線量は，**平均致死線量**（D_0）と定

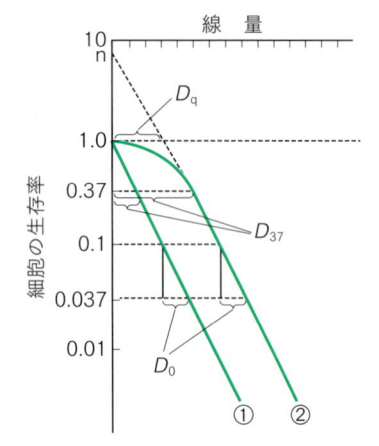

図 9-2　細胞死に対する線量-生存率曲線

義され，ヒット数は線量 D に比例し，生存率は（9・3）式により示される．

$$S = e^{-\frac{D}{D_0}} \tag{9・3}$$

この式は，**図 9-2** の線①に示したように，生存率が 1 で勾配 $\frac{1}{D_0}$ の直線となる．生存率を 37% に減少させる線量を 37% 生存率線量（D_{37}）と呼び，このモデルでは D_{37} は D_0 と等しくなり，D_0 における生存率は 37% である．一般的に，高 LET 放射線による細胞死は，このグラフで示される．

b. 多標的1ヒットモデル

一方，細胞内に n 個の標的があり，そのすべてがヒットされなければ細胞死に至らないと仮定するのが**多標的1ヒットモデル**である．n 個の標的がヒットされる確率は $(1-e^{-\frac{D}{D_0}})^n$ となり，生存率 S は（9・4）式により示される．

$$S = 1 - \left(1 - e^{-\frac{D}{D_0}}\right)^n \tag{9・4}$$

この式は，**図 9-2** の線②に示したように，D_{37} は D_0 と等しくなく，肩のある曲線となるが，高線量においては，勾配 $\frac{1}{D_0}$ の直線となり，その傾きは，1標的1ヒットモデルと平行となる．肩を形成する部分は細胞の自己修復能力を示すと考えられ，一般的に，低 LET 放射線による細胞死は，このグラフで示される．生存率 1.0 から肩を形成する線量を**準しきい線量**（quasithreshold dose，D_q）と呼び，この場合 D_{37} は，D_0 と D_q の和と等しくなる．

4 間接作用の概念とラジカルの生成

標的分子が放射線によりラジカルなどの活性体となり，それがほかの標的分子に障害を及ぼすのが間接作用である．特に，人体の70〜80％は水であり，放射線により，ヒドロキシラジカル（OH・）や水素ラジカル（H・），過酸化水素（H_2O_2）などの反応性の高い分子を生成し，周囲にさまざまな化学反応を引き起こす．したがって，生体への放射線の影響を考えるときに間接作用の関与は非常に重要となる．

放射線が分子に吸収され，最初に生じる物理的過程による電離と励起では，以下の第1段階の反応が生じる．

【第1段階】

$$H_2O \rightarrow H_2O^+ + e^-$$
$$H_2O \rightarrow [H_2O^*] \rightarrow \cdot H + \cdot OH$$

次に2次的な連鎖反応が生じ，第2段階へと進行する．

【第2段階】

$$H_2O^+ \rightarrow H^+ + \cdot OH$$
$$e^- + H^+ \rightarrow \cdot H$$
$$e^- + H_2O \rightarrow [H_2O^-] \rightarrow \cdot H + OH^-$$
$$e^- + nH_2O \rightarrow e^-_{eq}（水和電子）$$
$$e^- + O_2 \rightarrow O_2 \cdot ^-$$
$$H \cdot + \cdot OH \rightarrow H_2O$$
$$H \cdot + \cdot H \rightarrow H_2$$
$$HO \cdot + \cdot OH \rightarrow H_2O_2$$

最終的には，これらの活性分子種は，生体を構成する有機化合物であるDNAやタンパク質と反応し，さまざまな障害を引き起こす第3段階に至る．

【第3段階】

$$RH + \cdot OH \rightarrow H_2O + \cdot R$$
$$RH + \cdot H \rightarrow H_2 + \cdot R$$
$$\cdot R + O_2 \rightarrow ROO \cdot$$
$$ROO \cdot + RH \rightarrow ROOH + \cdot R$$

5 照射回数および照射範囲と細胞環境による変化

細胞に対する放射線障害は，細胞の回復機能により軽減して現れる場合がある．回復が認められる損傷には，亜致死損傷（sublethal damage, SLD）と潜在的致死損傷（potentially lethal damage, PLD）があり，それぞれにおいて回復現象が認められる．亜致死損傷の回復は，同じ線量を1回で照射したときと複数回に分割して照射した

図9-3 亜致死損傷の回復

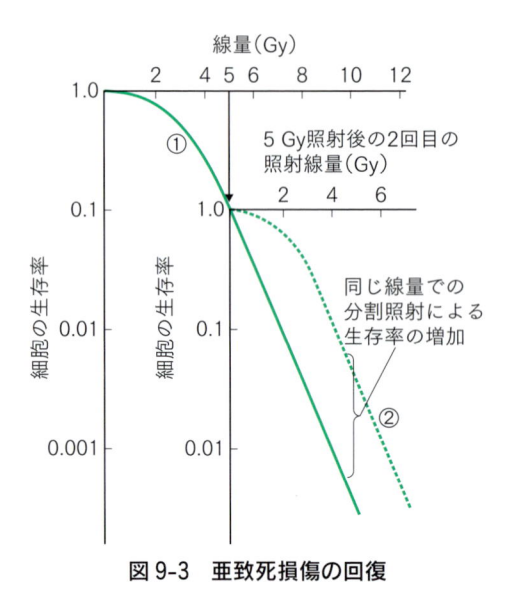

場合に認められる．つまり，1回照射より，分割照射したほうが生体への影響が小さく，細胞の生存率の上昇が認められる．図9-3に示したように，線①は，単独照射により線量に依存して細胞の生存率が低下している．線②は5 Gy照射後に，2回目として照射した場合を示している．線①と線②は合計の照射線量としては同じであるが，線は重ならず，線②の2回分割照射において生存率の増加が認められる．これには，生体の損傷修復機構やラジカルの消去機構などがかかわっていると考えられている．がん細胞は，一般的にDNAの損傷修復の機能が未熟であり，正常細胞のほうが放射線に対する損傷修復能が高い．この性質を利用して，放射線照射によるがんの治療では，低線量で複数回照射する方法が用いられる場合がある．

潜在的致死損傷の回復は，細胞が異なる環境下にある場合に認められる回復現象である．図9-4に示したように，線①の通常培養条件下の細胞に対して，線②では，細胞周期（細胞周期に関しては本章のC 3 を参照）を停止させるような条件下において同線量を照射した場合の細胞の生存率を示している．この場合も線は重ならず，細胞周期の停止により生存率の増加が認められる．これは，細胞周期を停止している間に細胞の修復機構が効率的に働くためと考えられている．抗がん薬などの薬剤には細胞周期を停止させる作用を有するものもあり，潜在的致死損傷はがん治療における放射線と抗がん薬の併用による相乗的な効果を説明する要因の1つと考えられる．

照射回数や抗がん薬との併用以外にも，がん治療においては照射範囲にも注意が必要である．がん治療における放射線照射では，数Gyの高線量を局所に照射する場合があるが，この線量を全身で浴びると，造血器障害や不妊などの重篤な急性放射線障害が引き起こされる場合がある．一般的に，全身にほぼ均一に放射線を受ける全身被曝よりも照射部位以外に遮へいなどを施して局所のみに放射線をあてる部分照射のほうが，同じ線量でも急性障害の程度を軽減することができる．このことは，放射線を

図9-4 潜在的致死損傷の回復

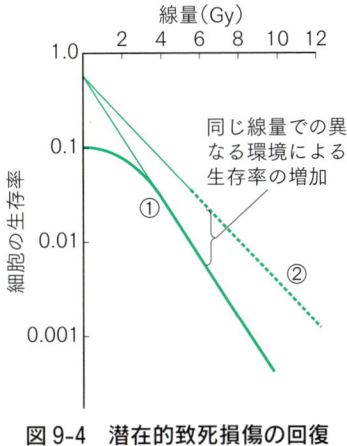

用いた治療やその取り扱いにおいて，必要最低限の部位に照射し被曝を限定することの重要性を示している．

6 間接作用で認められる効果（希釈，酸素，化学的防護，増感，温度）

a．希釈効果

放射線により影響を受ける生体高分子は，溶液中における濃度の違いによって失活する分子数やその割合が異なる場合があり，これを**希釈効果**（diluent effect）と呼ぶ．この効果は，放射線による直接作用と間接作用では大きく異なる．**図9-5**の a に示したように，放射線により失活する DNA などの生体高分子の分子数は，直接作用では放射線に衝突する可能性が濃度に依存して高くなるため，失活分子数は濃度に比例して増加する．一方，間接作用では，失活する生体高分子は放射線そのものではなく，放射線により生じたフリーラジカルなどの活性分子種により引き起こされる．したがって，間接作用では，失活分子数は生体高分子の濃度とは無関係である．一方，**図9-5の b** に示したように，グラフを失活分子数の割合（％）で示した場合には，直接作

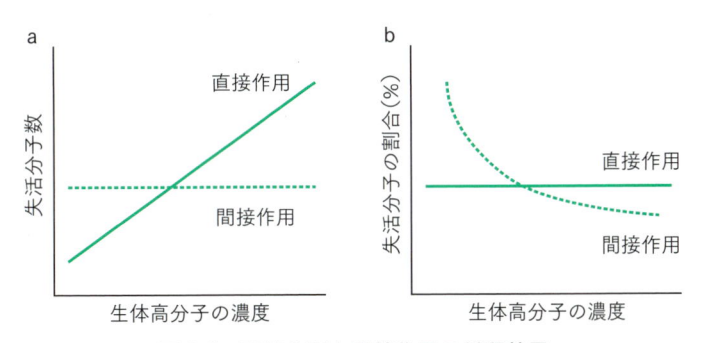

図9-5 直接作用と間接作用の希釈効果

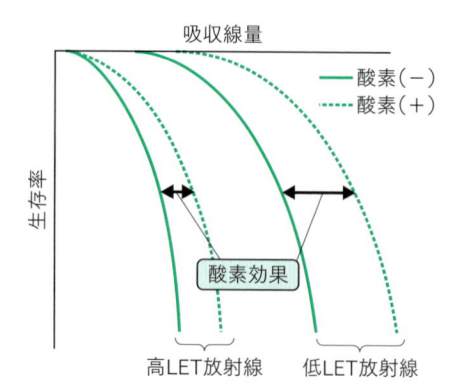

図9-6　低LET放射線と高LET放射線の酸素効果

用は生体高分子の濃度に対しては一定となり，間接作用は濃度の上昇とともにその割合は減少していく．

b. 酸素効果

生体高分子が放射線により受ける影響は，溶液中の酸素の濃度により異なる．これは，酸素に由来する過酸化物の生成量が酸素濃度に依存して多くなるためである．この酸素による作用を**酸素効果**（oxygen enhancement effect）と呼ぶ．したがって，間接作用が主となる低LET放射線（X線，γ線，電子線）では，直接作用が主となる高LET放射線（α線，中性子線，重粒子線）よりも酸素効果が顕著に現れる．動物培養細胞において，培養液の酸素の有無と線質の関係から，図9-6のように低LET放射線のほうが高LET放射線よりも酸素効果は大きくなる．

酸素効果の大きさを比較するために**酸素効果比**（oxygen enhancement ratio, **OER**）が用いられ，(9・5)式で表される．

$$\text{OER} = \frac{\text{酸素が飽和している条件下での放射線の効果}}{\text{酸素が存在しない条件下での放射線の効果}} \quad (9・5)$$

一般的には，LETが大きくなるとOERは小さな値となる．低LET放射線のOERは，2.5〜3程度であり，酸素存在下のほうが無酸素よりも放射線感受性は数倍高い．一方，高LET放射線（100 keV/μm以上）では，OERは1に近くなり，酸素の有無による放射線感受性の差はあまり認められない．また，酸素効果は，放射線照射時に酸素が存在していることが必要であり，その前後に酸素分圧を高めても放射線感受性に影響はない．

c. 化学的防護効果

放射線により生じたフリーラジカルにより引き起こされる間接作用において，そのラジカルを捕捉する性質をもつ物質が存在する場合には，影響が軽減されることがある．これを**化学的防護効果**と呼び，ラジカルを捕捉する物質を**ラジカルスカベン**

ジャー（radical scavenger）と呼ぶ．代表的なものとして，SH 基を有するシステイン，システアミン，還元型グルタチオンなどがある．化学的防護効果は，ラジカルを捕捉する物質による作用のため，低 LET 放射線において顕著に現れ，高 LET 放射線では，その効果は小さい．また，ラジカルスカベンジャーがその効果を発揮するためには，放射線照射中の対象にそれが存在している必要がある．防護効果の評価には，**線量減少率**（dose reduction factor, **DRF**）が用いられ，(9・6)式で表される．

$$\text{DRF} = \frac{\text{防護剤を投与した状態である効果を引き起こすのに必要な線量}}{\text{防護剤を投与しない状態である効果を引き起こすのに必要な線量}} \quad (9\cdot6)$$

d. 増感効果

化学的防護効果とは逆に，核酸類似物質である 5-ブロモデオキシウリジン（BUdR）や低酸素細胞増感剤と呼ばれるミソニダゾールなどは，放射線が生体に及ぼす作用を増強することが知られている．これらの化合物による効果を**増感効果**（化学的増感効果）と呼ぶが，この作用も化学的防護効果と同様に低 LET 放射線において顕著に現れ，高 LET 放射線では，その効果は小さい．また，抗がん薬として臨床で使用されるもののなかには，放射線に対する増感効果を示すものもあり，これらの抗がん薬の投与と放射線照射を併用する化学放射線療法が，がんの治療に用いられる場合がある．

e. 温度効果

一般的に放射線感受性は，温度による影響を受け，高温ではその感受性が高くなることが知られている．これを**温度効果**と呼ぶ．これは，温度の上昇によるラジカルの拡散や熱誘導性タンパク質（heat shock protein, HSP）などがかかわると考えられているが，間接作用だけでなく直接作用でも認められる．HSP は，ストレス応答性のタンパク質であり，多くの種類が知られているが，そのなかには，がん細胞を攻撃する免疫細胞を活性化する作用やがん細胞のアポトーシス誘導を引き起こすものもあり，このような作用が放射線による温度効果にかかわると考えられる．現在，この効果を利用して，放射線を照射する局所を 40℃以上に加温する温熱療法（ハイパーサーミア）が，がんの治療に用いられる場合がある．

C 放射線が細胞に及ぼす影響

1 DNA の損傷と修復

細胞は，生命の最小のユニットであり，ヒトは 60 兆個の細胞から構成される．細胞は，遺伝子をもち，自らを複製し，自立的な代謝を営むことで生命を維持している．

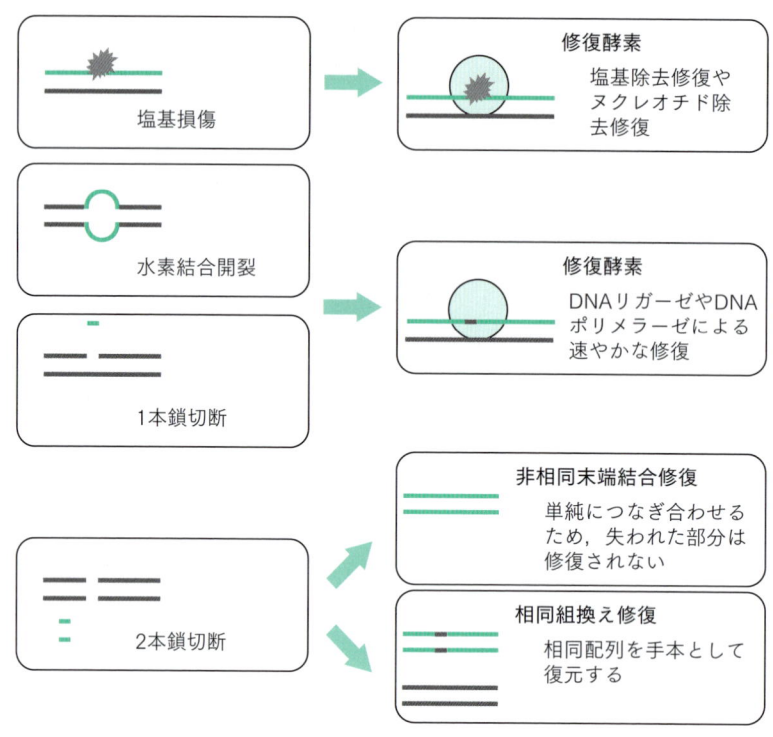

図 9-7　DNA 損傷の修復

　この遺伝子の本体は，DNA であり，その情報は生体の維持と次の世代への継承という生命の根幹をなしている．そして，生体高分子で最も放射線感受性が高いのは DNA であり，その損傷は，細胞死や突然変異として生体へ影響を及ぼす．DNA は，相補的な塩基が水素結合により 2 本鎖を形成しているため，放射線による DNA の損傷もこの構造的特徴からいくつかの種類に分けられる．一方の鎖が放射線により切断される 1 本鎖切断，両方が同じ場所で切断される 2 本鎖切断があるが，1 本鎖切断に対して，2 本鎖切断には約 10 倍の放射線のエネルギーが必要と考えられている．さらに，塩基のみが障害を受ける塩基損傷や，部分的に水素結合が切断される水素結合開裂も放射線により引き起こされる．

　DNA の損傷は，放射線以外にもさまざまな要因で生じていると考えられる．例えば，熱，酵素反応，環境物質などがあり，偶発的な要因でも起こる可能性がある．前述のように，DNA は生体の根幹をなす情報であるため，生命はそれを守る仕組みを備えており，DNA 修復機構と呼ばれる．この仕組みにより，多くの DNA 損傷は修復され，変異として遺伝的に次の細胞や世代へ残るのは 0.1％ 以下と考えられている．DNA 修復機構には図 9-7 のように，塩基除去修復やヌクレオチド除去修復があり，リガーゼや DNA ポリメラーゼなどの酵素が修復にかかわっている．さらに，鎖の切断においては，1 本鎖切断が比較的容易に修復されるのに対して，塩基対の脱落する可能性のある 2 本鎖切断では，修復が困難となる場合もある．2 本鎖切断の修復機構

には，非相同末端結合と相同組換えと呼ばれる異なる修復機構が存在する．非相同末端結合修復では単純に2本鎖をつなぎ合わせるため，脱落した塩基の復元は行われず，修復のエラーが生じやすい．一方，相同組換え修復では，修復の過程で相同組換えがかかわり，損傷されていない相同染色体を利用することにより，塩基の脱落のない完全な修復が行われる．

2 細胞の種類による放射線感受性の違い

細胞の放射線感受性は，細胞の種類やその増殖性により異なる．フランスのベルゴニー(J. Bergonie)とトリボンドウ(L. Tribondeau)は，1906年にラットの精巣に^{226}Raを線源とするγ線を照射する実験から，細胞分化の過程と放射線感受性に関して法則を見出している．これがベルゴニー・トリボンドウの法則であり，分裂頻度の高い細胞ほど放射線感受性が高く，将来の分裂数が多く，機能・形態的に未分化な細胞ほど放射線感受性が高いと定義されている．このことは生体を構成する細胞に一般的にあてはまる．例えば，がん細胞も未分化で分裂能が高く，放射線に対する感受性が高く，この法則にあてはまる．しかし，末梢血リンパ球のような分裂能をもたない細胞が高い放射線感受性を示すなどの例外もある．

3 細胞周期と放射線感受性

細胞は，遺伝情報を複製し，同じ2つの娘細胞に分裂するが，その過程は細胞周期と呼ばれる，ある程度明確に区別できる時期に分けることができる．図9-8に示したように，分裂前にDNAを複製する時期がS期(synthesis phase)，その前にDNA複製の準備をする時期がG(gap)$_1$期である．そして，細胞が分裂する時期がM期(mitotic phase)であり，その準備をする時期がG$_2$期である．つまり，細胞周期は，G$_1$→S→G$_2$→Mの順番に回っている．そして，M期は細胞分裂が進行している時期であり，形態的に細胞およびゲノムDNAの大きな変化が認められ，有糸分裂期とも呼ば

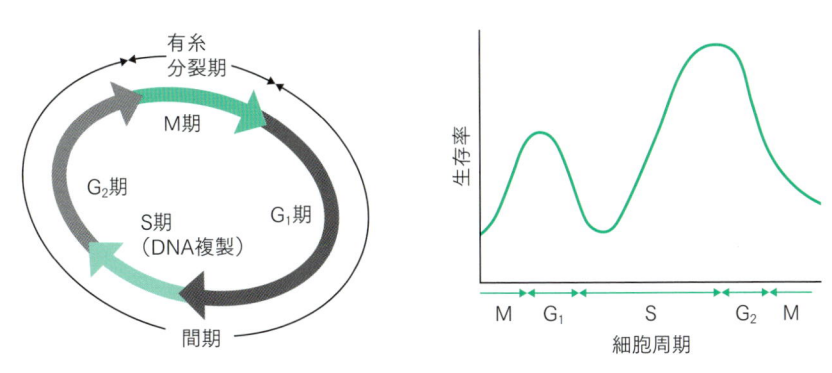

図9-8 細胞周期と放射線感受性

れる．一方，それ以外の G_1 期，S 期，G_2 期は，細胞の形態的な変化は少なく，間期と呼ばれる．しかし，生体を構成するすべての細胞がこの周期の途上にあるわけではなく，G_1 期の途中で周期を止め，必要となるまで細胞周期を外れている細胞もあり，これらは G_0 期と呼ばれる．G_1 期や G_2 期には，細胞周期を先に進めてよいかを判断するチェックポイントがあり，G_1 期では遺伝子配列の変異を確認し，G_2 期では遺伝子配列の複製の状態や分裂にかかわる細胞機構の準備が確認される．そして，これらに問題がある場合には，細胞周期を停止し，その程度により修復が行われる．これらの停止状態を G_1 ブロック，G_2 ブロックと呼ぶが，これらは放射線以外の要因でも引き起こされる．

図 9-8 に示したように，各細胞周期における放射線感受性には差があり，一般的には M 期の細胞が放射線感受性は最も高く，M 期と G_1 期の間や S 期と G_2 期の間は一時的に放射線感受性が低くなる．放射線感受性の高いリンパ球などでは放射線照射により，シトクロム c の細胞質への放出や核の断片化などを特徴とするアポトーシスと呼ばれる細胞死が誘導される場合もある．

4 突然変異と染色体異常

生命科学において突然変異とは，集団の形質と異なる形質が生じることをいうが，遺伝情報としての DNA の塩基配列の変化を原因とする場合には遺伝子突然変異と呼ぶ．また，染色体の構造や数の変化が生じる場合には，染色体異常，あるいは染色体突然変異と呼ばれる．

さまざまな要因により自然界では一定の確率で突然変異が起こっており，これを自然突然変異と呼ぶ．突然変異が生じた原因が放射線による被曝の場合には，これを放射線突然変異と呼ぶ．しかし，放射線に固有の突然変異の形質があるわけではなく，自然突然変異と放射線突然変異を区別することは困難である．このため，放射線による突然変異の発生率と吸収線量の関係を理解するために**倍加線量**（doubling dose）という**概念**がある．倍加線量とは，自然突然変異と同数の突然変異を引き起こすために必要な放射線量である．したがって図 9-9 に示したように，倍加線量は，総突然変異率を自然突然変異率の 2 倍にする線量となる．倍加線量は，放射線の遺伝的影響の指

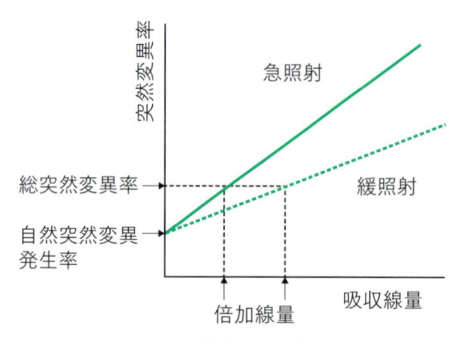

図 9-9 突然変異と倍加線量

標となり，その値が大きいほど遺伝的影響は起こりにくい．また，急照射の倍加線量は緩照射より小さくなる．

　DNAが放射線の直接作用やラジカルによる間接作用により切断された場合には，配列における変化が生じる場合がある．1塩基が欠失し，別の塩基に置き換わることを点突然変異（point mutation）と呼ぶ．塩基の欠失や置換が生じた場合において，その配列がタンパク質をコードしている翻訳領域にある際にはアミノ酸を決定するコドンがずれる場合もある．この場合は変異場所からアミノ酸配列がまったく異なることになり，これをフレームシフトと呼ぶ．これ以外にも，数塩基の欠失や配列の重複，異なる領域の挿入が生じる場合がある．

5 染色体型異常と染色分体型異常

　体細胞（生殖細胞以外の身体を構成する細胞）は，親から受け継いだ対をなす染色体を有しており相同染色体と呼ばれる．図 9-10 に示したように，細胞周期のS期においてDNAは複製され，同じ配列を有する2本の染色分体が形成されるが，これは姉妹染色分体と呼ばれ姉妹染色体を形成する．通常は，これはM期の細胞分裂によりそれぞれの娘細胞に分配される．放射線照射により染色体の一部が欠失するなどの構造異常が引き起こされる場合があるが，この異常には2つの型がある．両方の姉妹染色分体の同じ位置に異常をもつ場合を**染色体型異常**，片方のみに異常が認められる場合を**染色分体型異常**と呼び区別する．

　これらの染色体型異常と染色分体型異常は，細胞周期のどの時期において放射線に被曝したかということと密接にかかわっている．図 9-11 に示したように，G_1期やS

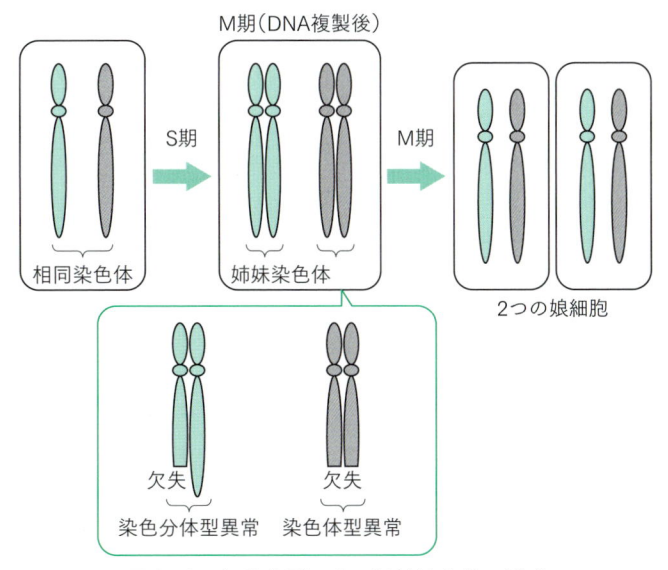

図 9-10　細胞分裂による姉妹染色体の形成

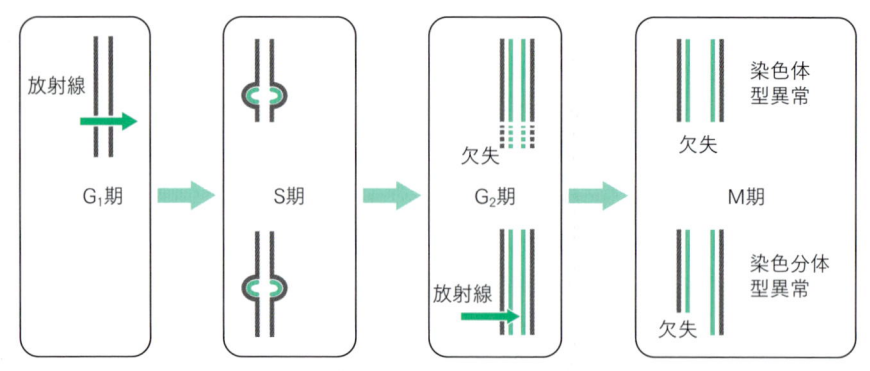

図 9-11　染色体型異常と染色分体型異常

期のはじめに放射線により染色体に異常が生じた場合には，その後の S 期においてその部位は複製されない．このため M 期の姉妹染色分体の同じ部位に異常が認められる染色体型異常となる．一方，S 期終わりから G_2 期に放射線により異常が生じた場合には，すでに DNA の複製が終了しているため，片方の姉妹染色体のみに異常が認められる染色分体型異常となる．細胞周期から染色体異常を考えた場合には，G_1 期では，染色体型，G_2 期では染色分体型，S 期では染色体型と染色分体型の両方が観察されると考えられる．

末梢血中のリンパ球は，G_1 期で分裂を休止し，G_0 期の状態で存在するため，放射線に被曝した場合に生じるのは染色体型異常である．採血してリンパ球を培養し，細胞分裂を誘発させて染色体異常を観察することにより生体の被曝線量の推定が可能である．

6 染色体異常の構造的な種類と安定性

染色体の構造的な異常は，放射線以外の要因でも生じるが，さまざまな種類が知られている．図 9-12 に示したように，正常の染色体に対して，一部が切断され欠損した場合は欠失となるが，切断されたものが，異なる形態で再結合することにより，さまざまな種類の染色体異常が生じる．再結合が染色体内で逆向きに行われるのが逆位であり，染色体間で交換されるのが転座である．これらは，DNA 複製や細胞分裂には影響せず，娘細胞へと受け継がれる．これを安定型異常と呼ぶ．一方，環状の染色体の形成や動原体が 2 つあるものなど構造的に非常に大きな異常が生じる場合もある．この場合には，細胞の分裂に支障が起こり，その細胞自体の存在も困難となり，染色体異常は娘細胞に受け継がれない．これを不安定型異常と呼ぶ．不安定型異常は，細胞分裂に至らず，その細胞も死滅していくと考えられるが，安定型異常は，間違った遺伝情報が受け継がれ，その間違った情報は，発がんなどの重篤な病態を引き起こす要因となり得る．

細胞のがん化に関しては，現在も多くの研究が行われ，さまざまな発生要因とその

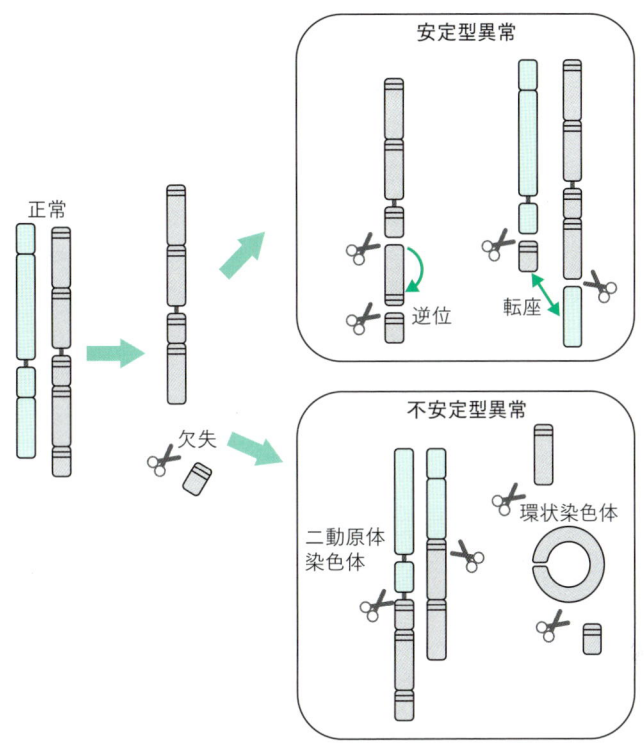

図9-12 染色体異常の種類

進行にかかわる機序が解析されている．これらの研究により，細胞の分裂と増殖が細胞周期を中心とした制御機構により調節され，これが多くの因子により調節されていることが明らかになってきた．そして，遺伝子の変異の修復や細胞周期の停止，アポトーシスによる細胞死などは生体を守る重要なシステムとして機能していると理解されている．放射線による染色体異常により，これらの制御機構が影響を受けた場合もゲノムの不安定化が生じ，その異常が蓄積される場合には，ほかの外的要因とともに発がんのリスクが高まる．

D 放射線が組織に及ぼす影響

1 組織の放射線感受性

細胞は集合して組織や臓器を形成し，それが個体の生理機能を担っている．表9-1に示すように，組織は，構成する細胞の種類，細胞の立体的な配置，細胞外基質の種類などから分類されている．組織や臓器の放射線感受性は構成する細胞に対する影響とも考えられ，ベルゴニー・トリボンドウの法則は，組織の放射線感受性にも反映さ

表9-1　組織分類による放射線感受性

組織分類	該当する臓器	感受性
造血組織	胸腺, リンパ節, 骨髄, 脾臓	高
生殖腺	精巣, 卵巣	↑
上皮組織	小腸, 皮膚	
内分泌腺	副腎, 甲状腺	
内臓器官	肝臓, 腎臓, 膵臓	
結合組織	骨, 軟骨, 筋肉	
脂肪組織	脂肪組織	
神経組織	脳, 神経	低

れる．血球細胞の産生と成熟を担う造血組織は，未分化で分裂性の高い細胞が多く，最も放射線感受性が高い．造血組織としては，造血幹細胞が存在する骨髄，そして血球細胞が成熟する胸腺やリンパ節などがあげられる．次に放射線感受性が高いのは，生殖細胞である精子や卵子が分裂および成熟する精巣や卵巣である．また，入れ替わりの頻度が高い上皮組織も放射線感受性が高く，特に栄養の吸収を担う小腸上皮や外界と接する皮膚は感受性が高い．一方，特定の機能を担う結合組織や神経組織など，細胞が高度に分化し，身体の形成後では新たな細胞分裂が少ない場所は，放射線感受性が低い．造血組織，生殖腺，上皮組織は，細胞再生系組織とも呼ばれ，常に細胞分裂を繰り返しており，放射線感受性が高い．筋肉や神経は，非再生系組織と呼ばれ，一般的に感受性が低い．内分泌腺や内臓器官は，潜在的再生系組織に分類され，普段はあまり盛んな細胞分裂を行っていないが，損傷などの際は再生する能力をもっている．潜在的再生系組織に分類される甲状腺，肝臓，腎臓などは，再生系組織と非再生系組織の中間に位置する放射線感受性を示す．

2 造血器および血液の放射線感受性

血液は，血漿と呼ばれる液体成分と血球と呼ばれる細胞成分に分けられ，細胞成分は血液全体の約45％を占めている．その細胞成分の44％は赤血球であり大部分を占め，残りの1％が白血球と血小板である．白血球には，その形態と機能からいくつかの種類があり，白血球に占める割合の多い順に好中球（46〜60％），リンパ球（16〜45％），単球（4〜10％），好酸球（0〜7％），好塩基球（0〜2％）がある．これらの血球は，血液凝固や生体防御に密接にかかわる．そして，常に再生が繰り返される代表的な再生系組織である．血球は，骨髄の造血幹細胞から分化と成熟を経て供給される．したがって，放射線に高い感受性を示すが，その感受性は，それぞれの種類により異なる．図9-13に放射線被曝後の血球の回復を血球細胞の種類ごとに示した．放射線感受性が高いのは，リンパ球＞顆粒球＞血小板＞赤血球の順であるが，被曝後に細胞数は徐々に回復する．各種白血球の放射線感受性は，ある程度，血球細胞の血中での

D 放射線が組織に及ぼす影響 **153**

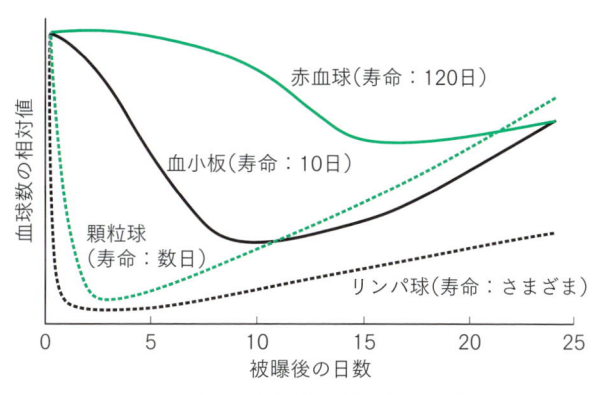

図 9-13 血球細胞の被曝後の回復

寿命を反映していると考えられる．つまり，造血組織からの血球の供給が放射線により滞った場合でも，血中での寿命の長い血球はその数がしばらく維持されるが，寿命の短い顆粒球などは，被曝直後に減少する．リンパ球には，さらにいくつかの種類があり，寿命が異なるとともに，放射線感受性やその後の回復に差異がある．

③ 生殖腺の放射線感受性

　男性の配偶子である精子は，精原細胞，1次精母細胞，2次精母細胞，精細胞，精子の順番に分化成熟し，その過程には9週間程度を要する．最も放射線感受性が高いのは未分化な精原細胞である．一方，女性の配偶子である卵子は，卵原細胞，1次卵母細胞，2次卵母細胞，卵の順に分化するが，母親の胎内にいる胎児期に1次卵母細胞まで分化した時点で成熟を停止している．その後，出生後に個体の成熟によるホルモンの作用で順番に分化を再開し，排卵というかたちで数を減らしていく．したがって，放射線感受性の最も高いのは，分化を再開した2次卵母細胞となる．男性不妊は，精巣への 0.15 Gy 以上の被曝で一時不妊，3.5～6 Gy 程度で永久不妊となる．女性不妊は，卵巣への 0.65～1.5 Gy 程度での被曝で一時不妊，2.5～6 Gy 程度で永久不妊となる．女性の生殖腺の放射線感受性の下限値が高いのは，より未分化な卵原細胞への影響が考慮されないためと考えられる．

④ 輸血血液の放射線照射

　輸血は，けがや手術に伴う出血や各種の疾患における重要な治療手段となっている．しかし，輸血においては，GVHD（graft versus host disease，移植片対宿主病）が問題となる場合がある．これは，輸血血液内に存在するリンパ球が，輸血された身体を非自己と認識し，攻撃する反応であり，輸血後1～2週間で発症し，死亡率が高い．前述のように血球のなかで最も放射線に感受性が高いのは，リンパ球である．このため輸

血用血液を 15〜50 Gy の放射線で照射してリンパ球を破壊し，GVHD を予防することができる．50 Gy 程度までは，ほかの血球や血中タンパク質に対する影響はほとんど認められないとされている．しかし，放射線照射した血液は，赤血球が壊れやすくなり，赤血球由来のカリウムによる高カリウム血症を起こす可能性がある．このため，放射線照射した血液は，1 週間以内に使用することが望ましいとされる．現在，輸血血液の放射線照射ガイドラインに従い，日本赤十字社などによる照射血液供給の体制が整えられている．

E 放射線が個体に及ぼす影響

1 身体的影響と遺伝的影響

放射線により被曝した場合には，短時間で急性障害が発症する場合もあれば，時間をおいてさまざまな障害が発生する可能性もある．これら被曝者本人に現れる障害を**身体的影響**（somatic effect）と呼ぶ．一方，放射線による影響が，被曝した本人ではなく，その子孫に現れる場合には，**遺伝的影響**（genetic effect）と呼ばれる．つまり，ヒトの生殖腺において配偶子（精子や卵子）およびその分化段階の細胞が被曝し，遺伝情報としての DNA に変異が生じた場合には，それに由来する子孫に障害などが起こることが想定される．これは，遺伝的実験モデル生物（ショウジョウバエやマウスなど）を用いて解析されているが，ヒトにおいては放射線の被曝により，何らかの遺伝病の発生率が増加するという学術的に明確な報告はない．

2 確率的影響と確定的影響

ICRP（International Commission on Radiological Protection，国際放射線防護委員会）は放射線防護という観点から，放射線が生体に及ぼす影響を**確率的影響**と**確定的影響**（非確率的影響）に分類している．確率的影響は，細胞の遺伝子情報の損傷を伴うものであり，DNA への障害が修復されずに次の細胞や個体へと受け継がれたものと考えられる．結果的には体細胞ではがん，生殖細胞では遺伝病という疾患として現れる．図 9-14 に示すように，確率的影響には，ある線量において発生が認められるようになる特定のしきい値（閾値）が存在せず，線量の増加に伴い発生率は増加するが，重症度は線量に相関しない．つまり，放射線による発がんは，高い線量を浴びればがんになる可能性は高まるが，それはがんの悪性度とは関係がない．がんと遺伝病以外の放射線により引き起こされる疾患は，すべて確定的影響に分類される．確定的影響には表 9-2 に示したように急性のものとして，血球数の減少や消化管障害，皮膚への影響などさまざまな症状があり，晩発性のものとしては白内障がある．この確定的影

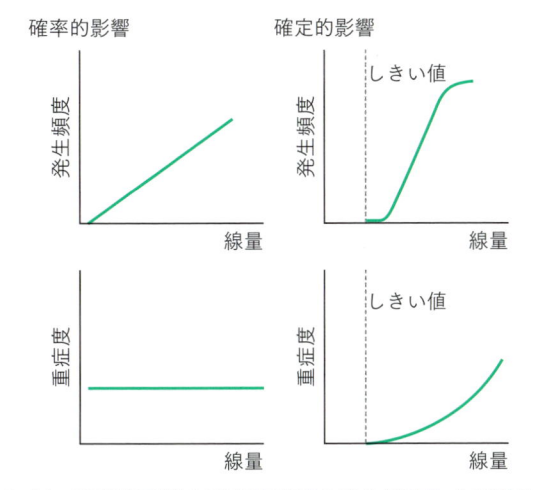

図9-14　確率的影響と確定的影響の発生頻度および重症度

表9-2　放射線障害の分類

分類	発現時期	症状や病態	影響の種類
身体的影響	被曝者の急性障害	血球数の減少	確定的影響
		下痢，嘔吐	
		紅斑，脱毛	
		不妊	
		胎児への障害	
	被曝者の晩発性障害	白内障	
		がん	確率的影響
遺伝的影響	被曝者以降の世代への影響	遺伝性疾患	

響では図9-14の右に示したように，しきい値が存在し，ある線量を境に発生率が上昇し，重症度も線量に相関して上昇する．すなわち血球数の減少などは，ある線量以下では影響が認められないが，特定の線量を超えたところで影響が現れる．そして，重症度が線量に依存して増加するため，それを調べれば被曝した放射線量の推定が可能となる．

3 急性放射線障害

　短期間に体外の線源から大量の放射線を全身に受け，その影響が数時間から数日に認められる場合に，これを**急性放射線障害**（acute radiation syndrome）と呼び，被曝線量と死亡するまでの時間は，その原因となる影響から図9-15のような関係となる．

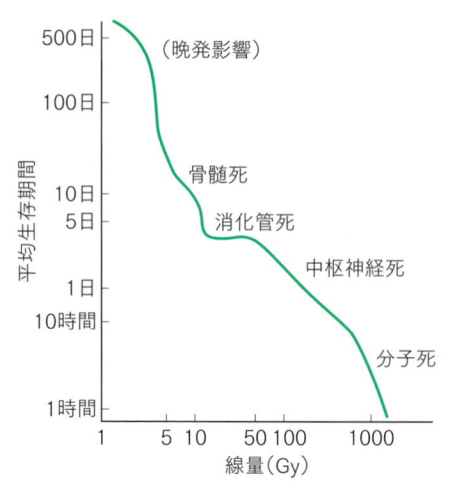

図9-15 線量と生存期間および死因

　0.25 Gy程度までの被曝では，身体的な影響はあまり認められないが，0.25〜0.5 Gy程度の被曝では，前述のように放射線感受性の高いリンパ球の血中での減少が認められる．これは一時的なもので，数日から数週間かけて回復していく．1〜2 Gy程度の被曝では酩酊状態が認められ，嘔吐する場合もあり放射線宿酔と呼ばれる．リンパ球以外の血球細胞の減少も認められるが，死には至らない．3〜6 Gyでは，放射線感受性の高い造血系の障害が現れ，LD50は，ヒトで4 Gy程度となり死亡する場合がある．しかし，初期の放射線宿酔以降の1週間程度は自覚症状がないのも特徴的である．それを超えた7 Gyでは，造血器障害により，ほぼすべてが数週間で死に至り，これを骨髄死と呼ぶ．10〜50 Gy程度では，2週間ほどですべてが死亡するが，これは栄養や水分吸収を担う小腸の絨毛上皮幹細胞の死滅による激しい下痢や下血を起こすためであり，消化管死と呼ばれる．この消化管死は，線量と生存期間があまり相関せず，一時的にグラフの下降線が平行となる．さらに高線量の数百Gyでは，放射線感受性の低い中枢神経系を構成する細胞にまで影響が及ぶため数日で死に至る．さらに高線量では，被曝直後に死亡し分子死と呼ばれるが，ヒトでの記録はない．

4 晩発性障害

　がんなど放射線以外にもさまざまな要因により発症する疾患は，被曝によりその発症率が上昇する場合がある．特に，急性障害を認めないが，被曝後に長期間が経過した場合や急性障害が回復したのちにかなりの時間が経ってから発症する影響を**晩発性障害**（delayed effect）と呼ぶ．

　がんは，その代表的な疾患であり，広島・長崎の原爆被曝によるがんの発症率の上昇やチェルノブイリの原発事故に伴う小児甲状腺癌の増加が指摘されている．がんの発生率の増加は白血病と固形がんでは潜伏期間が異なっている．これは広島・長崎の

原爆被曝者の追跡調査により認められているもので，白血病では被曝後，数年で上昇し 6〜7 年後にピークを迎えるが，被曝年齢が低い場合には潜伏期間が短くなる傾向がある．白血病の発症率は，被曝時の年齢が 20 歳未満では 6.1 倍であるのに対して 20 歳以上では 3.7 倍と低下することが報告されている．一方，乳癌，甲状腺癌，食道癌，結腸癌，胃癌，肝臓癌，肺癌，卵巣癌，皮膚癌，膀胱癌などの固形がんでは，被曝から 10 年後に上昇し始め 30〜40 年後に最も高くなる．この固形がん潜伏期間は，放射線以外の要因によるがんの発症率が高まる年齢層と一致し，放射線被曝による相加的あるいは相乗的な作用とも考えられる．成人が 1 Sv の被曝を一度に受けた場合には，固形がんの発症率は 1.6 倍となるが，これは，喫煙による発がんのリスクと同程度である．

　ほかにも，眼の水晶体の上皮細胞が変性し，レンズ内での混濁により視力障害が生じる白内障も，放射線により引き起こされる可能性がある晩発性障害である．6 Gy 程度の X 線の被曝で 8 年ほどの潜伏期間ののちに白内障が発症する可能性がある．ほかにも，放射線感受性の高い骨髄における影響として，職業被曝や放射線治療などにより，低線量でも長期間にわたり放射線に被曝し続けた場合に，骨髄幹細胞の障害により再生不良性貧血が生じる可能性がある．再生不良性貧血は，悪化した場合には予後不良であり，骨髄移植などの治療が必要となる重篤な疾患である．

F　放射線が胎児に及ぼす影響

1　妊娠時期と影響

　妊娠している女性が，放射線に被曝した場合は，妊婦に対する影響とともに妊娠中の胎児への影響も考慮する必要がある．胎児が母体内で放射線に被曝した場合を胎児被曝と呼ぶ．妊娠において受精卵は，細胞分裂を繰り返して胚となり，さらに組織や器官の形成という全身の細胞の分裂と分化の過程を経て成長する．したがって，放射線による影響は大きく，また，表 9-3 に示したように，その影響は妊娠時期により異なってくる．受精前の卵子が被曝した場合には，受精しても早期に死に至ると考えら

表 9-3　妊娠時期と胎児被曝

胎児の分類	時　期	影　響	しきい線量
着床前期	受精〜9 日	胚死亡	0.1 Gy
器官形成期	受精後 2〜7 週	奇形	0.1 Gy
胎児期	受精 8 週〜出産 特に 8〜15 週	発育遅延 精神発達遅延	0.1 Gy 0.12 Gy

れる．受精から胚が子宮壁に着床するまでの期間（受精から 9 日目くらいまで）を着床前期と呼ぶが，この時期の被曝では胚死亡となり胚は子宮に吸収されるか流産となる．これは妊娠したマウスの X 線照射における実験から推定されているものである．胚死亡となる場合の線量は 0.1 Gy 以上であり，通常の X 線検査の診断による被曝では起こらない．身体の組織や臓器が形成される器官形成期での被曝は，奇形を引き起こす場合がある．また，奇形が重度の場合には，死産や新生児死亡となる．ヒトでは，広島・長崎の原爆による被曝で妊娠 1～2 ヵ月のときに近距離で被曝した母親から生まれた子どもにおける小頭症が報告されている．原爆小頭症では，頭や身体が小さく，形態・機能障害や発育延滞が認められるが，患者の存在が一般に知られるようになったのは，原爆から 20 年ほど経過してからであり，2014 年 3 月時点での認定患者は 20 名である．奇形が生じるしきい値も 0.1 Gy 程度と考えられている．受精から 8 週以降の胎児期においては，新生児死亡や奇形はむしろ減少するが，発育や精神発達の延滞が生じる可能性があり，特に 8～15 週において頻度が高く，被曝線量と発症頻度の上昇に相関がみられる．胎児被曝による出生後のがんの発症およびそれによる死亡率との関係については明らかではない．RI 規制法では，妊娠中の女性では腹部表面で妊娠期間中の被曝線量を 2 mSv 以下にしなければならないと規定されている．

G 内部被曝

1 核種と集積部位

体内に摂取された放射性物質は，吸収部位として，肺や消化器系を介して血液やリンパ液とともに全身を循環する．放射性物質が何らかの化合物として存在する場合には，その化合物の体内動態に従って体内に分布すると考えられるが，放射性物質が元素そのものである場合には，その元素としての性質に従って体内の臓器に沈着する．代表的な核種と組織集積性を**表 9-4** に示した．最も代表的な例は，甲状腺への特異的な集積性を示すヨウ素であり，^{131}I による甲状腺癌の発症が問題となる．一方，ヨウ素はその甲状腺への集積性を利用して，甲状腺疾患の治療と診断にも利用されている（7章参照）．そのほかにもカルシウムと同様にアルカリ土類金属に属するストロンチウムは骨に集積する性質があり，^{90}Sr の内部被曝による骨髄への影響が問題となる．一方，^{3}H，^{14}C，^{40}K などは，特定の臓器や組織に対する集積性が低いため全身に分布し，身体全体が均一に被曝することになる．

放射線は線種により電離の空間分布が異なり，α線は飛程が短いが電離作用が強く，空間に対して非常に緻密な飛跡を有して身体内を通過する間にもっているエネルギーの大部分を周りの臓器・組織に与える．このため，^{222}Rn に由来するα線は，内部被曝における傷害性が強いと考えられる．このように体内に取り込まれた放射性核種は，

表 9-4 代表的な核種と組織集積性

組織	核種	半減期	線種
全身	^{3}H	12.32 y	β^{-}
	^{14}C	5,700 y	β^{-}
	^{40}K	1.277×10^{9} y	β^{-}, γ
骨	^{18}F	109.8 m	β^{+}
	^{32}P	14.26 d	β^{-}
	^{90}Sr	28.78 y	β^{-}
	^{226}Ra	1,600 y	α, γ
筋肉	^{137}Cs	30.17 y	β^{-}, γ
甲状腺	^{123}I	13.27 h	γ
	^{125}I	59.40 d	γ
	^{131}I	8.021 d	β^{-}, γ
	^{99m}Tc	6.015 h	γ
肺	^{222}Rn	3.824 d	α, γ

化合物や元素としての性質による組織集積を有する場合もあるが，生体内でのさまざまな合成や代謝の系に組み込まれる可能性もある．したがって，内部被曝では，放射性核種の生体内の保持期間も考慮する必要がある．

2 実効半減期（有効半減期）

放射性物質は，時間経過とともに原子核崩壊によって放射線量を減少させていく．この時間経過により線量が半減まで減衰する期間を**物理学的半減期**（T_p）と呼ぶ．一方，前述したように体内に取り込まれた放射性物質の身体での保持期間は，その組織集積性や体内での代謝，そして体内からの排泄速度によって異なり，一様ではない．この生理的な排泄速度を**生物学的半減期**（T_b）と呼ぶ．したがって，生体への放射性物質の影響という観点での半減期は，この物理学的半減期と生物学的半減期の両者を考慮しなければならない．それを**実効半減期**（T_e）と呼び，それは（9・7）式にて表される．

$$\frac{1}{T_e} = \frac{1}{T_p} + \frac{1}{T_b} \tag{9・7}$$

この式は，（9・8）式に変換できる．

$$T_e = \frac{T_p \times T_b}{T_b + T_p} \tag{9・8}$$

物理学的半減期が，ヒトの寿命と比較して極端に大きな場合には，実効半減期は生物学的半減期とほぼ等しくなる．例えば50年程度の余命に対して，数千年の物理的半減期の核種の実効半減期は生物学的半減期のみを考慮すればよいことになる．一方，数十年以内の物理学的半減期の核種による内部被曝による晩発性の影響を考慮する場合には，実効半減期が重要となる．例えば，東日本大震災での原発事故で問題とされた ^{137}Cs は，約 30 年の物理学的半減期を有するが，内部被曝により体内に取り込まれた ^{137}Cs は，主に筋肉に集積するが比較的代謝が早く，生物学的半減期は 70～110 日程度とされる．したがって，実効半減期は，生物学的半減期に近い値となる．一方，同様に原発事故で放出された ^{90}Sr は，約 29 年の物理学的半減期であるが，体内では骨に集積して代謝されにくく，その生物学的半減期は 50 年程度とされている．したがって，^{90}Sr の実効半減期は，^{137}Cs よりも大きな値となる．

H 外部被曝

外部被曝の例として，1999 年に発生した茨城県東海村の核燃料加工施設 JCO 東海事業所での臨界事故をあげる．事故は，核燃料開発機構の高速実験炉に使用するウラン燃料の加工作業において発生した．事故当時 3 人の作業員が，ウランの臨界反応による高線量の中性子線を至近距離で浴びた．これは放射性物質の接触や摂取による内部被曝ではなく，外部被曝であることが，のちの血液検査において放射化で生じた ^{22}Na が検出されたことにより明らかとなった．最も高線量を浴びた作業員は直後に嘔吐して意識を失っており，これは放射線宿酔の急性障害が生じたと考えられる．その後の染色体検査からこの作業員が浴びた放射線量は 20 Sv 程度とされ，一般の人の年間線量限度の 1 mSv の 2 万倍の線量を瞬間的に被曝したと考えられた．この線量での死亡率は 100％とされている．

最初に認められた所見は，最も放射線感受性の高い血球細胞である，リンパ球の急速な減少であった．しかし，外見的に皮膚障害などは認められず，意識もはっきりとして会話の受け答えも明確であったとされている．被曝後 3 日が経過しても外見的には，最も至近距離で被曝した右手が赤く腫れた程度であった．しかし，その後，血球細胞は徐々に減少し，急性放射線障害は確実に進行していった．被曝から 7 日目に白血球抗原である HLA が一致した親族から造血幹細胞移植を受けた．被曝 11 日目あたりから外見的にも水ぶくれや皮膚の剥落などの皮膚症状が認められ，呼吸器系の障害も発生してきた．一方で移植した造血幹細胞は，骨髄に生着したと考えられた．さらに，放射線の人体に及ぼす影響において，興味深い所見が被曝から 26 日目の骨髄細胞の染色体検査から認められている．被曝時には存在しなかった移植された造血幹細胞由来の骨髄の細胞において，染色体の約 10％に損傷が認められた．この損傷の原因としては，放射化された ^{22}Na による作用や間接作用で生成したフリーラジカルによる影響が推定されている．その後，放射線感受性の高い消化器系の障害や皮膚からの出

血などが生じていった．結果的にこの作業員は，広範囲にわたる皮膚障害，消化管障害，呼吸器，泌尿器などの多臓器不全により，被曝から83日目に死亡した．なお，同時に作業していたもう1人も被曝から211日目に死亡した．これらの所見や症状は，放射線の外部被曝による人体への影響を考えるうえで非常に重要である．

臨界事故による被曝およびそれによる死者の発生は，このJCOの事故が国内では唯一の事例である．

I 非電離放射線の生体に及ぼす影響

1 非電離放射線の種類と利用法

これまで取り上げてきた放射線は，粒子線および物体から放出される電磁波であり，物質から電子を放出させ，イオン化させる電離作用を有している．しかし，電磁波にはこの電離作用をもたないものもあり，**非電離放射線**（non-ionizing radiation）と呼ばれて区別されている．太陽から放出される可視光線も非電離放射線であり，これらも広義の放射線である．非電離放射線は，波長によりそのエネルギーが規定され，波長が短いとエネルギーは大きいが透過性は低くなる．

非電離放射線は，波長およびエネルギーから細かく分類されており，波長の最も短くエネルギーの大きな**紫外線**（ultraviolet rays）は，生物作用の強さから殺菌などの目的に汎用され，**可視光線**（visible rays）や**赤外線**（infrared rays）もその特性を生かして生活や医療に利用されている．また，地表に達する太陽光エネルギーの約52％が可視光線，42％が赤外線，6％が紫外線である．

図9-16に非電離放射線の種類と波長およびエネルギーの関係を図示した．ミリ波（extremely high frequency, EHF）は，波長が1〜10 mmであり，その直進性を利用してレーダーや電波望遠鏡による天体観測に利用されている．センチ波（super high frequency, SHF）は，波長が1〜10 cmであり，その直進性と伝達情報量の多さから衛星放送や放送番組の中継に利用される．極超短波（ultra high frequency, UHF）は，波長が0.1〜1 mであり，ある程度の障害物を越えられるため携帯電話やテレビに利用され，電子レンジにも利用されている．超短波（very high frequency, VHF）は波長が1〜10 mであり，短波（high frequency, HF）は10〜100 m，中波（medium frequency, MF）は100 m〜1 kmでその伝達距離を利用して，それぞれFMラジオ，長距離通信，AMラジオに利用されている．長波（low frequency, LF）は1〜10 km，超長波（very low frequency, VLF）は10〜100 kmと波長が非常に長く，非常に長距離を伝達することが可能であり，水中や地中でも伝わるため船舶のビーコンや海底や地中の調査に利用されている．

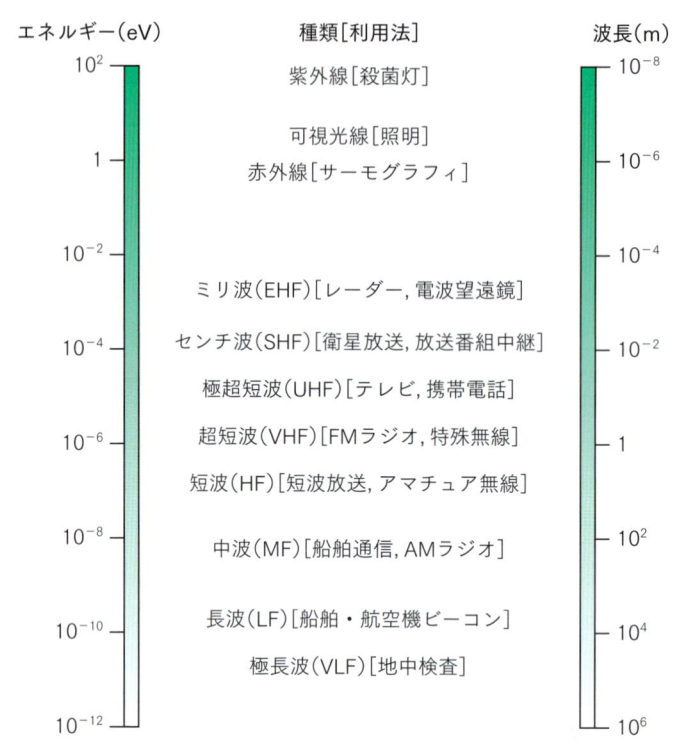

エネルギー(eV)	種類[利用法]	波長(m)
10^2	紫外線[殺菌灯]	10^{-8}
1	可視光線[照明] 赤外線[サーモグラフィ]	10^{-6}
10^{-2}	ミリ波(EHF)[レーダー, 電波望遠鏡]	10^{-4}
10^{-4}	センチ波(SHF)[衛星放送, 放送番組中継] 極超短波(UHF)[テレビ, 携帯電話]	10^{-2}
10^{-6}	超短波(VHF)[FMラジオ, 特殊無線] 短波(HF)[短波放送, アマチュア無線]	1
10^{-8}	中波(MF)[船舶通信, AMラジオ]	10^2
10^{-10}	長波(LF)[船舶・航空機ビーコン] 極長波(VLF)[地中検査]	10^4
10^{-12}		10^6

図 9-16　非電離放射線の種類と利用方法

2 電波が生体に及ぼす影響

電波はその特性を利用して，さまざまな用途で利用され，その頻度や範囲は急速に広まっている．電波が生体に及ぼす影響は，そのエネルギーの低さから弱いものと考えられてきたが，その生物的影響に関する調査と健康被害の防護を目的に 1992 年に国際非電離放射線防護委員会（International Commission on Non-Ionizing Radiation Protection, ICNIRP）が設立された．ICNIRP は，国際放射線防護学会（International Radiation Protection Association, IRPA）に属する電離放射線以外の電磁波を取り扱う専門機関である．ICNIRP は，2010 年に電磁波の曝露制限に関するガイドラインを改定し，50 および 60 Hz において 200 μT（マイクロテスラ）以下を指針値として示している．この指針値の根拠として，表面電荷の知覚，神経および筋組織の刺激，網膜閃光現象の誘発をあげているが，一時問題とされた高圧送電線の近くの住民（曝露量は数十 μT）における小児白血病の増加との因果関係は弱いとしている．

3 可視光線が生体に及ぼす影響

太陽からの可視光線が降り注ぐ地球環境で進化してきた生命は，それを視覚という情報収集器官で感知し，周囲の状況を把握する手段としている．したがって，通常は

可視光線が生体に有害な作用を及ぼすことはない．しかし，可視光線を吸収する物質や薬物が存在し，その摂取後に可視光線を受けることにより，照射部位でラジカルやケミカルメディエータの産生が促され，アレルギー様の紅斑や水疱などが生じる場合があり，これを光線過敏症と呼ぶ．光線過敏症は，可視光線以外にも紫外線などにより発症する場合があり，原因物質としては外用薬（軟膏や貼付薬）によるものや内用薬によるものがある．基本的に症状が出るのは光に曝露した局所である．光線過敏症を誘発する薬剤はいくつかあり，基本的にその薬効とは無関係である．また，薬剤以外にも，セロリなどの野菜や健康食品，化粧品などにより引き起こされる場合もある．

4 紫外線が生体に及ぼす影響

　非電離放射線のなかで最も波長が短いのが紫外線であり，一般的に波長10～400 nmのものが紫外線に分類される．これより波長の短い電磁波はγ線やX線となり，電離作用を有する．しかし，10 nmの境界は不明瞭であり，100 nm以下の紫外線も電離作用を有する．紫外線は，さらに波長の長さからUVA（315～400 nm），UVB（280～315 nm），UVC（200～280 nm）に分けられ，波長200 nm以下の紫外線は，真空中でしか進行しないため真空紫外線や遠紫外線などと呼ばれる場合がある．図9-17に示したように，290 nm以下の紫外線は，オゾン層に吸収され地上に到達しないため，UVCとUVBの一部がオゾン層で遮断されることになる．結果的に地上に達する紫外線は，約90％がUVA，10％がUVBとなる．地球上での紫外線が生体に及ぼす影響を考える場合には，この地上へ到達する割合も考慮する必要がある．

　UVAは，紫外線のなかでは波長が最も長く，光子エネルギーは弱いが透過性が高いため，表皮を透過して真皮に達する．UVAの波長は，DNAの紫外部吸収（250～270 nmに吸収極大）とは重ならず，直接的なDNA損傷は引き起こさないと考えられ

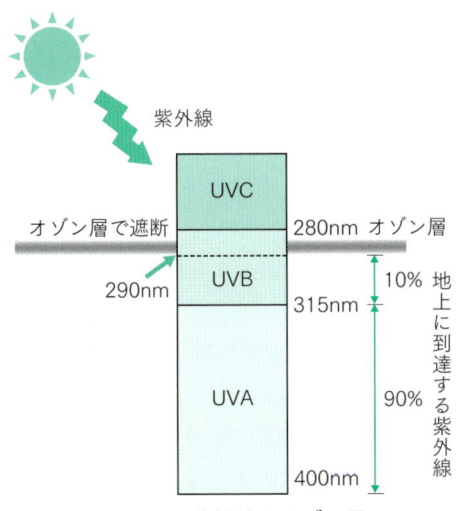

図9-17　紫外線とオゾン層

るが，細胞内のトリプトファンやリボフラビンなどの光増感物質を励起し，これがフリーラジカルなどの活性酸素種の産生を引き起こし，細胞やDNAの損傷を誘発する可能性がある．実際に，マウスを用いたUVAの照射実験では，皮膚癌の誘発が報告されている．また，即時型黒化と呼ばれるメラニンの酸化による皮膚の黒化（サンタン）を引き起こす．さらに，水晶体では，活性酸素種による混濁を引き起こす場合があり，白内障への関与が指摘されている．

　UVBは，UVAよりも光子エネルギーが大きいが，透過性は低く，真皮までは到達しない．しかし，皮膚に発赤や腫脹を伴う日焼け（サンバーン）を引き起こし，その後，遅発型黒化と呼ばれるメラニン色素の沈着による皮膚のサンタンを引き起こす．一方，UVBは，皮膚で7-デヒドロコレステロール（プロビタミンD_3）を開環させ，ビタミンD_3に変換する作用を有する．また，DNAの紫外部吸収曲線と一部波長が重なっており，直接的なDNA損傷を引き起こす作用がある．特にピリミジン塩基が並んだ配列においてピリミジンダイマーが生成する可能性がある．この損傷は，DNAの除去修復機構により，多くは修復されると考えられるが，常染色体劣性遺伝性の光線過敏性皮膚疾患である色素性乾皮症患者は，この修復機構が欠損している．UVBは，UVAと同様に水晶体で活性酸素種の産生を引き起こし，老人性白内障の主な原因の1つとされている．

　UVCの作用はUVBと類似しているが，そのほとんどがオゾン層で吸収されるため，人工的な光源を除けば，地上における生体への影響を考慮する必要はない．しかし，光子エネルギーは，紫外線のなかでは最も強く，その波長は，DNAやRNAの吸収極大と完全に一致するため生物作用が強く，これを利用して殺菌灯として汎用されている．

5 赤外線が生体に及ぼす影響

　地球は太陽からの光線により暖められ，暖められた地表面からは赤外線が放出される．この赤外線は，宇宙空間に放出されるものもあるが，大気中の二酸化炭素などの温室効果ガスにより吸収され，再び放出される．これを温室効果と呼び，これにより地球の平均気温は14℃程度に保たれている．一方で，化石燃料の大量消費に伴う大気中の二酸化炭素の増加は，温室効果を強め，地球温暖化という環境問題を引き起こしている．

　赤外線の波長は，可視光線よりも長く電波より短い，760 nm付近から1 mmまでの電磁波である．赤外線はその波長から，さらに近赤外線（波長760～2,500 nm），中赤外線（2,500 nm～4 μm），遠赤外線（4 μm～1 mm）に分類されている．非電離放射線のなかで物質を温める温熱効果が最も高いことから，熱線とも呼ばれる．光子エネルギーは弱いが，透過性は非常に高いのが特徴である．

　太陽光に由来する赤外線の多くは近赤外線であり，可視光線に近い性質をもつ．近赤外線は，通信，リモコン，カメラのCCD（個体撮像素子）モニターなど，私たちの

身近な生活機器に利用されている．中赤外線は，近赤外線に含めて分類されることもあるが，この波長領域には有機化合物の特性吸収波長が多くあり，化学物質の同定に利用される．遠赤外線は，熱をもつすべての物質から放射されるが，水や有機物で構成される人体は遠赤外線を非常に効率的に吸収し，それが熱エネルギーに変換されるため，遠赤外線の曝露は温熱作用を示す．これを利用して医療における温熱装置に利用されている．また，熱線として食品の調理機器や暖房などの加熱機器にも用いられている．

　赤外線が人体に及ぼす障害は，紫外線ほど強くはないが，長時間の曝露では皮膚炎や網膜の損傷が生じる場合がある．特に，比較的深部まで届くため，水晶体に吸収され，熱性白内障を引き起こす場合があり，製鉄工場やガラス工房など作業員の慢性的な曝露が問題となる．

10章 放射線安全管理

　私たちは，放射線や放射性物質を利用して多くの恩恵を受けている．しかし，放射線や放射性物質はその取り扱いを誤ると放射線被曝や一般環境を汚染する危険性がある．放射線の防護や安全管理は，放射線や放射性物質を安全に利用するために必ず行わなければならない．放射線による危険性を最小限にするために，「原子力基本法」や「放射性同位元素等の規制に関する法律（RI規制法）」など多くの法令が制定されており，放射性物質を直接取り扱う作業者はもちろんのこと，放射性物質を取り扱わない一般公衆についても放射線被曝による障害を防止し，安全の確保を図っている．このように，人体への放射線被曝を防御することを放射線防護（radiation protection）といい，これを行うための実務を放射線管理（radiation control）という．放射線や放射性物質を取り扱う際には，放射線防護に関する法律，汚染防止のための手段や事故・危険時の対処法など，放射線管理上の基本的な事柄を理解しておく必要がある．本章ではこれらについて概説する．

A 国際放射線防護委員会（ICRP）による勧告

　国際放射線防護委員会（International Commission on Radiation Protection，ICRP）は，放射線防護，放射線医学，生物学，物理学などの世界の専門家から構成され，放射線防護の基本的な考え方，数値基準，手段・方法などについて勧告というかたちで公表している国際学術組織である．ICRPによる勧告は，放射線防護の基礎となるもので，世界各国がこの勧告を尊重し，法令などに積極的に取り入れている．わが国では，ICRPの1977年勧告を根拠にして，1990年勧告を法令に導入している．2007年勧告では，放射線被曝線量の算出に用いられる放射線加重係数と組織加重係数が，生物学，物理学の最新の科学的見知に基づいて見直されており，現在，新勧告の国内制度への取り入れについて検討されている．

1 ICRPによる放射線防護の目的と放射線防護体系

　ICRPの放射線防護の目標は次のとおりである．

①利益をもたらすことが明らかな放射線被曝を伴う行為を不当に制限することなく，人の安全を確保すること．
②個人の確定的影響の発生を防止すること．
③確率的影響の発生を減少させること．

ここで，確定的影響（deterministic effect）とは，ある線量（しきい線量，threshold dose）を超えなければ障害が現れないような影響のことであり，白内障，皮膚損傷，血液失調，不妊などが該当する．一方，確率的影響（stochastic effect）はしきい線量がなく，線量と影響の発現に直線的な比例関係が認められる場合で，遺伝的障害とがんが該当する（9章E参照）．したがって，被曝線量を低く保ち，しきい線量を超えないようにすれば，確定的影響の発生を防ぐことができるが，どれほど低い線量でも，被曝すれば確率的影響が起こる可能性があり，放射線を取り扱う作業では，絶対に安全であるという線量範囲は存在しないことになる．これらを前提にして，ICRPは次のような放射線防護体系（system of radiation protection）を勧告している．

行為の正当化（justification）：放射線被曝をもたらす行為は，被曝による害よりも放射線を利用することによる利益が大きくなければ行ってはならない．

防護の最適化（optimization）：正当な行為で用いられる線源から受ける個人の被曝線量，被曝する人数，受けるかどうか確かでない被曝の可能性のすべてを，経済的および社会的要因を考慮して，合理的に達成可能な限り低く保たなければならない．

個人の被曝線量限度（limitation）：個人に対する線量は，ICRPがそれぞれの状況に応じて勧告する限度を超えてはならない．

2 ICRP勧告での放射線被曝の分類

ICRPでは，放射線被曝の区分を，防護されるべき人の立場によって，職業被曝（occupational exposure），医療被曝（medical exposure），公衆被曝（public exposure）の3種類に分類している．

職業被曝は，放射線を利用する業務を行う者が，その業務によって受ける被曝であり，医療被曝および自然放射線源による被曝（一部を除く）を含まない．ICRPは表10-1に示すものを職業被曝としている．

医療被曝は，患者が自分自身の病気の診断や治療の際にやむを得ず受ける被曝であ

表10-1 職業被曝の範囲

線源	内容
人工放射線源による被曝	医療被曝および規制を除外または免除された線源からの被曝を除く
自然放射線源による被曝	①規制機関がラドンに注意を払うよう言明した場所での操業 ②規制機関が定める自然放射性物質を有意な量含む物質の取り扱いおよび貯蔵 ③ジェット機の乗務（添乗員および乗務員） ④宇宙飛行

表 10-2　放射線被曝の線量限度（ICRP 勧告 Pub. 103, 2007）

限度の種類	線量限度	
	職業被曝	公衆被曝
実効線量	5 年間の平均値が，20 mSv/年[*1]	1 mSv/年[*2]
妊娠中の女性	妊娠期間中，腹部表面で，2 mSv	－
等価線量		
眼の水晶体	150 mSv/年	15 mSv/年
皮膚	500 mSv/年	50 mSv/年
手先および足先	500 mSv/年	50 mSv/年

[*1]：いかなる 1 年についても，50 mSv/年を超えるべきでない．
[*2]：特別な状況ではこれを超えることが許されるが，5 年間の平均が 1 mSv/年を超えてはならない．

り，被曝量に上限値などの規制がない．患者が幼児や高齢者で介護を必要とする場合には，母親や介護者が付き添い一緒に被曝することになり，このような被曝も医療被曝に含まれる．

公衆被曝は，職業被曝および医療被曝以外の被曝をいう．ただし，自然界に存在する放射線源からの放射線（自然放射線）による被曝は含まない．例えば，原子力施設から漏洩した放射線や放射性物質による被曝が該当する．

ICRP では，職業被曝と公衆被曝の上限値を定めており，この値を**線量限度**（dose limits）という．この限度値は，確定的影響のしきい線量よりも十分低く，確率的影響の発生率が一般社会で容認できる程度の線量である．

放射線被曝は，**等価線量**（equivalent dose）と**実効線量**（effective dose）によって評価され，それぞれについて限度値が勧告されている（**表 10-2**）．等価線量および実効線量の SI 単位は**シーベルト**（sievert, **Sv**）である．等価線量は，被曝したそれぞれの組織・臓器ごとの被曝線量であり，主に確定的影響を防止するために用いられる．ヒトの組織や臓器は放射線の種類やエネルギーによって影響が異なるため，組織や臓器が受けた吸収線量に**放射線加重係数**（radiation weighting factor）を乗じて等価線量を求めている．**吸収線量**（absorbed dose）は単位質量（1 kg）あたりに物質が吸収するエネルギー量（J/kg）であり，単位として**グレイ**（gray, **Gy**）が用いられる．放射線加重係数（**表 10-3**）は，低線量被曝での確率的影響の評価に用いられる係数であり，放射線の種類とエネルギーに応じて定められている．α 線，β 線および γ 線の放射線加重係数はそれぞれ 20，1，1 であり，同じ吸収線量でも，α 線は被曝した臓器・組織に対して，β 線，γ 線の 20 倍の影響力があることになる．

組織・臓器の等価線量 H_T は，放射線の種類ごとの組織・臓器の吸収線量 $D_{T,R}$ に，放射線加重係数 w_R を乗じた和である［(10・1)式］．

$$H_T = \sum_R w_R \cdot D_{T,R} \tag{10・1}$$

式中の $D_{T,R}$ は，組織 T が放射線 R を受けたときの吸収線量［単位：グレイ（Gy）］で

表 10-3 放射線加重係数

放射線の種類	1990 年勧告	2007 年勧告
光子（γ 線，X 線など）	1	1
電子（β 線など），μ 粒子	1	1
陽子	5	2
荷電 π 粒子	–	2
α 粒子，核分裂片，重原子核	20	20
中性子エネルギー：E	$E < 10$ keV ：5	$E < 1$ MeV： $2.5 + 18.2 e^{-\frac{[\ln(E)]^2}{6}}$
	10 keV $\leq E <$ 100 keV ：10	
	100 keV $\leq E <$ 2 MeV ：20	1 MeV $\leq E \leq$ 50 MeV： $5.0 + 17 e^{-\frac{[\ln(2E)]^2}{6}}$
	2 MeV $\leq E <$ 20 MeV ：10	
	20 MeV $< E$ ：5	50 MeV $< E$： $2.5 + 3.25 e^{-\frac{[\ln(0.04E)]^2}{6}}$

表 10-4 組織加重係数

組　織	1990 年勧告	2007 年勧告
生殖腺	0.20	0.08
赤色骨髄，結腸，肺，胃	0.12	0.12
乳房	0.05	0.12
膀胱，肝臓，食道，甲状腺	0.05	0.04
皮膚，骨表面	0.01	0.01
脳，唾液腺	–	0.01
残りの組織	0.05	0.12

ある．

　実効線量は，被曝したそれぞれの組織・臓器に対する影響を全身的な影響として評価し，主に確率的影響の発生を制御するために用いられる．実効線量 E は，各組織・臓器の等価線量 H_T に，組織の相対的な感受性を表す**組織加重係数**（tissue weighting factor）w_T（**表 10-4**）を乗じて，全組織について合算して算出する［(10・2)式］．

$$E = \sum_T w_T \cdot H_T \tag{10・2}$$

　組織加重係数は，全身に均一に被曝したときの確率的影響のリスクを 1 として，各組織・臓器の放射線感受性に応じて分配した値である．例えば，わが国で取り入れている 1990 年勧告では，生殖腺は 0.20，赤色骨髄は 0.12 であり，皮膚は 0.01 である．

B 放射性同位元素等の規制に関する法律（RI 規制法）

　RI 規制法は，「放射線や放射性同位元素の使用，販売，賃貸，廃棄その他の取り扱い，放射線発生装置の使用及び放射性物質によって汚染されたものの廃棄等を規制することにより，放射線障害を防止し，公共の安全を確保すること」（第 1 条抜粋）を目的としている．

表 10-5　RI 規制法での規制対象

用　語	定　義	規制の対象	適用除外
放射線 （法 2 条 1 項）	電磁波または粒子線のうち直接または間接に空気を電離する能力をもつもの	1. α 線，重陽子線，陽子線その他の重荷電粒子線および β 線 2. 中性子線 3. γ 線および特性 X 線（軌道電子捕獲に伴って発生する特性 X 線に限る） 4. 1 MeV 以上のエネルギーを有する電子線および X 線	
放射性同位元素 （施行令 1 条）	放射線を放出する同位元素およびその化合物ならびにこれらの含有物で，放射線を放出する同位元素の数量および濃度がその種類ごとに原子力規制委員会が定める数量（「**下限数量**」）および濃度を超えるもの	国際原子力機関（IAEA）などの国際機関が共同で策定した「国際基本安全基準」で提唱されている免除レベルを**下限数量**として導入する．規制対象となる数量（Bq）および濃度（Bq/g）の下限値は線量基準（通常の使用：年間 10 μSv，事故時 1 mSv）とさまざまな被曝経路を設定し，核種ごとに設定される．規制対象下限値は告示で規定される	1. 核燃料物質，核原料物質（ウラン，トリウム，プルトニウム） 2. 放射性医薬品など 3. 放射性物質診療用器具であり，人の疾病治療の目的で人体内に挿入されたもの（人体内から再び取り出す意図がないヨウ素 125 または金 198 を装備しているものに限る） 4. 法定量以下のもの
表示付認証機器	設計認証機器	ガスクロマトグラフ用エレクトロン・キャプチャ・ディテクタ（^{63}Ni 装備機器）	
放射線発生装置	荷電粒子を加速することにより放射線を発生させる装置	1. サイクロトロン 2. シンクロトロン 3. シンクロサイクロトロン 4. 直線加速装置 5. ベータトロン 6. ファン・デ・グラーフ型加速装置 7. コッククロフト・ワルトン型加速装置 8. 変圧型加速装置 9. マイクロトロン 10. プラズマ発生装置	装置表面から 10 cm 離れた位置での線量率について 600 nSv/h 以下であるもの

10章 放射線安全管理

1 RI 規制法における放射線・放射性同位元素の定義

RI 規制法で規制される「放射線」および「放射性同位元素」を**表 10-5** に示す．自然界にある放射性物質を含めて，物理学的または放射化学的に考えられているものすべてが規制対象になるわけではない．

法律では，たとえ人工的につくられた同じ放射性同位元素でも，**下限数量**（exemption level）以下であれば，法律の規制を受けない．原子力規制委員会が定めた規制対象となる数量および濃度の下限値の例を**表 10-6** に示す．

下限数量を超えているかどうかの判断単位は**表 10-7** のとおりであり，核種が 2 種類以上ある場合は，核種ごとの数量の規制対象下限値（**表 10-6** の数量）に対する割合の和が 1 を超えると，規制対象となり，RI 規制法で定められた一定基準を満たした放射線施設でのみ使用可能となる．

2 RI 規制法の構成

RI 規制法は，大きく分類すると，次の 4 つから構成されている．
①使用の許可・届出

表 10-6 規制対象となる数量および濃度下限値の例

核種	放射能（MBq）	濃度（Bq/g）
^{3}H	1,000	1,000,000
^{35}S	100	100,000
^{32}P	0.1	1,000
^{63}Ni	100	100,000
^{125}I	1	1,000
^{60}Co	0.1	10
^{137}Cs	0.01	10
^{90}Sr	0.01	100

表 10-7 下限数量を超えているかどうかを判断する単位

	放射能について	濃度について
密封された放射性同位元素	線源 1 個（通常，1 式または 1 組で用いるものは，1 式または 1 組）ごと	線源 1 個ごと
密封されていない放射性同位元素	事業所全体の合計	容器 1 個ごと

［放射線を放出する同位元素の数量を定める件（告示）第 1 条］

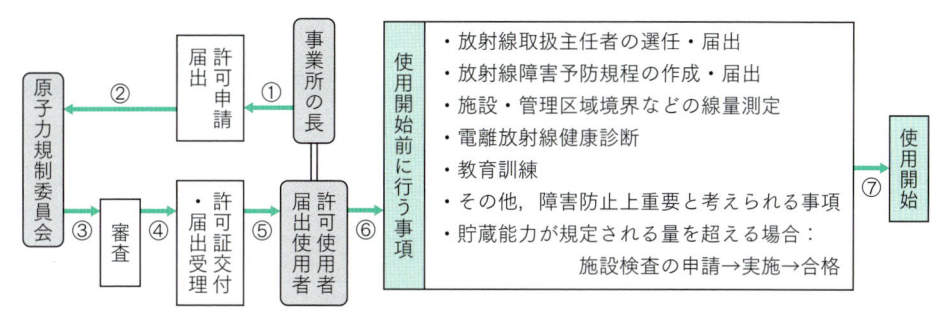

B 放射性同位元素等の規制に関する法律（RI 規制法）

図 10-1　放射性同位元素等の使用開始までの手続き

②使用施設の基準適合と管理区域
③放射線取扱主任者の選任と放射線障害予防規程の作成
④放射線安全管理基準

RI 規制法の円滑な履行のために，法律のもとに同施行令，施行規則および告示があり，これら一連の法律，政令，規則，告示を総称して RI 規制法と呼ぶことが多い．

規制対象となる放射線や放射性同位元素を使用するためには，図 10-1 に示すような手続きが必要である．

a. 使用の許可・届出

RI 規制法は，一定数量以上，一定濃度以上の放射線や放射性同位元素を規制の対象としている．政令で定める数量を超える放射性同位元素，または放射線発生装置の使用や装備をする場合は，原子力規制委員会の許可を受けなければならず，これら以外の放射性同位元素でも法律上の規制を受ける場合には，あらかじめ原子力規制委員会に届け出る必要がある．

放射性同位元素等を許可または届出によって使用しようとする者を「許可・届出使用者」または単に「使用者」と呼び，通常は，放射性同位元素等を取り扱う事業所の代表者（会社，学校，工場や研究所の長など）が該当する．

b. 使用施設と管理区域

放射線や放射性同位元素を利用するための放射線施設は，表 10-8 に示した基準に適合する必要がある．図 10-2 に施設構成の一例を示す．施設の貯蔵能力が次のいずれかの条件を満たす場合には特定許可使用者となり，使用開始前に施設検査を，開始後は定期検査を受ける必要がある．

①密封線源の許可使用者：線源 1 個あたりの数量が 10 TBq 以上
②非密封線源の許可使用者：貯蔵能力が下限数量の 10 万倍以上の貯蔵施設
③放射線発生装置の許可使用者：放射線発生装置の使用施設すべて

放射線や放射性同位元素の取り扱いにより放射線被曝を受けるおそれのある区域を管理区域（controlled area）といい，一般区域から物理的に隔離される．RI 規制法で

表 10-8 放射線施設の位置・構造・設備に関する基準

貯蔵施設	使用施設	廃棄施設
・地崩れ，浸水のおそれが少ない場所に設置 ・実効線量限度以下とするために必要な遮へい壁・遮へい物の設置 ・管理区域へ人がみだりに立ち入らないために，境界にさく，とびらなどを設置 ・さく，とびらなどに標識を設置		
・耐火構造，防火戸	・耐火構造または不燃材料造り	
・貯蔵室または貯蔵箱 ・貯蔵容器および受皿吸収材など ・閉鎖のための設備または器具	・作業室の汚染防護措置 ・汚染検査室 ・自動表示装置 ・インターロック	・排気設備 ・排水設備 ・焼却炉など：廃棄作業室に設置 ・固型化処理設備 ・保管廃棄設備
	（許可・届出内容により適用除外あり）	

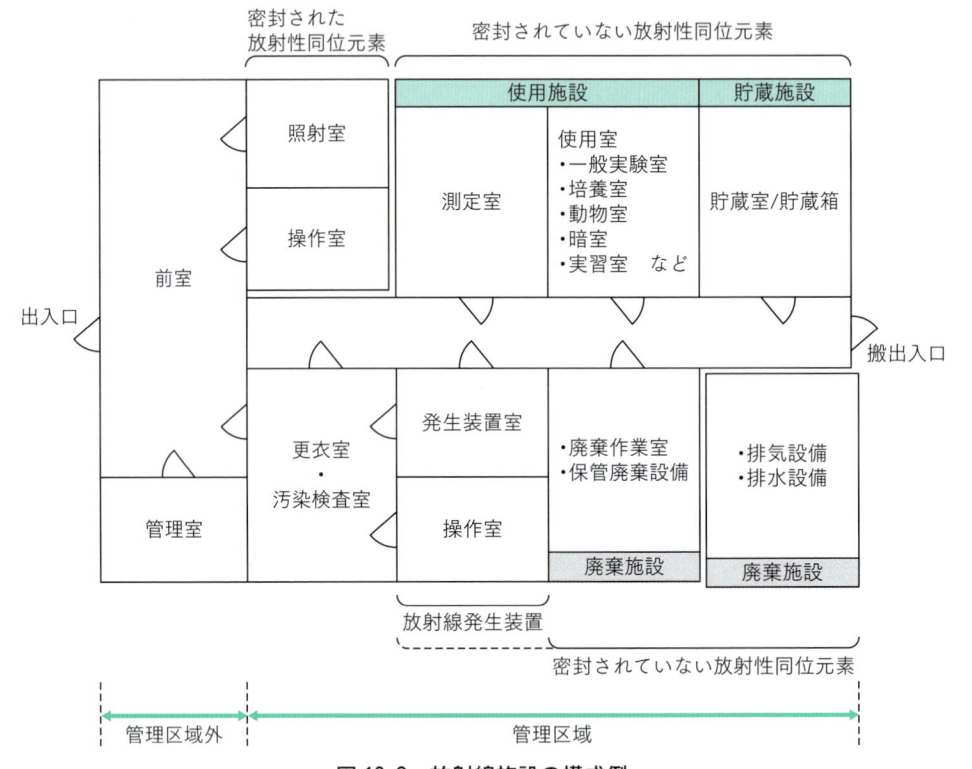

図 10-2 放射線施設の構成例

は，次の①から③の条件のどれかひとつでも該当すれば管理区域となる．

①外部放射線による線量については，実効線量が3ヵ月間につき1.3 mSvを超える．

②空気中の放射性同位元素の濃度については，3ヵ月間の平均濃度が空気中濃度限

表 10-9　表面密度限度

区　分	密度（Bq/cm^2）
α 線を放出する放射性同位元素	4
α 線を放出しない放射性同位元素	40

［放射線を放出する同位元素の数量を定める件（告示）別表第 4］

　　度の 10 分の 1 を超える．
　③放射性同位元素によって汚染されるものの表面の放射性同位元素の密度については，表面密度限度（表 10-9）の 10 分の 1 を超えるおそれのある場所．
　外部放射線による被曝と，空気中の放射性同位元素の吸入摂取による被曝が同時に起こるおそれがある場合には，①の線量限度と②の濃度限度の 10 分の 1 に対する比の和が 1 を超えれば管理区域となる．
　管理区域内で人が作業する作業室などについては，実効線量（1 週間につき 1 mSv 以下），空気中の放射性同位元素の濃度（空気中濃度限度以下）および，実験台，床や壁などの表面汚染（表面密度限度以下）について規制されている．また，事業所の境界での実効線量（3 ヵ月間につき 250 μSv 以下）や放射線施設からの排気中に含まれる放射性同位元素の濃度についても規制されている．

c．放射線取扱主任者の選任

　法令では，許可・届出使用者（使用者）は，事業所ごとに**放射線取扱主任者**（radiation protection supervisor）を選任して，放射線障害の防止に関する監督を行わせることとしている．ただし，例外的に，診療で放射性同位元素または放射線発生装置を用いる場合には，医師または歯科医師を，医薬品や医療機器等の製造所で放射性同位元素または放射線発生装置を使用する場合は薬剤師を放射線取扱主任者として選任することが可能である．主任者選任後，30 日以内に原子力規制委員会に，その旨を届

表 10-10　使用者と放射線取扱主任者選任の区分

使用者の区分	主任者免状の区分		
	第 1 種	第 2 種	第 3 種
特定許可使用者	○	×	×
非密封線源の許可使用者（特定許可使用者以外）	○	×	×
許可廃棄業者	○	×	×
密封線源の許可使用者（特定許可使用者以外）	○	○	×
届出使用者（下限数量の 1,000 倍以下の密封線源）	○	○	○
届出販売業者	○	○	○
届出賃貸業者	○	○	○
表示付認証機器の届出使用者	不要		

け出る必要がある．
　放射線取扱主任者免状には**表 10-10** に示すように，第 1 種，第 2 種および第 3 種があり，それぞれの事業所に応じて必要な免状が決まっている．放射線取扱主任者は，事業所での放射線管理や放射線障害の防止に関するすべての事項を管理・監督する．一方，放射線取扱主任者は選任後，原子力規制委員会の登録を受けた登録定期講習機関が法令に基づいて行う講習を，定期的に受講する義務がある．

d．放射線障害予防規程の作成

　放射線や放射性同位元素の利用範囲や方法は多岐にわたるため，RI 規制法では使用に関する規制の主幹を定め，事業所の利用形態に即した細部の規制は，事業所ごとに放射線障害予防規程（regulations on prevention of radiation hazards，予防規程）のなかに規定して，原子力規制委員会に届け出ることになっている．

e．放射性同位元素取り扱い上の安全管理基準

　RI 規制法では，放射線障害を防止するために「使用」「保管」「運搬」「廃棄」「測定」「教育訓練」「健康診断」および「記帳義務」の放射線安全管理に関する基準が定められている．

1）放射線業務従事者

　放射性同位元素を使用する者は，事前に放射線に関する教育訓練の受講と，電離放射線健康診断を受診し，放射線業務従事者（radiation handling worker）として登録する．放射線業務従事者が管理区域内で受けた被曝は職業被曝として評価され，被曝線量限度は，**表 10-11** のとおりである．

2）教育訓練

　RI 規制法では，法令および予防規程の周知と放射線障害を防止するために，はじめて管理区域に立ち入る者に対しては，**表 10-12** に示した 3 項目について合計 2 時間以上，立ち入った後では，年度ごとに再教育を行うことになっている．再教育では項目の一部を省略することができる．

表 10-11　放射線業務従事者の実効線量限度および等価線量限度

区　分		実効線量限度	等価線量限度
業務従事者		①100 mSv/5 年間 ②50 mSv/年	③眼の水晶体：100 mSv/5 年間 　　　　　　　　50 mSv/年 ④皮膚　　　：500 mSv/年
	女子[*1]	①，②および 5 mSv/3ヵ月間	
	妊娠を申告した女子[*2]	①，②および内部被曝について 1 mSv	③，④および腹部表面について 2 mSv

[*1]：妊娠不能と診断された者，妊娠の意志のない旨を使用者等に書面で申し出た者および妊娠中の者を除く．
[*2]：本人の申し出等により使用者等が妊娠の事実を知ったときから出産までの間について適用する．

表 10-12 教育訓練の項目と時間数

項　目	時間数
放射線の人体に与える影響	30 分以上
放射性同位元素または放射線発生装置の安全取扱い	1 時間以上
放射線障害の防止に関する法令及び放射線障害予防規程	30 分以上

表 10-13 健康診断実施要領

対　象	診断項目	はじめて管理区域に立ち入る前	管理区域に立ち入った後
放射線業務従事者（一時的に管理区域に立ち入る者を除く）	1．問診 　　被曝歴の有無など 2．検査または検診 　　［部位・項目］ 　　①末梢血液中の血色素量またはヘマトクリット値，赤血球数，白血球数および白血球百分率， 　　②皮膚， 　　③眼， 　　④そのほか原子力規制委員会が定める部位および項目	診断項目1および2について行う． ただし，2-③については，医師が必要と認めた場合に限る	1年を超えない期間ごとに行う． ただし，診断項目2-①〜③の部位または項目については，医師が必要と認める場合に限る

3）健康診断

　放射線業務従事者は，はじめて管理区域に立ち入る前と，その後は1年を超えない期間ごとに電離放射線健康診断を受ける．健康診断の方法は問診および検査または検診であり，検査項目・部位は**表 10-13** のとおりである．健康診断の結果は記録し，永久保存され，その写しは受診者に交付される．

4）使用・保管

　法令上の放射性同位元素は，あらかじめ許可を受けている核種，数量の範囲内で入手することができる．放射性同位元素は，常時，放射線施設内の貯蔵室に保管し，必要に応じて使用室にて使用する．入手した放射性同位元素は，どれほど希釈または減衰して放射能が少なくなっても，RI規制法で規制される．

5）廃　棄

　放射性同位元素で汚染された廃棄物は，放射性廃棄物として施設内の廃棄物保管室に一時的に保管するかあるいは，廃棄業者［（社）日本アイソトープ協会］に引き渡す．

6）測　定

　管理区域など，放射線障害のおそれのある場所については，一定期間ごとに放射線の量および放射性同位元素による汚染の状況を測定し，そのつど結果を記録し，5年間保存する必要がある．また，放射線業務従事者については，被曝した放射線の量や

汚染の状況を測定して記録し，一定期間ごとに集計して永久保存する必要がある．

7）記　帳

「使用者」は，①放射性同位元素の使用，保管または廃棄に関する事項，②放射線発生装置の使用に関する事項，③放射性同位元素によって汚染されたものの廃棄に関する事項，④その他放射線障害の防止に関し必要な事項について，帳簿を備えて記帳しなければならない．帳簿は1年ごとに閉鎖し，5年間保存することになっている．

8）原子力規制委員会への管理状況報告

「使用者」は，毎年4月1日からその翌年の3月31日までの期間での放射線施設の点検実施状況，放射性同位元素および廃棄物の保管状況，放射線業務従事者数，個人被曝線量分布などを，「放射線管理状況報告書」にまとめて原子力規制委員会に提出しなければならない．

③ RI 規制法に関係する法律・法令

放射線障害の防止に関係する法令にはさまざまなものがあり，そのうち薬学に関連する法令を**表10-14**に示す．医療分野での放射線利用は，RI 規制法，**医療法**および**医薬品，医療機器等の品質，有効性及び安全性の確保等に関する法律**（医薬品医療機器等法）により規制されている．医薬品医療機器等法で規定する医薬品と治験薬は，RI 規制法の施行令で適用除外されており，放射性医薬品と放射性治験薬は医療法および医薬品医療機器等法で規制・管理されている．一方，放射性医薬品を研究の用途に使

表 10-14　薬学に関連する法令

法　規	行政官庁	規制対象
①RI 規制法，同施行令，施行規則，告示	原子力規制委員会	・放射性同位元素の使用，廃棄，その他の取り扱い ・放射線発生装置の使用 ・放射性同位元素によって汚染されたものの廃棄，その他の取り扱い
②医薬品医療機器等法施行規則，放射性医薬品製造規則，薬局等構造設備規則，告示	厚生労働省	放射性医薬品の製造および取り扱い
③医療法および同施行規則	厚生労働省	放射性医薬品などの使用
④労働安全衛生法に基づく電離放射線障害防止規則	厚生労働省	放射性物質および X 線の使用
⑤人事院規則	人事院	国家公務員による X 線の使用
⑥作業環境測定法，同施行令，同施行規則	厚生労働省	作業環境の測定，作業環境測定士の資格・登録
⑦その他 　放射性同位元素等車両運搬規則，危険物船舶運送及び貯蔵規則，航空法施行規則	国土交通省	放射性同位元素などの運搬
消防法に基づく火災予防条例	地方自治体	火災にかかわる事項

用する場合は，RI 規制法の規制・管理を受ける．また，病院内でサイクロトロン装置を用いて PET 用放射性製剤を製造して使用する場合は，PET 用医薬品を院内製造するまでは RI 規制法の規制を受け，それを使用する核医学診断では医療法で規制され，どちらも医薬品医療機器等法の規制を受ける．

a．医薬品医療機器等法および関連法令

　放射性医薬品は，法的には医薬品医療機器等法第 2 条第 1 項に規定されている医薬品である．医薬品医療機器等法での規制対象は，放射性医薬品とその原料，材料であって医薬品製造業の許可を受けた製造所にあるものに限られている．放射性医薬品は，人体への影響を最小限に抑える必要があるため，密封線源を用いているものはない．放射性医薬品の製造は，「放射性医薬品の製造及び取扱規則」および「薬局等構造設備規則」（省令）により規制されている．ラジオアッセイなどの体外診断用医薬品の承認許可については，体内適用医薬品とは別に規定されており，迅速化と合理化が図られている．法令では，放射性物質などの利用に関する用語や規制値の定義，製造業者などの遵守事項，放射性物質などの廃棄，予防規定の作成，健康診断，記録，障害防止主任者の選任などが規定されており，そのほとんどは RI 規制法と同じ内容である．しかし異なる点もあり，RI 規制法での放射線取扱主任者と放射線業務従事者は，医薬品医療機器等法ではそれぞれ**障害防止主任者**および**放射線作業者**という．

b．放射性医薬品基準

　放射性医薬品は，β 線や γ 線を放出する点で一般の医薬品とは異なる性質をもち，安全性や品質管理において特別な配慮をする必要がある．これに対応して，放射性医薬品の品質を規定する公定書として**放射性医薬品基準**（radiopharmaceutical standard）が，医薬品医療機器等法第 42 条第 1 項の規定に基づき定められている．放射性医薬品基準は，日本薬局方と同様に，通則，製剤総則，一般試験法，医薬品各条により構成されている．2019 年 4 月現在，47 品目が収載され，このうち 10 品目は日本薬局方にも収載されている（7 章参照）．

C 放射性同位元素の安全取り扱い

　放射線による被曝は，使用する放射性物質の量，放射される放射線の種類や特性の影響を受ける．また，放射線被曝が体外にある放射性物質によるもの（外部被曝）なのか，体内にある放射性物質によるもの（内部被曝）なのかによっても，人体への影響の度合は大きく異なる．α 線や β 線は，γ 線に比べて電離作用は強いが透過力ははるかに弱いので，外部被曝よりも内部被曝が問題となる．同じ β 線であっても，高エネルギーの β 線は制動放射線（X 線）を放出しやすいので，外部被曝に注意する必要があるが，低エネルギーの β 線は外部被曝をほとんど考慮しなくてよい．γ 線や X 線

は，β線に比べて電離作用は弱いが，透過力ははるかに強いので，外部被曝に注意する必要がある．

1 外部被曝の防護

外部被曝（external exposure）は，身体の外にある放射線源から放出された透過性をもつ放射線によって起こる放射線被曝である．外部被曝の防止には，**距離**（線源との間に距離をとる），**遮へい**（線源と身体の間に遮へい物を置く），**時間**（作業時間をできるだけ短くする）の3つが基本原則であり，**放射線防護の3原則**と呼ばれる．

a. 距離

放射線の線量率は，点状線源からの距離（distance）の2乗に反比例して減弱する（逆2乗の法則）ので，ピンセット，トング（長柄ばさみ）などを使用して線源からなるべく離れて作業する．α線やβ線は空気層による吸収が起こるので逆2乗の法則が成り立ちにくいが，γ線は空気層による吸収をほとんど無視できるので，線量率と距離との間に逆2乗の法則が成り立つ．

点状線源の強さを I_0 とすると，線源からの距離 r での線量率 I は，

$$I = \frac{I_0}{r^2} \tag{10・3}$$

で表される．

例えば，図10-3に示すように距離 r での線量率を I とすると，距離 $2r$ での線量率 I' は，

$$I' = \frac{I}{(2r)^2} = \frac{I}{4r^2}$$

となり，距離 r での線量率の4分の1になる．

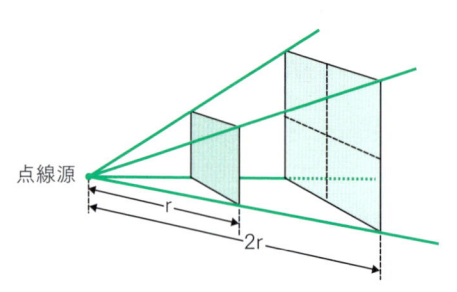

図10-3　逆2乗の法則
点線源からの距離が $2r$ である点での線量は，距離 r での線量の $\frac{1}{2^2}$ になる．

b. 遮へい

1）α線に対する遮へい

α線は透過力が小さく，線源から数 cm の空気層で完全に吸収されるので，遮へい（shielding）する必要はない．

2）β線に対する遮へい

エネルギーの低い $β^-$ 線は透過力が弱いので，ガラス，プラスチック，アクリル板などで十分に遮へいすることができる．しかし，^{32}P などの高エネルギー β 線を放出する核種では，制動放射線（X 線）に対する遮へいを考慮する必要がある．制動放射線が発生する割合は，遮へい体の原子番号と β 線のエネルギーに比例するので，まず，プラスチックなどの原子番号の小さい物質で線源をおおって β 線を遮へいし，その外側を鉄や鉛など原子番号の大きな遮へい体で囲んで，制動放射線を遮へいする．$β^+$ 線の遮へいでは，β 線の遮へいに加えて，$β^+$ 粒子が消滅して生じる 0.511 MeV の消滅放射線に対する遮へいも考慮しなければならない．

3）γ線に対する遮へい

γ 線源と検出器の間にさまざまな厚さの遮へい体を置くと，遮へい体透過前の γ 線の強度（I_0）と透過後の強度（I）との間には，(10・4)式が成り立つ．ただし，この式は遮へい体に狭い線束が通過して散乱線がほとんど生じない場合（**図 10-4a**）に成り

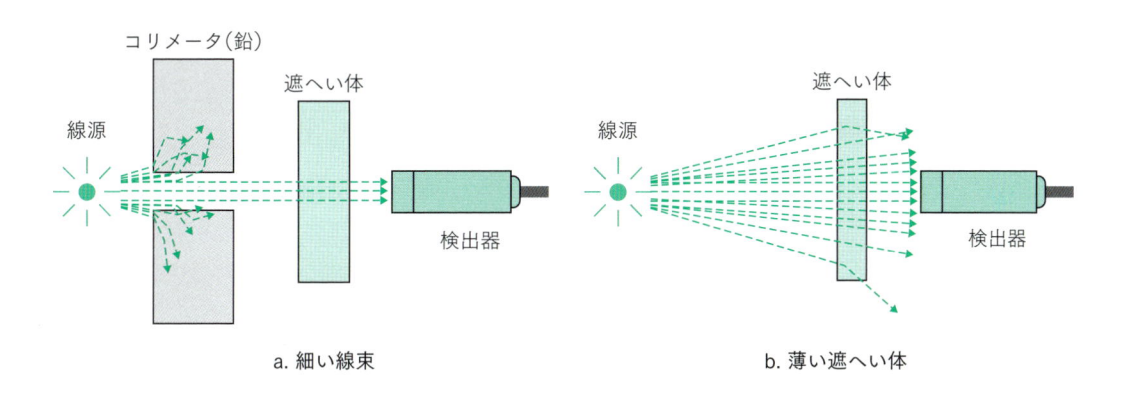

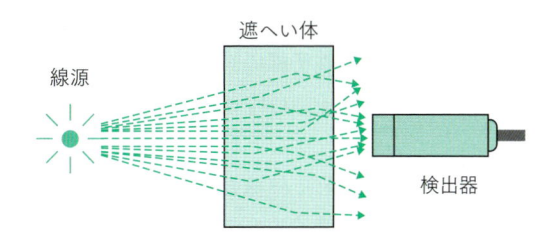

a. 細い線束

b. 薄い遮へい体

c. 厚い遮へい体

図 10-4　線束と遮へい体

立ち，広い線束でも遮へい体が薄いために物質中での散乱が少ない場合（図 10-4b）に限って，この式で放射線強度を近似することができる．

$$I = I_0 e^{-\mu x} \tag{10・4}$$

μ は遮へい体の入射 γ 線に対する線減弱係数（linear attenuation coefficient，単位：cm^{-1}），x は遮へい体の厚さ（単位：cm）を示す．また，γ 線の強度を最初の $\frac{1}{2}$ に減弱させる遮へい体の厚さ（単位：cm）を半価層（half-value layer，$D_{\frac{1}{2}}$）といい，（10・4）式より，

$$D_{\frac{1}{2}} = \frac{\ln 2}{\mu} = \frac{0.693}{\mu} \tag{10・5}$$

の関係式が成り立つ．この半価層を用いると，I は次の（10・6）式で表される．

$$I = I_0 \left(\frac{1}{2}\right)^{\frac{x}{D_{\frac{1}{2}}}} \tag{10・6}$$

一方，図 10-4c に示すような厚い遮へい体では，物質中での散乱が増大して散乱線が検出器に入る確率が大きくなるので，散乱線の寄与を考慮して，次の（10・7）式が用いられる．

$$I = I_0 B e^{-\mu x} \tag{10・7}$$

B は再生係数（build-up factor）といい，散乱線の寄与による線量増加の補正係数である．一般に，γ 線エネルギーの大きさ，遮へい体の厚さ，材質の原子番号の小ささに比例して，再生係数は大きくなる．おおよその目安として，
　　$\mu x < 1$ のとき，$B = 1$
　　$\mu x > 1$ のとき，$B = \mu x$
を用いる．γ 線のエネルギーが 2 MeV 以上，あるいは鉛のような原子番号が大きい遮へい体の場合には，全エネルギーにわたって安全性を高めるために，

$$B = \mu x + 1 \tag{10・8}$$

として，過大評価する．

4）中性子線に対する遮へい

中性子線は電荷をもたず，物質と弾性散乱や非弾性散乱を起こすので，水やパラフィンブロックなど水素を多く含む物質を用いて減速させる．遮へい材の原子核は中性子を捕獲して核種変換を起こし，γ 線を放射する [(n, γ) 反応] 可能性があるので，鉛などの原子番号の高い物質を併用して遮へいする．

C. 時　　間

外部被曝線量は，放射線の線量率と作業時間の積で算出されるので，作業時間はで

きるだけ短くする．

2 内部被曝の防護

　　内部被曝（internal exposure）は，放射性物質を体内に取り込んで起こる放射線被曝である．放射性同位元素が体内に摂取される経路として，①経気道，②経口，③経皮膚または経傷口の3つの経路があり，このうち経気道摂取が最も起こりやすいと考えられる．

a．経気道摂取（吸入摂取）に対する防護

　　気体状，揮発性または飛散性の放射性物質の取り扱いは，フードやグローブボックスなどで行い，吸入の防止に努める．ガス状の放射性物質［放射性のヨウ素（I_2）や$^{14}CO_2$など］を取り扱う際には，可能な限り吸収剤などを用いて捕集する．また，粉末状の放射性物質は飛散を抑え，換気のよい実験室で取り扱う．

　　万一，放射性物質を吸入した場合には，速やかに新鮮な空気を吸入して換気するなどの応急措置をして，体内汚染を最小限にとどめる．

b．経口摂取に対する防護

　　非密封の放射性物質を使用する場所では，実験器具に口を触れる行為や，喫煙，飲食，化粧をしてはならない．万一，放射性同位元素を口に入れてしまった場合はただちに口を十分にすすぐ．飲み込んでしまった場合は速やかに胃洗浄を行ったのち，消化管からの吸収を抑制する処置を行う．摂取した放射性物質は種々の臓器に蓄積されるので，希釈，排泄させるために同種，同属の非放射性核種を多量に投与するなどの処置を行うことがあるが，効果は少ない．

c．経皮膚摂取に対する防護

　　皮膚は角質層でおおわれているので，放射性物質が付着した際には，速やかに洗浄除去し，体内への侵入を最小限に抑える．しかし，皮膚に傷口があると，そこから放射性物質が体内に侵入する可能性が高くなるので，身体の露出部に創傷がある場合には，その部分を完全におおうなどの措置が必要である．

3 作業環境および個人被曝線量の測定

　　放射性物質を取り扱う作業を行うと，多かれ少なかれ放射線に曝されることになる．作業環境中の放射線などを測定し，結果の判定や解析を行い，放射線防護上の措置に結びつけることを**放射線モニタリング**（radiation monitoring）という．

a. 放射線量および放射性物質濃度測定モニタ

放射線施設では，環境放射線量を連続的に測定するために，据置型のモニタが設置されている．**エリアモニタ**（area monitor）は作業場所の空間線量や線量率の連続監視に，**ダストモニタ**（dust monitor），**ガスモニタ**（gas monitor）は空気中の放射性物質濃度の測定に，**水モニタ**（drainage monitor）は排水中の放射性物質濃度測定に用いられる．モニタによる測定信号は，RI管理室に設置された中央監視装置に連続的に送られる．監視装置は，設定値を超えるなどの異常を検出すると，警報や表示により管理者に知らせる．また，放射線管理では，定期的に行う放射線施設の放射線量の測定などに**サーベイメータ**（survey meter）が用いられる．線量率を測定する際には，測定対象となる放射線のエネルギーや線量に適したサーベイメータを用いる（5章B⑤サーベイメータを参照）．

b. 作業環境のモニタリング

放射線や放射性物質を利用する場所では，利用の状況に応じて，環境中の空間線量，表面汚染密度，空気中放射性物質濃度を測定する作業環境モニタリングと管理区域からの排水，排気のモニタリングを行う．

空間線量の測定には，エリアモニタ，サーベイメータなどが用いられる．

表面汚染の測定にはサーベイメータ，フロアモニタによる測定と**スミア法**（smear test）が用いられる．スミア法は，遊離性表面汚染の程度を測定評価する方法で，測定対象の表面の一定面積（100 cm^{2}程度）を直径2～3 cmの濾紙片で拭き取り，濾紙に付着した放射性物質の放射能をサーベイメータや液体シンチレーションカウンタなどの測定器で測定する．^{3}H，^{14}Cなどの軟β^-線放出核種による汚染はサーベイメータでは検出が困難なので，液体シンチレーションカウンタを用いて測定し，評価する．また，人体表面や衣服などの汚染検査にはハンド・フット・クロスモニタが用いられる．

空気中放射性物質濃度の測定は，作業室内での放射性物質の吸入摂取量の推定などに必要である．測定対象は，微粒子状の放射性物質とガス状で存在する^{3}H，^{14}C，^{35}S，^{125}I，^{131}Iなどの放射性核種である．測定方法には，ダストサンプラーやガスサンプラーを用いて捕集した試料を測定器で測定する方法と，ダストモニタやガスモニタで連続的に測定する方法がある．

管理区域から排出された水はすべて貯留槽にため，放射能濃度が規制値以下であることを確認したのち，一般下水に排水される．貯留水中の放射性物質濃度は，排水モニタにより測定するかあるいは，貯留水の一部を採取してγカウンタや液体シンチレーションカウンタを用いて測定する．

c. 個人モニタリング

放射線や放射性物質を取り扱う作業者個人の被曝線量を測定し，評価することを**個人モニタリング**（individual monitoring）という．個人モニタリングでは，外部被曝と

内部被曝による実効線量ならびに等価線量を測定し，放射線業務従事者の被曝線量が実効線量限度および等価線量限度を超えていないことを確認する．

1）外部被曝の測定

　放射線取扱業務における被曝では，外部被曝の占める割合がとりわけ大きい．一般に，外部被曝の測定には，種々のバッジシステムや電子式ポケット線量計などの個人被曝線量測定器が用いられる．通常，胸部または腹部に測定器を装着して被曝線量を測定する．妊娠可能な女子については腹部に装着して測定することになっている．一般的に用いられる個人被曝線量測定器には，蛍光ガラス線量計，光刺激ルミネセンス線量計，熱ルミネセンス線量計，電子式ポケット線量計がある（5章B⑥個人被曝線量計を参照のこと）．

2）内部被曝の測定

　内部被曝は身体内部に入り込んだ放射性物質による放射線被曝であり，体内に取り込まれた放射性物質の種類と量の推定が必要となる．内部被曝の推定には，排泄物（尿や糞など）や生体試料中の放射性物質を分析して体内量を間接的に見積もる**バイオアッセイ法**と，γ線・X線放射体による被曝を対象とした，**ヒューマンカウンタ**（human counter）または**全身カウンタ**（whole-body counter）と呼ばれる放射能計測装置を用いて体外から体内の放射性物質を直接測定する全身計測法がある．バイオアッセイ法ではα・β・γ線放射体の測定が可能であるが，全身計測法ではα・β線放射体を検出できない．これらの方法は，特に体内被曝のおそれがある場合に用いられ，一般には行わない．

④ 汚染の管理

　非密封の放射性物質を取り扱う施設では，少なからず放射能汚染が起こる可能性があるので，汚染させないように努力するとともに，汚染を見落とさない努力も必要である．放射性物質による汚染を制御するために，放射性同位元素はなるべく容器に入れ（**閉じ込め**，contain），まとめて管理し（**集中**，concentrate），濃度を薄めて使用して（**希釈**，dilute），空気中や廃液中の放射性物質は希釈し（**分散**，disperse），放射能汚染があれば速やかに除去する（**除染**，decontaminate），**2C3Dの原則**がある．

　放射性物質を取り扱う際には，①実験台やフードなど作業を行う場所の表面はポリエチレン濾紙でおおう，②放射性物質はトレイ内で取り扱う，③着用手袋は汚染しているものとみなして取り扱う，④随時，汚染の有無をサーベイメータやスミア法で確認し，汚染が発見されれば速やかに除染する，⑤管理区域から退出する際にはハンド・フット・クロスモニタなどで汚染がないことを確認するなどして，管理区域内の汚染と管理区域外への汚染拡大を未然に防ぐ努力をする．

5 放射性廃棄物の管理

　放射性廃棄物は研究用と医療用の2種に大別されるが，分類方法は同じである．非密封の放射性物質を使用すると，気体，液体あるいは固体のかたちで放射性廃棄物が排出される．使用室から排出される汚染空気は，高性能エアフィルタなどの排気浄化装置をもつ排気設備を通して空気中濃度限度以下にしてから管理区域外へ排出する．使用室の流しなどを通して排出される汚染水は，いったん貯留槽にためて排水中濃度限度以下であることを確認してから，一般下水に排水する．

　放射性の固体廃棄物は可燃物，難燃物，不燃物，非圧縮性不燃物，動物およびフィルタ廃棄物に，液体廃棄物は無機液体および有機液体に分類して（図10-5），日本アイソトープ協会（JRIA）に引き渡す．有機廃液については，^{3}H，^{14}C，^{32}P，^{33}P，^{35}Sあるいは^{45}Caの6核種を含む液体シンチレータ廃液，および排水中の放射能濃度測定や汚染検査などのモニタリング試料を含む液体シンチレータ廃液に含まれるその他の核種に限って，法に定める方法に従い各事業所で焼却処理することができる．

　医療用廃棄物として廃棄可能な核種は，医療法，医薬品医療機器等法，臨床検査技師法に基づく使用により発生する核種（^{18}F，^{32}P，^{51}Cr，^{57}Co，^{58}Co，^{59}Fe，^{67}Ga，^{75}Se，^{81}Rb-^{81m}Kr，^{85}Sr，^{89}Sr，^{90}Y，^{99}Mo-^{99m}Tc，^{111}In，^{123}I，^{125}I，^{131}I，^{133}Xe，^{197}Hg，^{198}Au，^{201}Tl，^{203}Hg，^{223}Ra）のみである．このうち，核医学治療薬に用いられる^{89}Srと^{90}Yはβ線のみを放出するため，医療用で廃棄する場合には分類上，ほかのγ線放出核種と分別して廃棄しなければならない．^{223}Raはα線を放出するため，ほかの核種の混入がないようにして廃棄しなければならない．また，PET診断廃棄物は，1日最大使用数量が^{11}C，^{13}N，^{15}Oで1 TBq，^{18}Fで5 TBq以下の場合，廃棄物を密封したのち7日間を超えて管理区域内で保管すれば，放射性廃棄物から除外して，管理区域からもち出すことができる．

D 事故と対策

1 事故・危険時の措置

　RI規制法での事故とは，「取り扱っている放射性同位元素などが盗取，所在不明になった場合」であり，危険時とは，「地震，火災その他の災害で放射線障害のおそれがあったり，発生した場合」である．事故が発生した際には，ただちに放射線取扱主任者に連絡して指示をあおぐ．事業主などの使用者は，速やかに事故届けを警察官または海上保安官に届け出る必要がある．危険時には，①管理区域から退避し，②汚染および汚染の可能性のある場所を「立ち入り禁止」にして，③放射線取扱主任者の指示をあおぐ．放射線取扱主任者または事業主などの使用者は，危険時の内容によって，警察署，消防署，保健所に通報するとともに，原子力規制委員会に届け出る．

D 事故と対策

〈可燃物〉
・十分乾燥する
・破砕，圧縮，焼却，乾留，溶融などの減容処理は行わない
・敷きわら・おがくず類で糞尿を分離できないものは動物に分類する

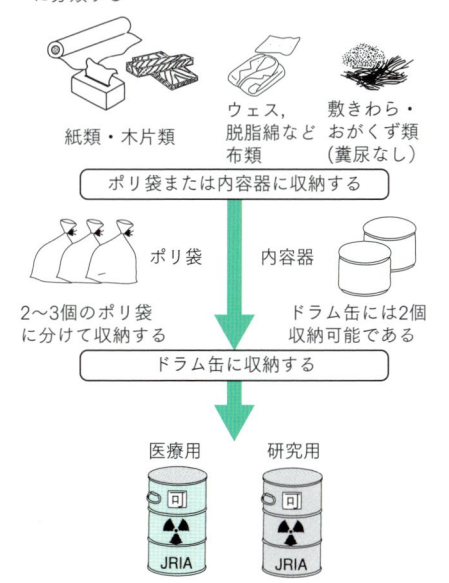

紙類・木片類　ウェス，脱脂綿など布類　敷きわら・おがくず類（糞尿なし）

ポリ袋または内容器に収納する

ポリ袋　内容器

2〜3個のポリ袋に分けて収納する　　ドラム缶には2個収納可能である

ドラム缶に収納する

医療用　研究用（可）JRIA

〈難燃物〉
・シリコン，テフロン，塩化ビニル製品，アルミホイル，金属加工品を混入しない
・ポリバイアルなどのなかの残液を抜く
・破砕，圧縮，焼却，乾留，溶融などの減容処理は行わない

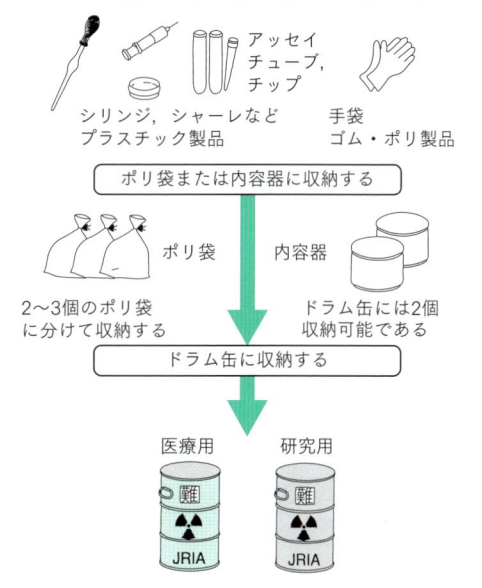

シリンジ，シャーレなどプラスチック製品　アッセイチューブ，チップ　手袋 ゴム・ポリ製品

ポリ袋または内容器に収納する

ポリ袋　内容器

2〜3個のポリ袋に分けて収納する　　ドラム缶には2個収納可能である

ドラム缶に収納する

医療用　研究用（難）JRIA

〈不燃物〉
・注射針など感染のおそれがあるものは滅菌する
・針は缶に封入後，蓋に「針」と明記する
・ガラスバイアルなどのなかの残液を抜く
・破砕，圧縮，焼却，乾留，溶融などの減容処理は行わない

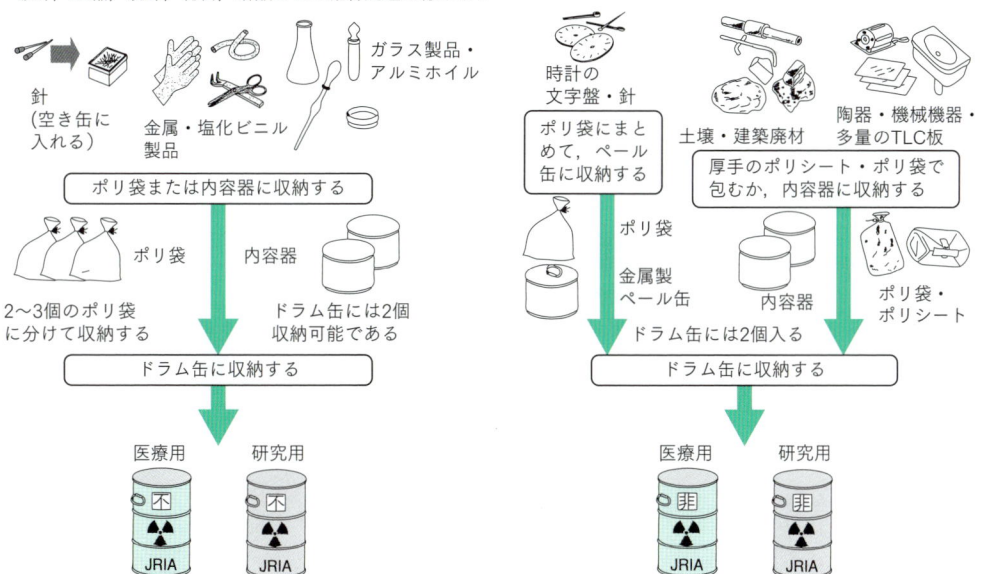

針（空き缶に入れる）　金属・塩化ビニル製品　ガラス製品・アルミホイル

ポリ袋または内容器に収納する

ポリ袋　内容器

2〜3個のポリ袋に分けて収納する　　ドラム缶には2個収納可能である

ドラム缶に収納する

医療用　研究用（不）JRIA

〈非圧縮性不燃物〉
・十分乾燥する
・厚手のポリシート，ポリ袋に破れないよう梱包する
・ドラム缶の蓋に容器込みの重量を記載する

時計の文字盤・針　土壌・建築廃材　陶器・機械機器・多量のTLC板

ポリ袋にまとめて，ペール缶に収納する　　厚手のポリシート・ポリ袋で包むか，内容器に収納する

ポリ袋 金属製ペール缶　内容器　ポリ袋・ポリシート

ドラム缶には2個入る

ドラム缶に収納する

医療用　研究用（非）JRIA

図 10-5-1　放射性廃棄物の分類

10章　放射線安全管理

〈動物〉
- 十分乾燥する
- チャック付ポリ袋とポリエチレン製動物収納内容器に封入する
- チャック付ポリ袋，内容器はしっかり口を閉める

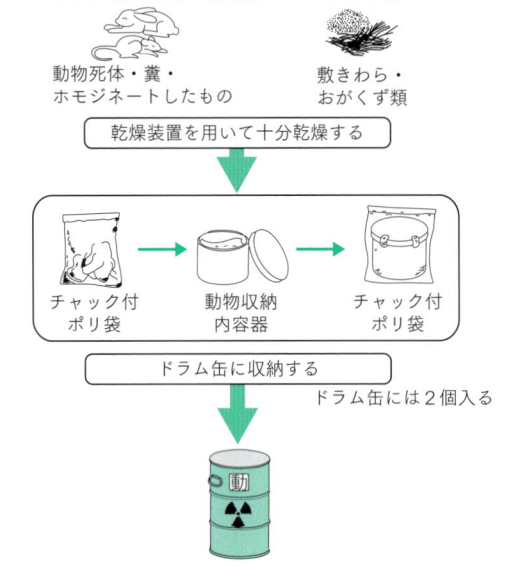

動物死体・糞・ホモジネートしたもの　　敷きわら・おがくず類

乾燥装置を用いて十分乾燥する

チャック付ポリ袋 → 動物収納内容器 → チャック付ポリ袋

ドラム缶に収納する
ドラム缶には2個入る

〈無機液体〉
- 指定のポリ瓶を使用する
- 高粘度の液体，可燃性液体は収納しない
- pH値は2〜12にする
- pH調整に塩酸を使用しない
- 液量はポリ瓶の肩口までとする

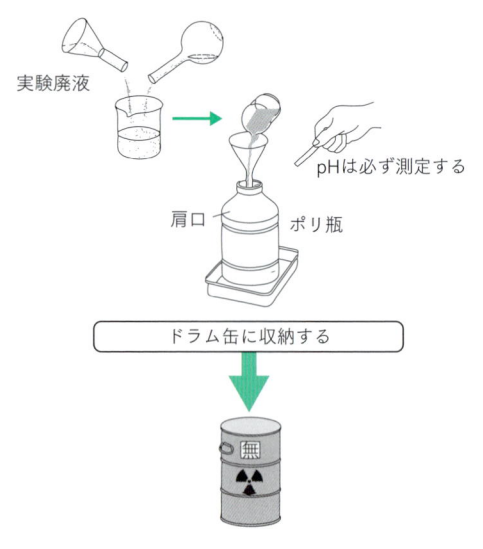

実験廃液　　pHは必ず測定する
肩口　ポリ瓶

ドラム缶に収納する

〈有機液体〉
- 指定のステンレス容器を使用する
- 液体シンチレータ廃液のみ収納する
- pH値は4〜10にする
- pH調整はステンレス容器内で行わない
- pH調整に塩酸を使用しない
- 高粘度の液体は収納しない
- 液量はステンレス容器の肩口までとする

pHは必ず測定する
肩口　ステンレス容器

ドラム缶に収納する

〈フィルタ〉
- ポリシートと段ボール箱で梱包する
- フィルタの種類別に梱包する
- 厚みが薄いプレフィルタはまとめて梱包する

ヘパフィルタ　プレフィルタ　チャコールフィルタ

ポリシートで梱包する

段ボール箱に入れる

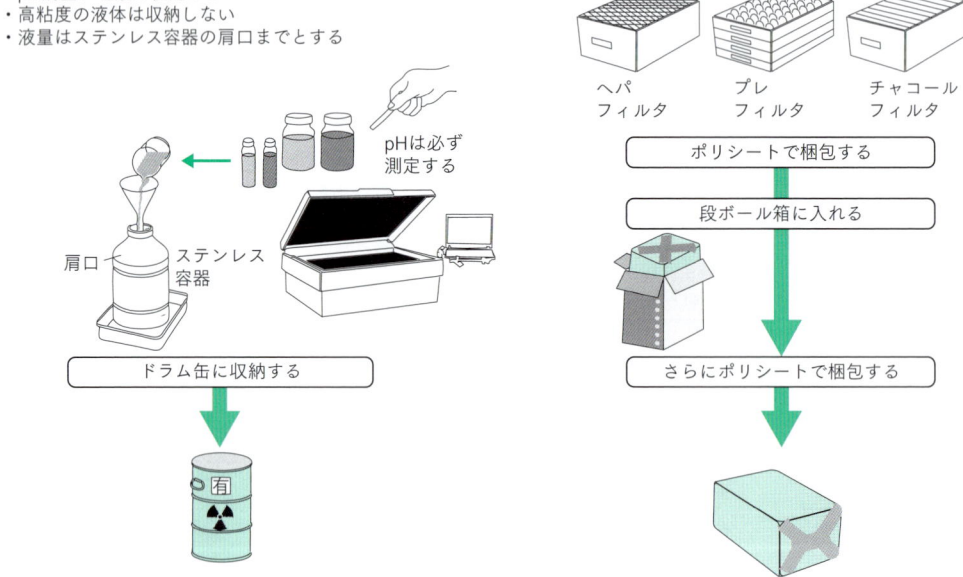

さらにポリシートで梱包する

図 10-5-2　放射性廃棄物の分類

2 被曝事故時の措置

　　トレーサーレベルの放射性物質を取り扱う施設では，放射線障害が生じるような被曝をする可能性はきわめて低いが，放射線発生装置や高線量の放射性物質を使用する施設では，誤った使用などにより被曝事故が起こる可能性がある．線量限度を超えて被曝する過剰被曝など，放射線障害が発生する可能性がある場合や発生した場合には，速やかに健康診断を行い，その結果により適切な措置をとる必要がある．事業主などの使用者は，事故の原因，状況などを調査記録し，必要に応じて所轄機関に報告するなどの措置をとる必要がある．

3 原子力災害と国際原子力事象評価尺度

　　2011年3月11日に起こった東日本大震災を発端とした東京電力福島第1原子力発電所での事故は，わが国の原子力利用に国際的な注目と関心を集め，原子力行政の見直しを行うきっかけとなった．震災時，運転中の原子炉は地震を感知し，正常に自動停止して核分裂の連鎖反応を停止させたが，停電により炉内で発生する熱への冷却システムを作動させられなかったために，核燃料が融解し原子炉から多量の放射性物質が環境中に放出され，周辺住民や作業者の放射線被曝を招いた．事故当初，**国際原子力事象評価尺度**（International Nuclear Event Scale, **INES**）による事故評価は，暫定的に「所外への大きなリスクを伴わない事故：レベル4」とされたが，その後も放射性物質の外部放出が続いたため，「深刻な事故」とみなされ，「レベル7」に引き上げられた．

a．国際原子力事象評価尺度（INES）

　　原子力発電所や関連施設で事故や故障が起こった際には，その影響が広範囲に及ぶおそれがあるので，正確でわかりやすく，客観的に判断できる情報が公表されなければならない．そこで，原子力発電所や関連施設での事故・故障を評価する国際標準として，国際原子力機関（IAEA）などによりINESが策定された．試験的な運用ののち，1992年に各国への採用が勧告され，わが国もこの評価尺度を取り入れている．

　　INESでは，事故や事象を，「安全上重要でない事象，レベル0」から「深刻な事故，レベル7」までの8段階に分類している（**表10-15**）．評価レベルが「レベル2」以上に該当する場合には，24時間以内にIAEAを介して，公式情報が加盟各国に配布される．

表 10-15 国際原子力事象評価尺度（INES）

	レベル	基準：影響の範囲			該当事例
		基準1：事業所外への影響	基準2：事業所内への影響	基準3：深層防護の劣化	
事故	7 深刻な事故	放射性物質の重大な外部放出：ヨウ素131等価で数万TBq相当以上	原子炉や放射性物質障壁が壊滅		・チェルノブイリ原子力発電所事故（旧ソ連，1986） ・福島第1原子力発電所事故（日本，2011）
	6 大事故	放射性物質のかなりの外部放出：ヨウ素131等価で数千TBq相当以上	原子炉や放射性物質障壁に致命的被害		・ウラル核惨事（旧ソ連，1957）
	5 事業所外へのリスクを伴う事故	放射性物質の限られた外部放出：ヨウ素131等価で数百TBq相当以上	原子炉炉心や放射性物質障壁の重大な損傷		・スリーマイル島原子力発電所事故（米国，1979） ・ゴイアニア被曝事故（ブラジル，1987）
	4 事業所外への大きなリスクを伴わない事故	放射性物質の少量の外部放出：数mSvの公衆被曝	原子炉炉心や放射性物質障壁のかなりの損傷．従業員の致死量被曝		・東海村JCO臨界事故（日本，1990） ・フルーリュス放射性物質研究所ガス漏れ事故（ベルギー，2008）
異常な事象	3 重大な異常事象	放射性物質のきわめて少量の外部放出：10分の数mSvの公衆被曝	重大な放射性物質による汚染．急性放射線障害を生じる従業員の被曝（約1 Gy）	深層防護の喪失	・動燃東海事業所火災爆発事故（日本，1997） ・福島第2原子力発電所冷却トラブル（日本，2011）
	2 異常事象		かなりの放射性物質による汚染．法定の年間線量限度を超える従業員被曝（50 mSv）	深層防護のかなりの劣化	・美浜原子力発電所2号機蒸気発生器伝熱管損傷（日本，1991） ・志賀原子力発電所1号機臨界事故（日本，1999）
	1 逸脱			運転制限範囲からの逸脱	・高速増殖炉「もんじゅ」ナトリウム漏洩（日本，1995） ・J-PARC放射性同位体漏洩事故（日本，2013）
尺度以下	0 尺度以下	安全性上重要でない事象		＋：安全に影響を与え得る事象	・美浜原子力発電所3号機配管破損事故（日本，2004）
				－：安全に影響を与えない事象	・柏崎刈羽原子力発電所での事故（日本，2007）
	評価対象外	安全性に関係しない事象			

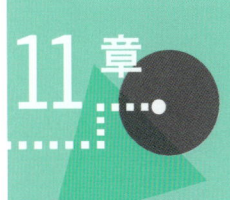

11章 薬剤師と放射線のかかわり

A 環境における放射線と薬剤師

　私たちは，日頃から放射線に曝されている．これらには，地球上での生命の誕生以来，生命の進化と活動に深いかかわりをもってきた自然放射線のほか，人類の社会活動の発展に伴い有効に活用される反面，核実験や戦争，原子力発電所などの事故によって環境中に放出されてきた人工放射性核種由来のものなど，さまざまな放射線が環境中に存在する（図11-1）．一方，生活者は人工的に放出される放射線や放射能に対して強い拒絶感を抱くことが多い．こうした生活者に冷静な判断に基づいて行動してもらうためには，放射線や放射能に対する正しい知識を伝える必要がある．これに最も適する職種は，「街の科学者」とも称される薬剤師である．

　本項では，生活者を放射線障害から守る一方で，無用の不安を抱かせないために薬剤師として知っておくべき知識として，身のまわりにある放射線，核実験や原子力発

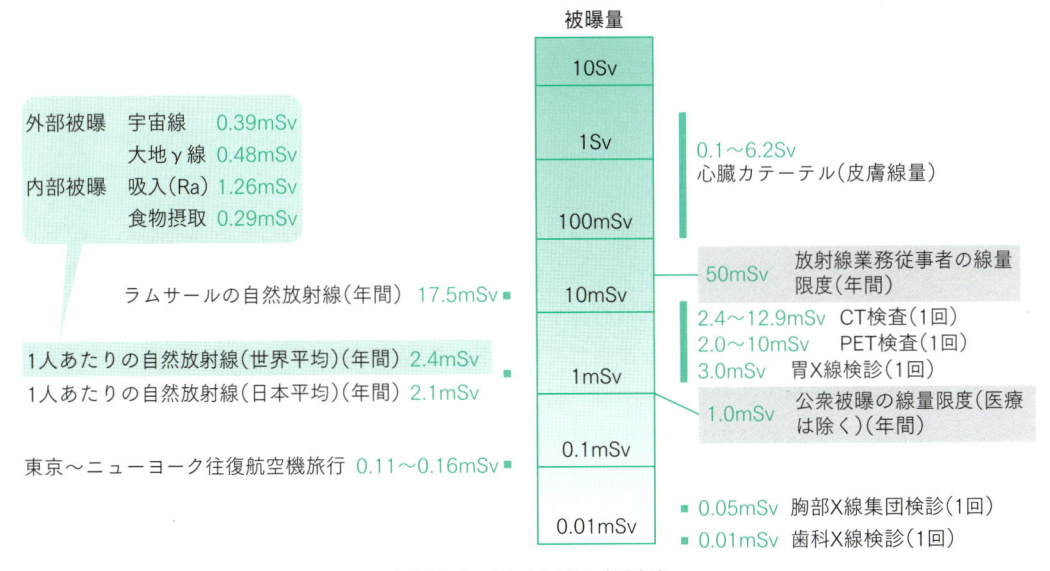

被曝量

外部被曝　宇宙線　0.39mSv
　　　　　大地γ線　0.48mSv
内部被曝　吸入（Ra）1.26mSv
　　　　　食物摂取　0.29mSv

ラムサールの自然放射線（年間）　17.5mSv
1人あたりの自然放射線（世界平均）（年間）　2.4mSv
1人あたりの自然放射線（日本平均）（年間）　2.1mSv
東京～ニューヨーク往復航空機旅行　0.11～0.16mSv

10Sv
1Sv　　0.1～6.2Sv　心臓カテーテル（皮膚線量）
100mSv
10mSv　50mSv　放射線業務従事者の線量限度（年間）
　　　　2.4～12.9mSv　CT検査（1回）
　　　　2.0～10mSv　　PET検査（1回）
　　　　3.0mSv　　　　胃X線検診（1回）
1mSv　1.0mSv　公衆被曝の線量限度（医療は除く）（年間）
0.1mSv
0.01mSv　　0.05mSv　胸部X線集団検診（1回）
　　　　　　0.01mSv　歯科X線検診（1回）

図11-1　日常生活と放射線
［参考：原子放射線の影響に関する国連科学委員会（UNSCEAR）2008年報告書］

11章　薬剤師と放射線のかかわり

表 11-1　自然放射線による世界および日本の年平均実効線量

放射線源		年平均実効線量（mSv）	
		世界[*1]	日本[*2]
外部被曝	宇宙線	0.39	0.30
	大地からの放射線	0.48	0.33
内部被曝	体内吸入（ラドンなど）	1.26	0.46
	体内摂取（飲食物より）	0.29	0.98
合　計		2.4	2.1

[*1]：原子放射線の影響に関する国連科学委員会（UNSCEAR）2008年報告書
[*2]：公益財団法人原子力安全研究協会：新版生活環境放射線（国民線量の算定），2013

電所事故の概要と環境への影響，被曝時の医療について概説する．

1　環境中の自然放射線と被曝

　私たちの身のまわりにある放射線には**自然放射線**と**人工放射線**がある．自然放射線には，地球の外から降り注いでいる宇宙線，大地から放出される放射線，空気中や飲食物から体内に取り込まれた放射性核種から放射されている放射線がある．これら自然放射線による被曝線量は，年平均実効線量として世界では 2.4 mSv と報告されているが，実際には居住する地域や居住条件，生活習慣などによってその値は大きく変動する．例えば，わが国における年平均実効線量は 2.1 mSv であり，その内訳も世界のものと比べて異なる（**表 11-1**）．一方，人工放射線としては，医療の診断や治療に用いられる放射線や放射性医薬品，放射性廃棄物から放射される放射線，医療以外の産業や研究などで用いられる放射性核種から放射される放射線，核実験や原子力発電所の事故などで放出された核分裂生成物の放射性降下物（**フォールアウト**）から放射される放射線などがある．

a．宇宙放射線

　宇宙線は太陽や銀河に由来する放射線もしくはそれらから 2 次的に生じるもので，その多くが陽子や電子であり，あとは少量の α 線やわずかな重粒子線，中性子線が含まれる．このように宇宙線は高エネルギーの荷電粒子であるので，地球の大気に含まれる物質と相互作用により減衰していくが，旅客機での旅行や高山への登山では地上よりもその被曝線量は増大する．例えば，富士山（標高 3,776 m）の山頂では海抜 0 m の地上よりも約 4 倍ほど被曝線量が高くなる．宇宙飛行士に至っては，大気による遮へいがほとんどないため，宇宙線による被曝線量は地上のものと比較して 100 倍程度にもなるといわれている．

b. 大地から放出される放射線

地球の地殻に存在している主な放射線源としては，地球の誕生以来残存している ^{40}K，^{232}Th，^{238}U などの長寿命の放射性核種がある．また，^{232}Th および ^{238}U からそれぞれトリウム系列（$4n$）およびウラン系列（$4n+2$）の放射平衡により多くの娘核種（^{226}Ra など）が生じ，親核種とともに地殻中の放射線源として放射線を放出し続けている．これらの核種の壊変形式は α 壊変や β 壊変であるが，これらの壊変に伴って放射される γ 線が外部被曝の原因となる．一方，上述の系列の娘核種のうち，希ガスであるラドンやトロン（^{222}Rn や ^{220}Rn）が地殻から大気中に放出されるが，これらは α 線放出核種であるため，呼吸によって体内に取り込まれることにより内部被曝の原因となる．自然放射線による世界の年平均実効線量のうちのおよそ半分はこれらラドンやトロンによるものとされている（表11-1）．

c. 飲食物から体内に取り込まれる放射性物質

飲食物の摂取によって体内に取り込まれ，内部被曝の原因となる天然放射性核種として代表的なものに ^{40}K がある．カリウムの主な天然安定同位体は ^{39}K（93.3％）や ^{41}K（6.73％）であるが，放射性同位体である ^{40}K（壊変形式は β^- 壊変および軌道電子捕獲）も 0.0117％ とわずかだが天然に存在する．^{40}K は飲食物から取り込まれると同時に体外へ排泄されるため，一定の平衡量で体内に存在している．その量は，体重 60 kg のヒトで約 4,000 Bq であり，年間の実効線量に換算すると 0.18 mSv となる．また，魚介類に比較的多く含まれる自然放射性核種である ^{210}Po も内部被曝に寄与する．特に，日本人は世界的にみても魚介類を多く摂取する習慣をもつため，わが国における飲食物による年間平均実効線量は 0.98 mSv と世界の平均実効線量（0.29 mSv）と比べて非常に高くなっている．

2 日常生活および職業上受ける被曝

放射線に対する被曝は，ICRP 勧告において，医療被曝，職業被曝，公衆被曝の3種類に分類されている（10章A2参照）．ここでは，各被曝の具体的な事例をあげる．

a. 医療被曝

疾病の診断や治療を行う際に放射線や放射性医薬品を用いることにより被検者や患者が受ける被曝を**医療被曝**という．主に単純 X 線撮影や X 線 CT による被曝が多く，核医学診断はその 10 分の 1 以下である．世界的にもわが国においても，人工放射線による被曝のうち医療被曝による年平均実効線量（世界平均で 0.6 mSv）が最も大きい．特に，わが国における医療被曝は 2.3 mSv とほかの先進国（1.2 mSv）と比べて群を抜いて多い．わが国において検査件数が多いのは，胸部単純 X 線撮影，次いで胃部 X 線透視および撮影であり，これらが年平均実効線量に最も大きく寄与している．

また，診断1回あたりの年平均実効線量は，例えば，胸部X線CTで6.9 mSvと高く，集団検診における胃部間接X線撮影で0.6 mSv，胸部で0.05 mSvである．

b．職業被曝

放射線や放射性物質の取り扱いに関して国から許可を得た原子力発電所や放射線実験施設，放射線医療施設などの放射線管理区域内において，放射線業務従事者もしくは放射線診療従事者として業務に従事している間に受ける被曝を職業被曝という．またICRPでは，航空機乗務員や宇宙飛行士，ウラン鉱山などの鉱夫といった自然放射線源による被曝線量が高い職場で仕事に従事する場合も職業被曝として取り扱うよう勧告している（ICRP勧告Pub. 60，1990年）．放射線業務に従事する個人は，個人被曝線量を管理することとされており，その線量限度は5年間で100 mSv，1年間で50 mSvに設定されている（10章 表10-11参照）．

c．公衆被曝

公衆被曝とは，職業被曝および医療被曝以外のすべての被曝のことをいう．公衆の個人に対しては被曝管理をすることはできないため，公衆が生活する環境中の放射線源を管理することになっている．線源のほとんどは自然放射線源であるが，生活環境中には生活消費材などに含まれる人工放射線源や自然起源放射性物質含有物（NORM：naturally occurring radioactive materials）などもあることに注意する必要がある．ICRPで勧告（ICRP Pub. 60）されている公衆被曝の線量限度は，放射線業務従事者の線量限度（5年間の平均値で20 mSv/年）の$\frac{1}{20}$にあたる1 mSv/年に設定されている（10章 表10-2参照）．

3 核実験や放射線事故に起因する放射線や放射性物質と被曝 Advanced

20世紀前半のアメリカにおける原爆の開発に始まった原子力の利用は，広島・長崎での原爆の投下，その後さらなる核兵器開発のための核実験，そして原子力発電といった平和的な利用へと発展していった．しかしながら，原爆の使用や大気圏内での核実験が行われたり，原子力発電所の爆発事故のような放射線事故が起こった結果，大量の放射性物質が環境中へ放出され，それらによる環境の汚染が長い期間続いていることは，すでに私たちが知るところである（図11-2）．人工放射線による被曝線量を比べると，最も高いものは医療被曝，次いで職業被曝と大気圏内核実験と続く（表11-2）．原子力発電所の事故に起因する被曝は世界の平均実効線量として算定すると比較的低いものの，事故を起こした発電所の近隣地域ではより高いものとなることを考慮しなければならない．

以下，核実験や代表的な放射線事故とそれらに起因する環境汚染や食品汚染に対するわが国の対策にかかわる法律について概説する．

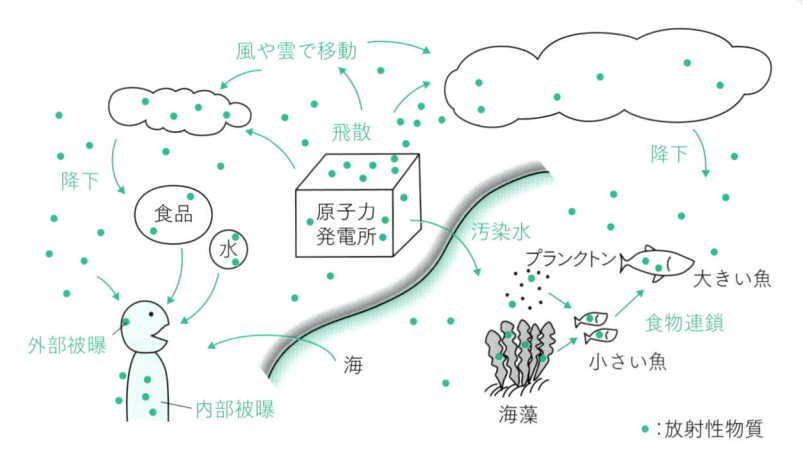

A 環境における放射線と薬剤師　195

図11-2　原子力発電所事故による放射性物質の環境中への拡散と放射線による被曝の概念図

表11-2　人工放射線による世界の年平均実効線量

放射線源	年平均実効線量（mSv）[*1]
医療診断（治療を除く）	0.6
職業被曝	0.005
大気圏内核実験	0.005
チェルノブイリ原子力発電所事故	0.002
核燃料サイクル（公衆被曝）	0.0002[*2]
合　計	0.6

[*1]：原子放射線の影響に関する国連科学委員会（UNSCEAR）2008年報告書
[*2]：現在の慣行が100年継続すると仮定して将来の公衆の1人あたりの最大年間線量を示す．主に核燃料再処理や原子力発電所の運転時に放出され世界中に分散する長寿命放射性核種によるものである．

a．核実験

　1945年に広島，長崎へ原爆投下されて以降，現在までに2,000以上の核実験がさまざまな国で実施されてきた．特に，1950～60年代にかけて行われた大気圏内核実験により人工放射性核種がフォールアウトとして全世界中に拡散し，今日に至っても長寿命の核種が環境中に残存している．現在も環境中に存在する主な核種としては，^{90}Sr，^{106}Ru，^{137}Cs，^{140}Baなどがある．1980年の時点ではこれらの合計で約$4×10^{16}$Bqが環境中に残存していると見積もられたが，現在はその量はさらに減少していると考えられる．

b．放射線事故

　放射線事故とは，国際原子力機関（IAEA）によって「生命，健康および財産に直接的あるいは間接的に被害をもたらすような放射線源の制御の失敗に起因する事象」と定義されてお

り，原子力発電所の事故から医療施設での放射線治療用密封小線源の紛失までさまざまな形態のものがある．このうち，原子力発電所を含む原子力施設などでの原子力利用に伴う事故や異常事象は，国際原子力事象評価尺度（INES）によって評価される（10章D3参照）．以下に主な放射線事故例とその特徴をあげる．

1）チェルノブイリ原子力発電所事故

【事故の概要】1986年4月26日，旧ソ連ウクライナ共和国のチェルノブイリ発電所4号炉で炉心崩壊事故が発生した．タービン発電機に関する実験を行う過程で原子炉が不安定な状態となり，わずか30秒ほどの間に原子炉の出力が定格の100倍に達した．その結果，水蒸気爆発と水素爆発が起こり，原子炉内の核分裂生成物が大量に環境中に飛散した．また，高熱の黒鉛により火災が発生し，消防士や作業員が重大な被曝を受け，約30人が死亡した．INESのレベルは7．

【事故の特徴】
- 原子炉を密封する構造がなかったため，炉心に蓄積されていた放射性核種の多く（希ガスを除き20～50％）が放出された．
- 環境中に放出された主な放射性核種：放射性希ガス（^{133}Xeなど），^{131}I，^{137}Cs，^{134}Cs，^{90}Sr
- 現場での作業者は濃厚な気体状の放射性物質の雲（放射性プルーム）により全身外部被曝，皮膚の汚染，内部被曝が生じた．また，放射性プルームが広範囲に移動し，地域住民は放射性ヨウ素や放射性セシウムによる内部被曝を生ずる可能性があった．

2）福島第1原子力発電所事故

【事故の概要】2011年3月11日，東北地方太平洋沖地震とその後の津波により東京電力福島第1原子力発電所の1～4号機のすべての電源が喪失した．原子炉内の核燃料を冷却できない状態が長時間続いたことによって，2号機では原子炉圧力容器が破損，1，3号機では水素爆発により建屋が大きく破損，4号機でも3号機から流入した水素により建屋が破損し，環境中に大量の放射性物質が放出した．INESのレベルは7．

【事故の特徴】
- 原子炉圧力容器の破損により，炉心に蓄積されていた放射性核種の一部（希ガスを除き0.3～7％）が放出された．
- 環境中に放出された主な放射性核種：放射性希ガス（^{133}Xeなど），^{131}I，^{137}Cs，^{134}Cs，^{90}Sr
- 地域住民は放射性ヨウ素や放射性セシウムによる内部被曝を生ずる可能性があった．

【環境汚染の概要】事故直後に環境中に放出された放射性物質は主に放射性希ガス（^{133}Xeなど），放射性ヨウ素（^{131}Iなど），放射性セシウム（^{134}Cs，^{137}Cs）であり，その量は放射性ヨウ素に換算して約900 PBq（900×10^{15} Bq）と試算された．これらの放射性物質は，3月12日から15日にかけて大気中に放出されたのち，風に乗って南西および北西の方向へと広まり，雨によって地上に降下した（図11-3）．このため，福島県と関東地域の放射線量は事故直後から数日の間にピークを示した．また，大気中や土壌などからは，事故に由来する^{131}I，^{134}Cs，^{137}Csなどの放射性核種が検出され，その影響は食品や水道水にまで及んだ．

3）東海村 JCO 臨界事故

【事故の概要】1999年9月30日，茨城県東海村のJCO核燃料加工施設内でウラン溶液を1ヵ所に集めたことがきっかけとなり，ウラン溶液が臨界状態に達して核分裂連鎖反応が起こり，この状態が約20時間続いた．これにより至近距離で作業をしていた作業員3人が中性子線を浴び，2人が死亡，1人が重症となったほか，JCO社員や近隣住民など多くの被曝者を出し

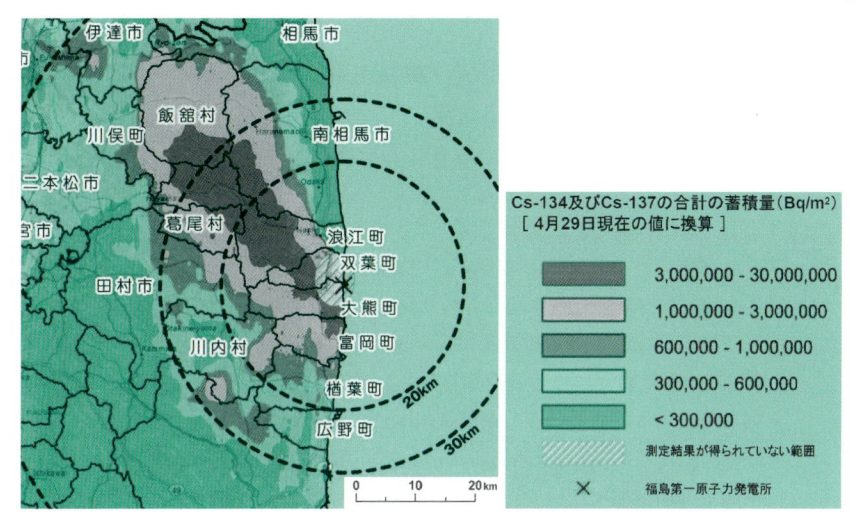

図 11-3 地表面へのセシウム 134, 137 の沈着量
[文部科学省:文部科学省及び米国エネルギー省航空機による航空機モニタリングの測定結果について,2011(平成 23)年 5 月 6 日]

た.INES のレベルは 4.
【事故の特徴】
・ウラン溶液の臨界により放出された中性子線と γ 線による外部被曝が生じた.また,中性子線の被曝により,体内の元素が放射化した(^{24}Na など).
・臨界の現場直近での被曝線量が致死量に達し,高線量全身被曝による急性放射線症候群が現れた.
・放射線の強さは距離の 2 乗に反比例して減弱するため,臨界の現場から十数 m 以上離れていれば,晩発性のものも含めて放射線障害は生じなかった.

4) 工業用照射施設の被曝事故例
【事故の概要】 1990 年 6 月 21 日,イスラエルのソレク原子力研究センターで,商用照射装置(^{60}Co 線源,1.26 TBq)の照射用コンベヤーの故障を修理しようとした作業員が全身に 10 Gy の被曝を受けた.この作業員は,数分後から急性放射線障害が現れ,ただちに入院治療を受けたものの,36 日後に死亡した.
【事故の特徴】 ^{60}Co 線源より放射される γ 線による外部被曝により急性放射線障害が起きた.

5) 医療施設の被曝事故例
【事故の概要】 ある病院で,納入業者が新しい医療用放射線発生装置(直線加速器,リニアック)の据えつけ調整を行っていた際,作業員 1 名が治療室の天井裏で作業を行っていたことに気がつかずに放射線の照射テストを行ったため,作業員が全身に被曝した.その後,特に症状はみられなかった.
【事故の特徴】 直線加速器より放射される X 線による外部被曝の例である.のちの評価により,被曝線量は 200 mSv 以下と推定された.

c. 放射性物質による環境汚染および食品汚染に関する法律

1) 環境基本法と関連する法律

わが国では，現在，「放射性物質による環境汚染を防止するための措置」に関しては，環境の保全に関する基本理念と施策の基本となる事項が定められている環境基本法，および大気，水質，環境評価などに関する個別の法律に基づき，環境省が所管している．2011 年に発生した福島第 1 原子力発電所事故前までは，「放射性物質による環境汚染を防止するための措置」については，原子力基本法などの法律に対応を委ねていた．しかし，事故後の 2012 年に成立した原子力規制委員会設置法により環境基本法が改正され，原子力基本法などに委ねる旨の規定（放射性物質に係る適用除外規定）が削除されたため，現在は「放射性物質による環境汚染を防止するための措置」が環境基本法の対象とされるようになった．これに伴い，2013 年には，大気汚染防止法，水質汚濁防止法，環境影響評価法，南極地域の環境の保護に関する法律などの個別環境法についても放射性物質に係る適用除外規定が削除されている．これらの改正により，環境法体系のもとで「放射性物質による環境汚染を防止するための措置」を行うことが明確化された．

2) 食品衛生法

食品中の放射性物質の対策については，現在，食品衛生法に基づき厚生労働省が所管している．食品衛生法では，食品中の放射性物質を管理するために，基準値の設定，検査体制，基準値を上回った場合の対応について規定している．福島第 1 原子力発電所事故後には，年間線量 5 mSv に基づく暫定規制値が設定されていたが，より一層，食品の安全と安心を確保する観点から，2012 年 4 月より年間線量 1 mSv に基づく基準値に引き下げた（表 11-3）．規制の対象となる核種は，事故により放出した主な放射性核種のうち半減期 1 年以上の ^{134}Cs, ^{137}Cs, ^{90}Sr, Pu（^{238}Pu, ^{239}Pu, ^{240}Pu, ^{241}Pu），^{106}Ru で，半減期の短い ^{131}I については基準値を設定していない．食品区分は，飲料水，乳児用食品，牛乳とそれ以外の食品を一般食品として 4 つに分けている．飲料水については，すべての人が摂取し代替がきかず，摂取量が大きいため最も厳しい基準値が設定されており，乳児が摂取する目的の乳児用食品と子どもの摂取量が多い牛乳についても一般用食品の半分に定めている．

表 11-3 食品中の放射性物質の基準値

食品区分	基準値（Bq/kg）
飲料水	10
乳児用食品	50
牛乳	50
一般食品	100

基準値は放射性セシウムの放射能濃度として設定（放射性ストロンチウム，プルトニウムなどを含めて基準値を設定）

4 被曝医療と薬剤師 　Advanced

わが国では，1999年に発生した東海村JCO臨界事故での医療対応の経験を踏まえ，原子力安全委員会より「緊急被ばくの医療の在り方について」の報告書が出された．それ以降，原子力安全研究協会が国の委託を受けて主に原子力発電所などの周辺地域において緊急被曝医療に関する基礎知識と技術習得および連携体制の構築にかかわる事業を行っている．緊急被曝医療にかかわる医療機関では，医師や看護師，診療放射線技師だけでなく，特に薬剤の使用に関して薬剤師もかかわっていく必要がある．

a. 緊急被曝医療の概要

放射線事故などにより汚染や被曝がある，もしくはそれが疑われる人は，緊急被曝医療の対象となる．このような対象者が現れた場合，まずは受け入れのため①除染・治療担当，②除染室外回り担当，③汚染防護担当，④情報担当，⑤調整担当からなる医療チームを招集する必要がある．もしも対象者が外傷などで生命の危機に瀕している場合には，放射性物質で汚染されていても救急救命処置が優先されるべきである．全身状態が安定しているようであったら，全身および局所の汚染検査を行う．この際，患者の脱衣を行うことで，医療従事者の2次被曝や汚染を最小限にすることができる．また，汚染部位と放射性核種に応じて適切な除染方法と処置を選択する．重症外傷患者が複数発生した場合には，最初に前駆症状（悪心，嘔吐，下痢，一時的機能喪失，低血圧）の時期を聴取し，被曝が疑われる患者についてはバイオアッセイ（排泄物や血液中の放射性物質の分析）を行い，緊急度の高い患者の優先順位を決定（トリアージ）して，まずは速やかに救命ケアを行う．次いで，最初の12～24時間に必要な診断・治療の緊急ケア，治療方針が決まってから最終ケアを行う．また，健康への不安を抱く人への心のケアも大切である．

b. 緊急被曝医療で用いられる薬剤

1）安定ヨウ素剤

原子力発電所の事故などで大気中に大量の放射性ヨウ素が放出される場合，体内に取り込まれた放射性ヨウ素が甲状腺に蓄積されて内部被曝を引き起こす可能性がある．放射性ヨウ素の吸入が予想される場合には，防護薬剤として安定ヨウ素剤（ヨウ化カリウム，KI）を予防的に服用することが推奨される．安定ヨウ素剤をあらかじめ服用しておくことにより，放射性ヨウ素の甲状腺への取り込みを防ぐことができる（表11-4）．

【服用量と服用方法】 安定ヨウ素剤の剤形には丸薬，散剤，内服薬の3種類がある．**表11-5**

表11-4　安定ヨウ素剤の投与時期とその効果

投与時期	効果
放射性ヨウ素に曝される24時間前	90％以上の抑制効果
放射性ヨウ素に曝される 8時間前	40％の抑制効果
放射性ヨウ素に曝される24時間後	7％の抑制効果

[Health Phys. 78：p.660-667, 2000]

表 11-5　安定ヨウ素剤の服用量

対象年齢*	服用量	服用内容
新生児	12.5 mg	内服液 1 mL
生後 1 ヵ月以上 3 歳未満	25 mg	内服液 2 mL
3 歳以上 13 歳未満	38 mg	3 歳以上 7 歳未満：内服液 3 mL 7 歳以上 13 歳未満：丸薬 1 丸
13 歳以上 40 歳未満	76 mg	丸薬 2 丸（内服液 6 mL で代替可）
40 歳以上	不要	

＊：児童・生徒については，就学年齢で区切り，小学生は一律丸薬 1 丸，中学 1 年生以上に丸薬 2 丸を投与するのが実際的である．
[財団法人原子力安全研究協会：緊急被ばく医療ポケットブック，p.49，表 2-4, 2005]

に従って年齢に応じて適切な量を内服投与する．

【服用回数】安定ヨウ素剤を服用した場合，その効果は 1 日持続するため，1 回のみの服用が原則である．2 日目以降に服用しなければならない状況では，避難を優先させる．また，胎児や新生児の甲状腺機能に影響を及ぼす可能性があることから，妊婦や授乳婦にも頻回投与は行わない．

【使用上の留意事項】放射性ヨウ素の吸入が予想される場合は，妊婦（特に妊娠中期以降）および小児への安定ヨウ素剤の投与が重要である．一方，成人では放射性ヨウ素による甲状腺癌のリスクは小さく，特に 40 歳以上の成人に対する投与の必要はない（ただし，妊婦の場合は服用の対象となる）．また，重複投与を防止するため，服用対象者の名前，住所，年齢などを確認し，未服用者と服用済者を分別できるよう問診票を作成する．対象者にはあらかじめ甲状腺機能異常やヨウ素アレルギーなどの副作用について説明しておく．

【薬剤の調製と維持・管理】安定ヨウ素剤内服液の調整は，16.3 mg ヨウ化カリウム/50% 単シロップ水溶液（ヨウ素で 12.5 mg/mL）を図 11-4 のように正確に調製する．丸薬および内服薬調製のための散剤は，自治体の定める保管場所に遮光保存し，必要時に遮光措置を講じて服用場所へ速やかに運搬する．

【副作用および禁忌】安定ヨウ素剤の過剰量を長期服用すると甲状腺の機能異常を引き起こすが，緊急時に 100 mg 以下を単回服用するだけでは問題ない．また，ヨウ素過敏症，造影剤過敏症，低補体性血管炎，ジューリング疱疹状皮膚炎の既往をもつ者は服用してはならない．

2）安定ヨウ素剤以外の内部被曝の除去剤（医薬品として認められていないものも含む）

- **プルシアンブルー**：腸管内でイオン交換作用によりある種の放射性物質を吸着し，便中に排泄させる．副作用はほとんどない．放射性セシウムの内部被曝に用いられる．1 回 1 g，1 日 3 回の内服で 3 週間まで投与した報告があり，^{137}Cs の生物学的半減期を $\frac{1}{3}$ まで低減できたとされる．

- **水酸化アルミニウムゲル**など，**アルミニウムを含む制酸剤**：放射性ストロンチウムの経口摂取後に腸管からの吸収を低減する．

- **アルギン酸ナトリウム**：10 g の単回投与で放射性ストロンチウムの消化管からの吸収を $\frac{1}{8} \sim \frac{1}{10}$ に低減できたとの報告がある．

図 11-4 安定ヨウ素剤の調整

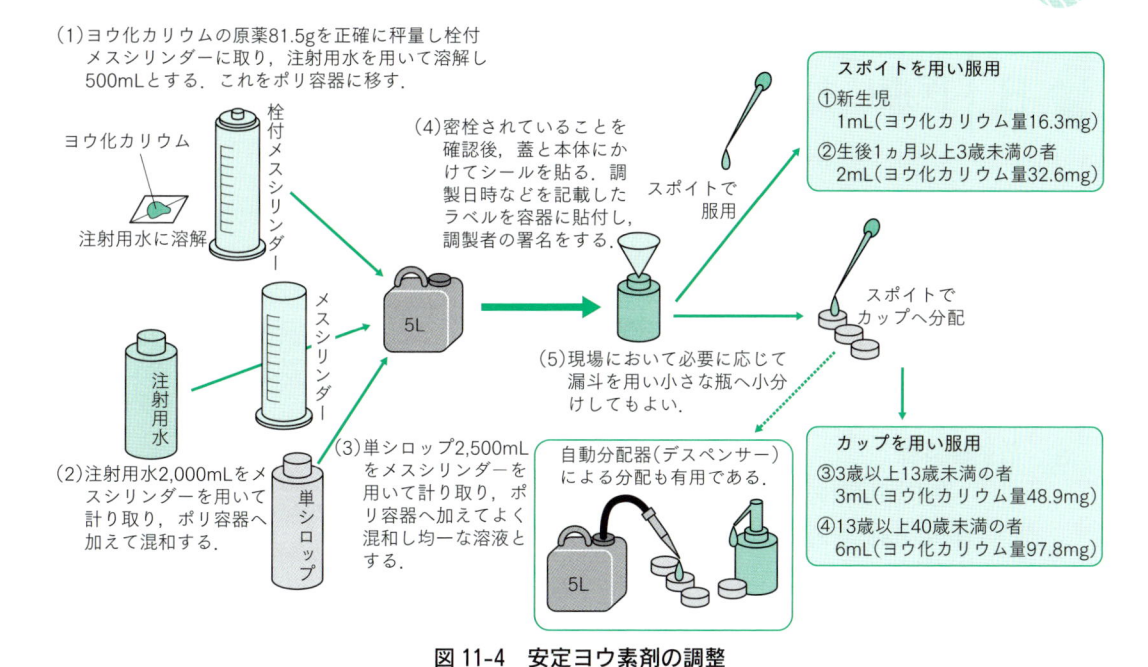

児童・生徒については，就学年齢で区切り，小学生は一律丸薬1丸，中学1年以上に丸薬2丸を投与するのが実際的である．
[財団法人原子力安全研究協会：安定ヨウ素剤取扱マニュアル，p.7，図4，2003]

- **硫酸バリウム**：200～300 mL を放射性ストロンチウムや放射性ラジウムの摂取直後に服用することで，不溶性の塩を形成して便中への排泄を促す．ただし，便秘に注意する．
- **グルコン酸カルシウム，乳酸カルシウム**：放射性ストロンチウムや放射性カルシウムの尿中への排泄を促進する．
- **エデト酸カルシウム・二ナトリウム**：鉛中毒に使用されるが，亜鉛，銅，カドミウム，クロム，マンガン，ニッケル，プルトニウム，アメリシウムなどをキレートし，腎臓からの排泄を促進する．
- **ジエチレントリアミン五酢酸（DTPA）**：エデト酸カルシウム・二ナトリウムよりも効果の高いキレート剤である．静脈内投与することにより，血中でプルトニウム，アメリシウム，キュリウム，カリホルニウム，ネプツニウムなどをキレートして腎臓からの排泄を促進する．CaDTPA や ZnDTPA として1gを250 mL の生理食塩水または5%糖液に希釈し，1時間で点滴する．

3）皮膚の除染に用いる洗剤など

被曝者の除染にあたっては，可能な限り多くの汚染物質を，皮膚を傷つけずに除去することを目標とする．すべての汚染を除去することは困難なことも多いため，汚染源である放射性核種を検出するのに適切なサーベイメータ（5章，p.74参照）で汚染レベルを確認しながら除染を行い，汚染レベルが下がらなくなった時点で除染を中止する．皮膚除染には，通常中性洗剤を用いるが，汚染が落ちにくい部位はオレンジオイル，オキシドール，EDTA 入りシャンプーなどで洗う．除染後は保護クリームを塗り，残存汚染がある場合はテガターム®などの創傷被覆材で汚染の拡大を防止する．

B | 医療における放射線利用と薬剤師

1 放射線医学の3大分野

臨床医学ではさまざまなかたちで放射線および放射性物質が利用されており，診療科としてこれをまとめて扱うことになる放射線科では，その臨床への応用スタイルにより専門分野を大きく診断，治療，核医学の3つに分けて考えることが多い．

a．放射線診断

近代医学の発展の大きな柱の1つとして，医用画像の存在は欠かすことができない．体内の解剖学的情報を非観血的に得ることができる画像診断は，X線撮影にその端を発したことからその知識体系を放射線科が蓄積することとなり，以後に登場する種々の医用画像においても，それが放射線を利用する手段であるか否かにかかわらず放射線科が専門部署として携わってきた．医用画像の手法・技術およびこれに用いる装置のことをモダリティと表現することがしばしばあるが，放射線科で扱うモダリティとしてX線撮影（当初フィルムを用いて撮影するものであったが，その後イメージングプレートを用いるCR（computed radiography），さらにフラットパネルディテクタ（FPD）による撮影装置へと技術的変遷を遂げてきている），X線透視，X線CTのほか，超音波検査（エコー），磁気共鳴画像法（MRI）などがあげられる．このなかで，超音波検査は装置もコンパクトで可搬性が高いこと，放射線を使わないため使用にあたり特別な管理を要しないことなどから一般の診療現場に速やかに浸透し，現在ではほぼ放射線科の手を離れたかたちで臨床に用いられている．

b．放射線治療

X線の発見後比較的早期から，放射線の生物学的影響（細胞傷害作用）を疾患の治療に応用する試みが行われてきており，古くは結核の治療などに利用されたこともあったが，放射線の影響（特に治療目的では対象に明らかな反応を起こすことを意図して照射するのでそれに見合うだけの量の被曝を与えることになる）は生体に対しマイナスに働く面も大きいことから，その利用対象はリスクに見合う利益をもたらすものに限られるべきであり，治療の対象は原則として悪性腫瘍となる．現代の医療のなかでは悪性腫瘍の治療は多くの患者数を抱える大きな分野となっており，そのなかで技術の進歩に伴い有用性の向上した放射線治療の利用は年々増加の傾向にある．悪性腫瘍の治療は，長く根治を目指す方向性に偏重し，根治の見込めなくなった患者に対するケアがおろそかにされてきたが，近年になって悪性腫瘍の治療（特にその終末期）における苦痛の軽減を図ることにより患者のQOL（quality of life，生活の質）を向上させることの重要性が認識されるようになり，緩和ケア（緩和医療）という専門分野

が発展してきている．放射線治療は，この緩和医療の分野でも有効な手段の1つとして需要が高まっている．

c. 核医学

　　放射性同位元素（RI）を薬剤のかたちで医療に利用する独特の分野で，患者から得られた検体に用いて微量物質の検出などに利用する *in vitro* 核医学（*in vitro* とは「試験管の中」の意味）と，患者に薬剤として投与し病態の診断や疾患の治療などに用いる *in vivo* 核医学（*in vivo* は「生体の中」の意味）とに大別される．*in vitro* の分野は臨床検査領域で主に用いられ，特定の微量物質を高感度にかつ高い特異性をもって検出することができる手法として広く応用されたが，近年ではRIを用いずに同等以上の感度・特異性と簡便性をもった免疫学的検査法が発展し，臨床におけるほとんどの検査項目はこれにとって代わられるようになり利用は減少している．一方 *in vivo* 核医学は，投与するRI薬剤（放射性医薬品）の特性により特定の臓器あるいは病巣に集まり，その部位にしばらくとどまる（この状態またはこれに至る動きのことを「集積」と表現する）ことを利用して，対象となる臓器あるいは病巣の存在・機能・形状・活動性などを画像的に評価することに用いられる．また，その放射性医薬品に用いられるRIの放出する放射線の特性によって，集積した病巣に集中的に放射線を作用させ得ることにもなり，これによる治療効果を期待する利用法もある．

② 放射線診断学の臨床と薬剤

　　画像診断に用いられるモダリティについての詳細は8章に譲るので，そちらを参照されたい．

　　画像診断を行う際，画像から得られる情報量を増やし有用性を向上させる目的で臨床上よく用いられる手段として造影（contrast enhancement，略して単に enhancement ともいう）がある．これは，何らかの物質を投与することにより特定の部位・臓器・病変の見え方を変化させ，これを画像上で識別しやすくする手法であり，このために用いられる物質を造影剤（contrast media）という．画像のなかで強い濃度・信号を生じることにより所見を強調する陽性造影剤と，低い濃度・信号の部分をつくることによりこれとの対比で目的部位の所見を浮き立たせる役割をする陰性造影剤とがある．こうしたものについて，薬剤師として十分な知識を有し，薬剤の安全管理および利用するメンバー（医師，看護師，診療放射線技師）への適切な指導・アドバイスができるようにしておくことが求められる．

a. X線画像検査で用いられる造影剤

　　X線撮影・透視では，単純に撮影するだけでは消化管の形状や粘膜の様子などを観察することはできない．これらの形状をみるために，X線透視において消化管内に投与するX線透過性の低い物質（照射されたX線に対して強い陰影を形成する）とし

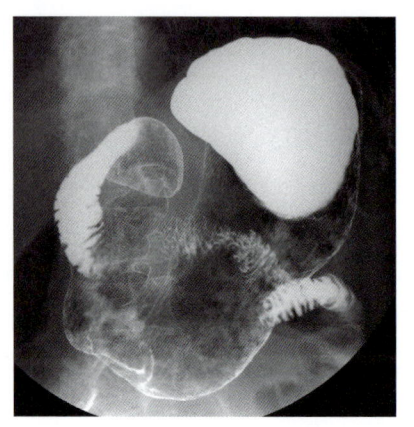

図 11-5 胃部 X 線透視
硫酸バリウム造影剤飲用，発泡剤服用により胃体部粘膜面を描出している（二重造影）．

て，最も代表的なのは**硫酸バリウム**（BaSO$_4$）造影剤である．硫酸バリウム造影剤は粘着性の高い粥状製剤となっており，空気（陰性造影剤としての役割をもつ）で観察対象となる消化管の内腔を膨張させた状態で体位変換を十分に行うと粘膜表面に薄膜状に粘着し，粘膜表面の微細な形状を X 線画像上で観察できる．胃部 X 線透視では通常は経口投与となり，この際空気を胃内腔に充満させるためには発泡剤を少量服用させる．この方法は空気による陰性造影と硫酸バリウムによる陽性造影を重ねて行うことから**二重造影**と呼ばれる（**図 11-5**）．

　硫酸バリウムは不溶性で，消化管に入るとそのまま排泄され体内には残留しないが，排泄されない部位（血管内・気管内・尿路内・腹腔内など）に入ると炎症や閉塞を引き起こすので，このような用途には使用してはならない（消化管造影の際も，消化管に穿孔を起こしているなど管外への漏出の疑いがある病状の場合は，腹腔内に漏れて腹膜炎の成因となる危険性があるため使用を避ける）．

　血管内・尿路内の造影には，血液・体液と混ざり吸収される水溶性造影剤（X 線透過性の低い元素としてヨウ素が使われ，生体への影響を少なくした有機ヨード化合物のかたちで利用する）を用いる．消化管用でも，上記のように漏出の危険性がある場合に用いられる水溶性造影剤がある（ただし，造影の明瞭度は硫酸バリウム製剤に劣る）．かつては気管支造影も行われ，同様に水溶性ヨード造影剤が用いられていたが，そのほかの診断手段の発達によりほぼ行われなくなった．

　また，一部の特殊な用途に油性ヨード造影剤が用いられることがある．

> **コラム**
>
> 　水溶性造影剤では，十分な造影効果が得られる濃度とするために粘性の高い水溶液となり，投与の際に注入管の耐圧性に問題を生じる場合がある（液体を細い管へ注入し押し進める際，液体の粘性が強いと高い圧力を加えなければならず，この圧力に耐えられないと注入管やコネクタが破裂・破損する危険性がある）．加温により粘性が下がることが知られており，臨床の場で用いる際には通常加温庫・加温器などを使用する（急速な注入速度を必要とする血管造影では特に重要である）．また，濃度が高い溶液は浸透圧が高くなることがあり，急速注入の際に血管痛や熱感を起こすことにつながる（近年の製剤ではかなり改善されてきており，浸透圧を体液に近くしたものもある）．さらに，有機ヨード造影剤では過敏症が軽度のものを含めると数％程度の頻度でみられることがあり，既往のある患者に再度使用すると重篤な症状に至るリスクが高いため既往歴に注意が必要であること，まれではあるが致命的な異常反応（アナフィラキシーショック）を生じる場合があること，腎機能障害のある患者では腎障害を増悪させる危険性があり投与の減量ないし中止を要する場合があることなど，重要な注意点がいくつかある．造影剤は，それ自体が治療効果をもたらすために用いられるものではないので，安全に行われることが画像診断の基本的な前提でもあり，安全管理には治療薬にも増して十分な配慮を要する．

b．磁気共鳴画像法（MRI）で用いられる造影剤

　臓器・組織の構成成分である水素原子の磁気共鳴現象における性質（緩和時間）に影響を与える金属元素として，ガドリニウム（Gd）を用いた造影剤が基本的である（図11-6）．静注投与され，血流分布に従って臓器・組織に移行することで造影効果を発揮する機序はX線CTにおける水溶性ヨード造影剤と共通しており，同様に水溶性製剤となっているが，Gdのような重金属元素は単体・無機状態では生体に毒性があることが多く（重金属元素の毒性の例として鉛，ヒ素，カドミウム，水銀などが知られる），臨床用としては生体に対する毒性を現さないようにキレート錯体とした化合物が利用

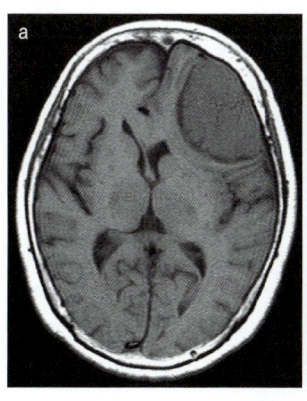

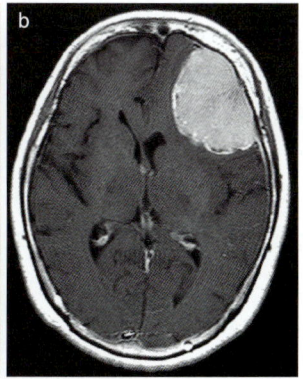

図 11-6　頭部 MRI（T_1強調画像）
a：造影剤を用いない撮像（単純 MRI）．
b：Gd 造影剤投与後（腫瘍が均一に造影されている）．

されている．この応用として，血流による初期分布ののちに肝細胞に取り込まれる動態を示すエトキシベンジル系製剤（EOB-Gd）も登場しており，肝細胞癌の診断に有用性が高い．

　Gd 製剤でも X 線用の水溶性ヨード造影剤と同様に過敏症があり得るが，その頻度はヨード造影剤と比べかなり低く（0.1〜0.01％のオーダー），安全性は高い．一方，ある程度以上の腎機能障害を有する患者に Gd 造影剤を投与した場合に**腎性全身硬化症**（NSF）という特殊な異常反応の発症リスクが高まることが知られており，利用に際して腎機能を確認することが重要である．

　Gd 以外に，鉄（Fe）も MRI 造影剤として利用可能であり，胃を充満するための経口造影剤や，血中でコロイド状となり肝内のクッパー細胞に取り込まれて肝組織を陰性造影する製剤（超常磁性酸化鉄，SPIO）などがあるが，上記 Gd 製剤の有用性が高いことや MRI 撮像技術の変遷などもあり最近の臨床ではあまり用いられていない．

c. 超音波検査（エコー）で用いられる造影剤

　エコー画像上可視化できるのは音響を反射する物体の存在であり，人体に無害なかたちで存在させることのできるものとして，血管内に塞栓を起こさない程度の微細な気泡（**マイクロバブル**）がある．気泡は通常すぐに消失してしまうが，界面活性をもつ無害な薬剤によりこのマイクロバブルをある程度の時間保持できるようにした製剤が臨床で実用化されており，肝細胞癌の診断などで有用性がある．製剤によっては，鶏卵由来のタンパク質が用いられているため鶏卵アレルギーの患者には使用できないものがあることに注意を要する．

d. 画像診断手技を治療に応用する IVR

　血管内に挿入したカテーテルを，X 線で透視をしながら体内の目標臓器まで誘導し到達させる血管撮影の手技を出発点として，医用画像を頼りに体内の特定部位にカテーテルや穿刺針などを到達させる技術が発展し，これにより身体を切開することなく臓器に直接的な検査や治療を行うことが可能となってきた．こうした分野を **IVR**（interventional radiology）と称し（日本語では適切な訳語がなく，そのまま IVR と記載するのが通例である），ここ 30 年ほどで急速に成長した放射線診断学の新しい分野である．血管撮影の技術でアプローチする**血管系 IVR**（vascular IVR）と，X 線透視や CT，エコーなどを用いて血管を介さない経路で到達する**非血管系 IVR**（non-vascular IVR）とに大別され，前者では目的臓器に直接薬剤を投与したり，問題となる病変や出血部位の血管を人工的に塞栓して腫瘍の縮小や動脈性出血の止血を図ったり，逆に塞栓などで狭窄・閉塞して問題を生じている部位を拡張・再疎通させたり迂回路を形成するなどの手段を用いて治療を行う．後者では，体内の膿瘍に排出管（ドレーン）を直接刺入し排膿したり，生検針を到達させて病理学的検査を行ったり，腫瘍病巣を治療用の針で焼灼するなどが可能である．利用する材料によってさまざまな応用ができ，そのために用いるものも薬剤である場合もあれば医用材料の扱いとなる場合もある．

利用される薬品・材料類でよく用いられるものとして，油性ヨード造影剤，無水エタノール（腫瘍の凝固や血管の塞栓などに利用される），各種血管塞栓物質（ゼラチンスポンジ，PVA・シアノアクリレート系硬化剤，金属コイルなど），骨セメント，体内留置管として排液路（ドレーン），流通路確保（ステント），短絡路（シャント）などがあげられる．特に近年，腫瘍の治療における緩和ケアの領域で応用範囲が広がっており，重要性が高まっている．

3 放射線治療学の臨床と薬剤

a. 放射線治療技術の概要

X線を照射できる管球がつくられると，これを利用して病変への照射による治療という応用が試みられるようになったが，この試みは皮膚癌に対する治療を除いては効果をあげることができなかった．これは，X線管球が生じることのできるX線のエネルギーでは，治療効果を生むに足る線量を皮膚より深部に与えることができなかったためである．

X線が物体にあたって，どこまで深く電離作用を起こすことができるかは，そのX線のエネルギーの大きさに依存し，発生するX線のエネルギーの大きさはこれを生じる際に管球の電極間にかけられる電圧で決まる．撮影用に用いられるこうした**管球**という仕組みでは，電極間に印加できる電圧は数十～百kV程度のレベルにとどまり，このエネルギーでは水を主成分とする生体構成物質にはせいぜい数mmの深さまでしか有効線量を与えることができない．体内の臓器に必要な線量を与えることのできるX線を発生させるためには，X線管球という仕組みの限界を数十倍～百倍程度のレベルで上回るエネルギーが必要であった（図11-7）．

この規模のエネルギーのX線を発生するために投入されることになったのが加速器という技術である．現在の医療現場において最も普及しているのは**直線加速器**

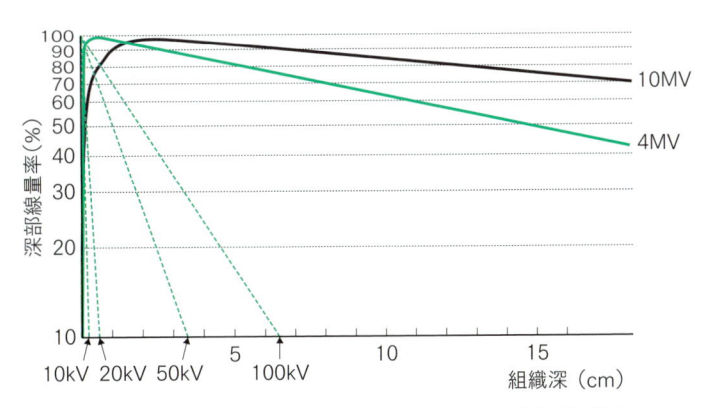

図11-7　X線のエネルギーと深部到達度の関係模式図
kV単位のエネルギーでは皮膚表面付近だけが被曝する．

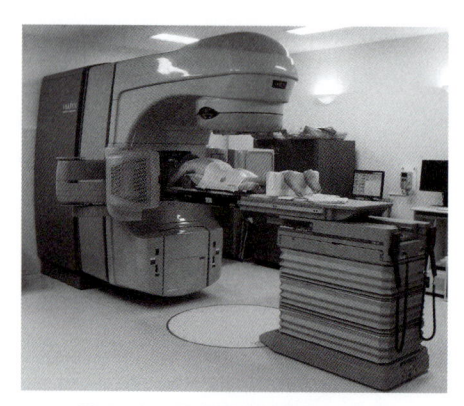

図 11-8　医療用直線加速器の例

[linear accelerator，略してライナック（linac）またはリニアック（lineac）]で，10 MV程度までの高エネルギーの X 線を発生できるようになり，体内の深部に存在する臓器へ治療に有効な線量を投与することが可能となった（図 11-8）．加速される粒子は電子であり，これを金属ターゲットに衝突させることで高エネルギー X 線を発生させるが，ターゲットを置かずに電子線自体を治療部位に照射することも可能である（生物学的な効果は X 線と大きく変わらないが，体内での線量分布の特性にやや違いが生じる）．医療用直線加速器は，患者を乗せた治療寝台（患者体軸）に対しこの X 線ビームを照射する方向を 360° 任意に回転させて選択することのできるガントリー，また照射範囲を必要な大きさに絞り込むコリメータなどの種々の機構により，患者体内で複雑かつ精密な照射対象容積（target volume）を形成することができ，その治療内容はコンピュータ技術の進歩にも支えられてこの 30 年ほどの間に目覚ましい高精度化をみせ，近年の悪性腫瘍の治療成績の向上に大きな役割を果たしている．直線加速器を搭載し，さらに特定の部位に X 線ビームを集中させることに特化した機構をもつ派生装置もみられる．

このように，放射線発生装置から得られる放射線を患者体外から照射し，体内の標的臓器まで透過させることにより照射する方法を**外照射**と呼び，放射線治療のなかでは最も汎用性が高く，主力となっている照射法である．これに対して，放射性同位元素を薬剤として体内に投与し，薬剤が標的病巣に集積する性質により照射を達成する核医学的手法としての**内照射**（p. 218 参照），および放射性同位元素を小さな粒や線のかたちに加工した**小線源**を標的臓器の内腔（腟内，食道内，胆道内など）に挿入することでその部位を集中的に照射する**腔内照射**，腫瘍塊内に針状・粒状・ピン状などに加工した小線源を局所麻酔下に直接刺入する**組織内照射**などの手法があり，腔内・組織内照射用の小線源治療装置として RALS（remote after-loading system：遠隔操作で小線源を体内に送り込むことにより実施者が被曝することなく治療を実施できる装置）がある．

人体に治療目的で用いられる放射線としては，加速器による高エネルギー X 線・電子線以外に，^{60}Co や ^{192}Ir などの放射性同位元素を放射線源として用いる γ 線（外照射

用の装置と小線源治療装置とがあり，特殊なものとして粒状の小線源を組織内に永久留置する治療法もある）．大規模で特殊な加速装置を用いる陽子線および重イオン線治療，研究段階のものとして中性子や負π中間子などもある．陽子線や重イオン線（現在用いられているのは炭素線）などの重粒子線治療は，一部先進医療として臨床への供用が始まっている．

b. 放射線治療による副作用とその対策

前項で紹介したように，放射線治療において種々の装置・線質が使われているのは，より強い治療効果が得られるものを求める意味のほかに，標的部位に十分な線量を投与する一方で標的以外には極力被曝させないようにする**線量分布の高精度化**を追求している結果でもあり，これは見方を変えると，標的以外の体内臓器には基本的に被曝を与えるべきではないことを意味している．腫瘍細胞に対し致死的効果をもたらす規模の被曝は，健常な臓器に対してもある程度の生物学的なダメージを与えることになり（詳細は9章を参照），目にみえるかたちでの明らかな症状を生じた場合，これは放射線治療を施行したことによる副作用ということになる．

放射線治療の理想は，腫瘍細胞のみに選択的に致死の線量を照射し，正常臓器にはあたらないようにすることであるが，悪性腫瘍には**浸潤**という性質があり，腫瘍細胞が周囲臓器組織に対し浸透するように広がっていくため両者の境界がはっきりせず，混在している状態の部分がかなりあると考えなければならない．したがって，照射の対象を顕微鏡レベル（細胞単位）で切り分けることができない限り，腫瘍細胞が広がっていると考えられる範囲を照射でカバーしようとすれば，その範囲に含まれる正常臓器の細胞もともに照射を受けることは避けられず，照射の対象となった範囲の臓器・組織には放射線による副作用が生じることはやむを得ない面がある．

放射線の生物学的影響の性質を応用して，腫瘍細胞への効果を十分発揮させつつ正常臓器への影響を軽減する工夫として**分割照射**（1回の線量を小さくし，これを毎日繰り返して目標の合計線量に達するまで多数回にわたって実施する）が用いられるが，これを行っても副作用をなくすことができるわけではない．既知の知見に基づく影響の予測のもとに，治療により生じる副作用が許容できる範囲のものであるかどうかを検討し（容認できない程度の被害を生じると予想される場合には放射線治療の実施自体を選択しないことにもなる），これを患者に説明し理解と同意を得たうえで，対応可能な対策を取りつつ治療を進めて行くことが必要になる．放射線による副作用は，大きく**急性反応**と**晩期障害**に大別され，前者は治療期間中から治療後間もない期間までに起こる炎症反応が主体であり，基本的に可逆性（治療をやめると回復する）で，内容によってはある程度の軽減策が可能である．後者はいわば後遺症的なもので，回復しない障害が残ったり治療後数ヵ月〜数年を経て遅発性に発症したりする（生じると致命的あるいはその後の生活に重大な影響を与える障害を生じるものもあるため，こうした危険性が高いと予想される治療内容になる場合は原則として放射線治療は適用されない）．

放射線による障害は原則的に照射を受けた部位に起こり，その結果どういう症状を生じるかはその部位にどのような臓器・組織が存在するかによって決まる．臓器・組織の種類により，どのくらいの線量で急性反応が起こるか，どのくらいの線量で晩期障害のリスクが出てくるか（どの程度の線量まで耐えられるかというとらえ方で**耐容線量**と表現される）の目安がおおむね知られており，すなわち放射線に弱い組織や放射線にかなり耐えられる組織といった違いが存在する．放射線に弱く重篤な副作用を生じる臓器が存在しない部位には放射線治療を適用しやすく，患者も治療による苦痛をあまり感じないですむが，部位によってはつらい副作用を我慢しながら治療を受けなければならないこともあり，治療完遂から回復に至るまでの十分なケアによるサポートが重要となる．

以下，臨床で多くみられるものとその対策についていくつか例示する．

1）放射線皮膚炎

皮膚に生じる反応は紫外線によるいわゆる日焼けに類似し，皮膚が黒くなる**色素沈着**や赤くなる**皮膚紅斑**などが生じることがある．紅斑は熱感やひりひりした痛み，瘙痒（かゆみ）などを伴うことがあり，瘙痒を伴う場合は皮膚表面の乾燥性変化を生じていることが多い．高度になると熱傷様となり，水疱形成やびらん（表皮が剥脱し湿潤面となる）に至ることもある．機械的・化学的刺激が加わると高度化を助長するので，当該部位の皮膚にはできる限り刺激を加えず（かいたりカミソリをあてたりしない），絆創膏や湿布剤などの貼用も避ける．対処は日焼け・熱傷に対するものとおおむね同様であり，臨床では副腎皮質ステロイド外用剤が用いられることが多いが，炎症の沈静化に有効である一方，症例によっては発赤や熱感を増強させる場合もあり，こうしたケースでは strong～strongest ランクより weak～mild ランクのものへの変更ないし副腎皮質ステロイド外用剤の中止を検討する．また，アズレン系外用剤は有害作用の心配が少なく使いやすいので推奨できる．表皮にびらんを生じてきた場合は，必要に応じ抗菌性外用剤（ゲンタマイシン，バシトラシンなど）の混和を検討することもある．外用剤の選択としては，成分に刺激性のあるもの（アルコール類など）を含まないものが適していると考えられる．いずれにせよあくまで対症的対処であり，基本的には照射の実施が終了すれば日数の経過とともに治癒に向かう．

熱傷と同様の対処として，局所の冷却も症状軽減効果がある．あまり強く冷却すると凍傷を生じる場合もあるので，氷水や枕用冷却材などをタオルなどで包んで間接的にあて，10～15 分程度冷やすにとどめるのがよい．

2）粘膜炎

頭頸部が治療対象となる場合は口腔・口唇・咽喉頭，胸部が対象の場合は食道の粘膜が，それぞれ炎症を起こしやすい．飲食・嚥下の際に痛みを生じ，また嚥下時につかえを感じるなどが主な症状で，患者にとってつらい副作用の1つである．口腔に関してはアズレン系含嗽剤の使用や，口腔ケアにより清潔を保つなどを主な対処とし，疼痛が強い場合は含嗽液に少量の局所麻酔薬（キシロカインなど）を混和して用いる場合もある．食道に関しては，嚥下痛に対しトラネキサム酸のシロップ剤を投与する

とある程度有効であることが多い．また，粘膜の修復を補助するアルギン酸ナトリウムの投与もよく行われる．

これらの粘膜炎症状により摂食量・水分摂取量が低下している場合，症状の回復まで必要に応じ点滴静注などによる補給を考慮する．

また，放射線による障害の成因が，照射によって生成される活性酸素類であると考えられていることから，活性酸素の作用を抑える効果を期待した薬剤の使用（小柴胡湯による含嗽など）が試みられている場合もあるが，明らかな効果があるとして広く評価されるに至っているものはまだないようである．

舌の粘膜の障害により，味覚の低下や異常な味覚を生じる場合もあり，治療後徐々にある程度までは回復することが多いが，最終的にあまり回復しなかったり回復までに非常に長期間を要したりすることもある．

3) 唾液腺障害

頭頸部領域が治療対象となる場合，唾液腺が障害され唾液分泌能の低下をきたすことがある．分泌量全体が低下し口腔乾燥を生じる場合と，唾液のなかでも漿液の分泌が特に障害され粘液のみが分泌されるため口腔内のねばつきを感じるようになる場合とがある．唾液分泌は口腔内（特に歯）の清浄度の維持に大きな役割を果たしており，分泌の低下が摂食や嚥下・味覚などに影響をもたらすのみならず齲歯（虫歯）や歯周病の発生・進行に悪影響を与える要素となる．障害された分泌能は，治療後日数の経過とともにある程度回復する場合もあるが，あまり回復が得られないままになることもあり，こうした場合は対症的にこまめに口を潤す，人工唾液製剤を使う，口腔ケアを受けるなどの対処が必要になる．症状の改善を狙ってピロカルピン製剤の投与が試みられることもある．

4) 消化管障害

腹部領域が照射対象となる場合，消化管粘膜上皮の障害によって下痢をきたすことがしばしばある（特に照射範囲が大きい場合に生じやすい）．対症的に，収斂薬・鎮痙薬・止痢薬など（ケイ酸アルミニウム，タンニン酸アルブミン，ブチルスコポラミン，ロペラミドなど）を適宜投与するが，程度が強いとこれらによるコントロールが困難で，ある程度治まるまで治療を一時休止する判断とせざるを得ないこともある（ただし，これは放射線治療の効果にはマイナスとなるので，可能な限り継続できることが望ましい）．

嘔気を生じる場合もあるが，通常あまり激しくはならず，処方を要しない程度か，メトクロプラミドやドンペリドンなどの処方で十分なことがほとんどである．ただし，まれにこれらで不十分な強い嘔気をきたす例もあり，この場合セロトニン受容体遮断性制吐薬のなかでグラニセトロンのみ放射線治療による嘔気に対する適応が認められている．

子宮頸癌や膀胱癌，前立腺癌など骨盤部領域の腫瘍を治療する場合，これらに伴って直腸が多くの線量を受けることになりやすい．この急性反応として，粘膜の炎症により排便時の疼痛や出血などがみられる場合があり，抗炎症用の坐剤を投与すると有

効であることが多い．ただし，こうした領域の治療では直腸の晩期障害（狭窄による腸閉塞，難治性潰瘍，穿孔による腹膜炎など）のリスクもあり，経過観察に注意を要する．

5）下部尿路障害

上記と同様に骨盤部領域の治療となる場合，膀胱および尿道が炎症を起こし，膀胱炎および尿道炎としての症状（頻尿，排尿困難，排尿時痛，血尿など）をきたすことがある．感染によるものと異なり抗菌薬の投与は有効ではなく，抗炎症薬（トラネキサム酸，NSAIDsなど）により症状の軽減を図るが，治療が継続していると炎症を生じる機序も続いていることになるので，あまり効果がみられない場合もある．男性では前立腺・膀胱頸部の平滑筋の緊張を低下させ排尿時の尿道抵抗を下げる効果をもつα遮断薬も有効であることが多く，尿勢や頻尿症状の改善が期待できる．

6）脳症状（頭痛，めまい，嘔気）

脳に対する照射を行う場合にみられることがある（特に，脳内の明らかな腫瘍病変があり，このためにすでにこうした症状を生じている症例では強く出ることがしばしばある）．対処はやはり対症的なもの（鎮痛薬・制吐薬の投与など）にとどまるが，照射により腫瘍病巣周囲の浮腫が増強して脳圧亢進症状としてこれらをきたしている場合は内減圧（濃グリセリンや D-マンニトールなどの点滴静注），副腎皮質ステロイドの投与などにより改善を図る．

脳全体に照射（全脳照射）を行った場合，晩期障害として認知機能の低下が現れるリスクがある．

7）白血球減少症

照射範囲の小さい治療では通常ほぼ問題にならないが，広範囲（大容積）に照射する場合や，化学療法が先行してすでに減少傾向の状態で放射線治療に入る場合，後述のように化学療法と併用して治療を行う場合などでは，ときに末梢血白血球数が極度に低下することがある．化学療法実施例では強力な顆粒球動員効果をもつG-CSF製剤の投与が可能であるが，放射線治療のみの症例では保険適用が認められないので，この場合には結核菌の菌体抽出物由来製剤を用いる（免疫系を刺激することにより間接的に白血球増多効果を示す）．ただし，効果は穏和で，極度に減少することを抑える程度にとどまるので，感染防御対策の指導（手洗い，マスク着用，生ものの摂食を控えるなど）をあわせて行う必要がある．

8）放射線宿酔

放射線治療の影響は，前述のごとく基本的には照射部位に生じるものであるが，ときに全身性の影響として倦怠感・易疲労感，眠気，嘔気，食欲不振，頭痛，めまいなどの不定愁訴的な全身症状をきたすことがあり，二日酔いの症状に例えて宿酔と表現される．照射範囲が広く，深部臓器に及ぶような場合に生じやすい傾向にあり，小範囲の照射では通常あまりみられない．成因はよくわかっておらず，照射開始からまもない頃に訴えが出るが，そのまま治療を続けていると数日から1週間程度であまり感じなくなるといった経過をとることが多い（個人差があり，遅れて出る場合やあまり

軽快せず治療終了まで続く場合などもある）．

通常あまり強い訴えになることはなく，治療が終了すれば軽快するので，経過観察と対症的な処置（頭痛の訴えがあれば鎮痛薬など）で十分であるが，脳転移の発生などによる新規の症状の可能性がないかどうかについて一応鑑別しておく必要がある．不調の訴えが強い場合，副腎皮質ステロイドの投与が著効することがあるが，副作用もあるので投与期間が長くならないよう工夫をする．

> **コラム**
>
> 　放射線治療を適切に標的病巣に作用させつつ，近傍の健常臓器への照射範囲・線量を最小限にするために，照射位置の再現性の高さは重要なポイントとなる．現在の直線加速器による外照射では，X線CTを用いた精密な照射位置照合作業（「位置決め」と称することが多い）が行われたのち，毎回の治療位置の再現性を高めるため患者の体表面に位置合わせのためのマークをつけることが多い．治療寝台に仰臥した患者に対し，左右および上方からレーザーマーカーによる光の線が投射され，この線をなぞってマーキングしておくと，2回目以降同様に治療寝台に仰臥した際，レーザーと皮膚マークを一致するように微調整することで位置の再現精度を高めることができる（図11-9）．このときマーキングに使用するインクは，通常の油性ペンなどでは容易に消えてしまい，外来通院で治療を行う患者などでは維持に困難があるため，皮膚への定着性の高い特殊なものを用いる．その内容は，顕微鏡検査で染色に用いられることのあるフクシンや酢酸カーミンなどの細胞浸透性の高い色素を主剤とする場合が多く，通常は各病院で院内製剤として放射線治療室から薬剤部門に調剤が依頼されているようである．
>
> **図11-9 治療寝台上の位置照合のためのレーザーマーカー**
> レーザー投射線に沿って皮膚にインクでマーキングする．

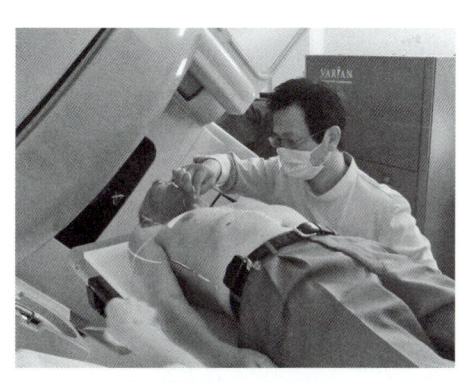

c．化学放射線治療

　腫瘍の集学的治療の3本柱として手術・化学療法および放射線治療があるが，放射

線治療の実施と平行して化学療法を加えることにより，相加的あるいは相乗的効果が生じ治療効果の向上が期待される（また，局所治療である放射線治療と全身的治療である化学療法が相補的に働き根治性を高める効果も見込める）．実際に，臨床試験により併用による有効性が認められている組み合わせも多数存在し，化学放射線治療用のレジメンとして登録されるものを多くみかけることになる．近年，薬剤師の病棟業務として化学療法用の注射調剤があり，また外来化学療法を手がける病院も増えてきているため，こうしたことは念頭においておくとよい．

ある薬物が組織内に存在する（投与された）状態で放射線の作用を増強させる効果をもたらす場合，これを増感効果と呼び，こうした増感作用を発揮すると考えられている化学療法薬として白金系製剤やフルオロウラシルなどが知られている（放射線増感剤として開発が進められている薬剤もいくつか存在するが，まだ実用ベースには乗っていない）．化学放射線治療（chemoradiotherapy）でも，こうした効果を期待して薬剤投与実施の直後に放射線治療を実施するよう求められることがある．

化学放射線治療では，効果の増強というメリットが得られる反面，副作用も増強する傾向にあることには注意を要する．また，当然ながら放射線治療単独では起こらない化学療法薬による副作用が並行して生じてくることになり，両面での対策を行っていく必要がある．

近年，腫瘍に対する薬物療法の分野に新たに加わった分子標的治療薬が多用されるようになってきているが，こうした薬剤のなかには放射線治療との併用により重篤な障害を生じるリスクのあるものも知られており，処方医にこうした情報を提供することは重要である．

4 核医学と薬剤師

前述のごとく，用いる手法（放射性医薬品の使用）によってくくられる分野であるため診断・治療の両面にまたがり，また放射性物質の管理・取り扱いに関する知識が必要になるなど，ほかの放射線診療と毛色の異なる独特の要素をもつ．本項では *in vivo* 核医学にかかわる内容を述べることとし，*in vitro* 核医学関連知識の詳細は6章を参照されたい．

臨床の *in vivo* 核医学を取りまく知識として，使用する放射性医薬品については7章，撮像モダリティについては8章，RIの管理とこれにかかわる法令については10章でそれぞれ紹介されているので，以下の内容についての具体的な部分はこれらの章を参照されたい．

a. 核医学検査の特性と存在価値

医用画像にはX線CTやMRIなど種々のものが存在し，技術の進歩により短時間で非常に精細な体内情報を提供してくれる．1つの部位を撮像した画像をみることで，その部位に存在するさまざまな異常（骨折，出血，変性・壊死，腫瘍，膿瘍など）

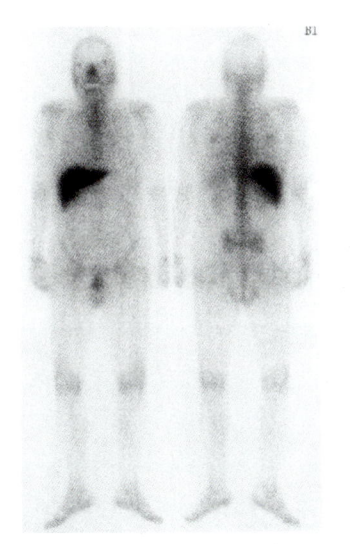

図11-10　ガリウムシンチグラフィ

を知ることができ，その大きさや臓器の形状，問題となる病変・臓器間の距離なども1〜0.5 mmといった単位の空間分解能で明瞭に読み取ることができる．一方，核医学画像はその原理上，空間分解能の高い画像を得ることができず（核医学のなかでも高いといわれるPETの分解能でもよくて3〜4 mmのレベル），対象RIの存在量を示す濃淡が画面上に点の集合としてぼんやりと現れる程度である（図11-10）．また，使用した放射性医薬品や撮像法によってわかることが限られており，ほかの画像のように1つの検査でさまざまな疾患を読み取って内容を識別することはできない．さらに，体内の臓器の形状すべてが画像に現れてこないため，得られた集積所見が体内のどの臓器・部位に該当するのか正確に把握することが難しい．こうした意味でいえば，核医学画像はX線CTやMRIなどに劣っていることは間違いなく，価値に乏しい手法であるように思われる（実際，かつて行われていた核医学検査のいくつかは，その他の医用画像の進歩によって存在意義を失い，現在はほぼ行われなくなっている）．

　しかし，高精細なX線CTの画像なら撮像範囲に存在する病的な変化をすべて読み取ることができるかといえばそうではない．異常の内容によっては，明らかな形態をもった病変の存在として，あるいは臓器の形状や画像上の色表現などの明らかな変化として画像に現れてくるものばかりとはいえず（例えば脳に明らかな萎縮などをきたしていない認知症をX線CTで診断するのは無理である），また画像上同定できる変化が生じている場合でもこれが常に容易に判読できるとも限らない（諸臓器・組織が複雑に入り組んで存在しているなかに紛れ込んでいる微小な病変，画像上の色表現のわずかな変化など）．MRIは，同じ部位に対し撮像条件を変えていくつかの画像を得ることにより，臓器のなかで異常を起こしている部位が明瞭な色表現の変化として表れてくるといった部分がX線CTと異なる特性をもっているが，一度の検査では限られた範囲しか観察できず，1つの部位の検査にかなり時間を要する（結果として全身

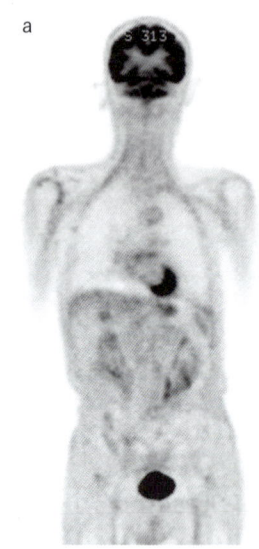

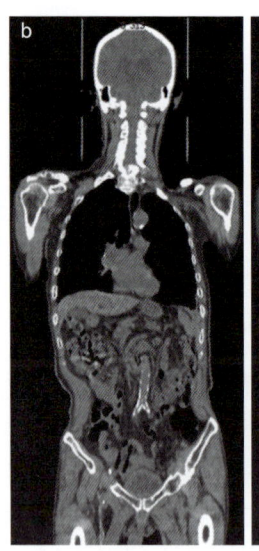

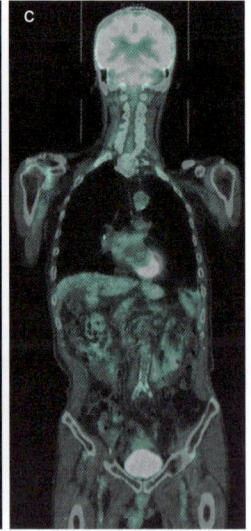

図 11-11　PET-CT による融合画像
a：FDG-PET による画像．
b：同部位の冠状断 X 線 CT．
c：両者の融合（重ね合わせ）画像．

の広い範囲を一度に評価するのは苦手である）などの欠点もある．

　これらに対し核医学検査では，調べたい臓器の機能や病変の特性などに合わせて選択できるトレーサーが，その生化学・生理学的性質によって対象臓器または病変に集積し，これによって観察したいものが画像のなかに自ら浮かび上がってくるという独特の性質をもつ（病態生理の画像化）．トレーサーが，観察したい病変などに対し特異性の高いものであれば，集積の有無によって問題とする病変であるかどうかの判別に役立つ場合もある．こうした特性は，うまく利用すれば臨床において非常に高い有用性を発揮するものであり，奥が深く面白さのある分野である．

　近年，この核医学検査の有用性を飛躍的に高めることになった大変革として，ほかの医用画像（X 線 CT など）との融合機の登場があげられる．上記のごとく，種々のモダリティはおのおの長所も短所もあり，それを組み合わせて判断することで役立てられてきたが，複合機として異種モダリティによる撮像結果の融合（fusion）画像を作成することにより，おのおのの弱点をカバーし相乗的効果をもたらすことに成功した（図 11-11）．核医学画像はみたいものが自らアピールしてくることによる診断能の高さをもつ反面，体内の位置の把握や臓器の形状観察が苦手であるという欠点をもつが，これを精緻な解剖学的画像である X 線 CT と組み合わせることで，集積像が体内のどの部位（臓器）に該当するものであるかを判読することが容易になり，かつ解剖画像から得られるその他の情報を集積像とあわせて判断することで，情報量が圧倒的に大きくなり，わかることが増え，診断能が大幅に向上することとなった．SPECT-CT および PET-CT というのがこうした装置で，特にトレーサーとして ^{18}F-FDG を用いた PET-CT は，悪性腫瘍の治療方針を決定するための主力画像として位置づけられるまでに至っている．最近では MRI との複合機（PET-MRI）も登場してきている．

> **コラム**
>
> 　核医学検査の感度は非常に鋭敏であり，ごくわずかな量の RI が存在するだけで画像上にこれを感知することができる．検査に用いる放射性医薬品は，一部では元素そのものの性質として集積の動態を示し，他方では狙いとする代謝物質（体内で利用される有機物やその類似物質，特定の受容体に吸着・結合する薬物分子など）に RI を結合させ放射性を付与したもの（この操作を「標識（label）する」と表現する）であるが，体内に投与して必要な部位に集積し画像上に検出するために要する物質量も非常に微量ですみ，放射化学の分野ではこれをトレーサー量と表現する．例えば薬物分子の場合でも，体内で薬理作用を発揮する濃度をはるかに下回る量であり，このため放射性医薬品は基本的に薬物としての作用（主作用，副作用とも）を生じることがなく，安全性は高い（ほぼ生理食塩水を静注しているのと変わらない）．ただし，一部トレーサー分子に脂溶性のものがあり，これを注射剤に溶解するためにエタノールを配合してある製剤があるため，血中にエタノールが急速に入ると不快な症状をきたす可能性があり，静注にあたっては非常に緩徐に注入する必要がある．

b. 病院における放射性医薬品管理の取り組み

　核医学検査に用いる放射性医薬品の管理に関する問題として，2011 年 9 月に新聞報道で取り上げられた不祥事の事例が知られている．ある病院で，小児に行う腎シンチグラフィ検査について，核医学検査担当の診療放射線技師が自己判断で（明瞭な画像を撮像するために），日本核医学会の定めた推奨投与量の 10 倍から 30 倍程度にあたる放射性医薬品を投与することが常態化していたという問題で，この背景には放射性医薬品の管理が診療放射線技師に任せきりになっており，医師も薬剤師も関与していなかったという実態がある．

　放射性医薬品も医薬品医療機器等法に定められた医薬品であることに変わりはなく，本来的には薬剤師による調製・管理がなされるのが当然であるが，RI を取り扱うという部分には特有の知識と技術が伴い，薬剤師教育において旧来この部分がおろそかにされていた面があること，薬剤の取り扱いに管理区域を必要とすることや最終的には核医学検査部門で使うこと，放射線関連の扱いには診療放射線技師のほうが慣れていることなどから，実は大半の病院では薬剤師ではなく診療放射線技師が検査用キット製剤の調製や放射性医薬品全般の管理などを行っているのが現実であった．

　上記の不祥事の報道を契機に，日本核医学会，日本核医学技術学会，日本放射線技師会，日本病院薬剤師会の 4 団体による放射性医薬品取り扱いガイドラインの策定が行われ，放射性医薬品を取り扱う医療機関においては当該医療機関の薬剤師のなかから放射性医薬品管理者を指名し，放射性医薬品の安全確保に関する業務の総括にあたらせることが盛り込まれた．また，このガイドラインに関する講習会が定期的に開催されるようになり，調製にあたる担当者は 5 年ごとにこの講習会またはこれに準じる

教育を受けることも指示されている（ただし，現在のところあくまで学術団体によるガイドラインであり，法的拘束力はない）．

実際の管理・運用にあたっては，放射線の安全管理に習熟した診療放射線技師の協力が不可欠であることには変わりなく，すべてを薬剤師が行わなければならないというものではないが，少なくとも管理の責任の一端を負う意識を明確にもち，積極的に関与することが求められるようになったことを理解しておく必要がある．

c．核医学による治療と薬剤師

前述のごとく，放射性医薬品の病巣への集積という性質は，その集積を画像にとらえるという診断の目的のほかに，その医薬品が出す放射線が局所への集中的な被曝を与えるものであれば治療の目的にも利用できることになる（この治療方法を内照射という）．撮像に寄与する放射線は物質透過力の高い電磁波（光子）であるγ線であり，診断のみが目的であればγ線のみを放出するRIが適しているが，集積部位に被曝を与える放射線としてはα線およびβ線があり，治療用の放射性医薬品はこれらを放出するRIを用いることになる．

β線による治療効果を利用する手法として長く用いられてきている代表例は甲状腺癌の治療に用いる^{131}Iである．ヨウ素は天然にも多く存在する元素で，海藻（草）類に多く含まれ，甲状腺ホルモンの合成原料となるため甲状腺に深いかかわりをもつ．このため，口から摂取されたヨウ素は甲状腺ホルモンを産生する細胞に取り込まれることになり，甲状腺癌で手術したあとの患者がヨウ素を摂取すれば，甲状腺ホルモンを産生する性質を踏襲している甲状腺癌の転移巣の細胞に取り込まれることになる．これを利用して，β線を放出する放射性ヨウ素である^{131}I（ヨウ化ナトリウムのカプセル製剤になっている）を投与すると，全身に多数の転移を生じているような場合でもこれらを1回の投与で同時に治療できる．^{131}Iはγ線も同時に放出するので，撮像を行うことによってヨウ素を取り込む性質のある転移巣の検出にも同時に役立つことになる（取り込みのみられた病巣には照射効果が働くことも推測される）．ただし，腫瘍を縮小・消失させるほどの被曝量に達する投与量となるため，γ線も相当量放射されることになり，体外への放射線量が法令で管理されるレベル以下に下がるまで，数日間専用病室への入院が必要となる．

一方，同じくヨウ化ナトリウム（^{131}I）カプセルの応用として甲状腺機能亢進症（バセドウ病）の治療があり，同様にβ線の照射で甲状腺機能を障害することにより機能を低下させる狙いで用いるが，この効果を得られる投与量は体外への放射線量が法令管理レベルを超えない範囲で足りるため，この場合はカプセルを服用後ただちに帰宅させることができる．

また，放射性ストロンチウム（^{89}Sr）を用いた悪性腫瘍の骨転移に対する治療も行われている．^{131}Iと違い純粋なβ線放出核種で，投与された患者から周囲の人への被曝を考慮する必要がないため専用病室への入院は不要である．骨の転移を起こしている病巣に強く取り込まれ，β線による照射効果を及ぼす．病巣は必ずしも縮小などの変

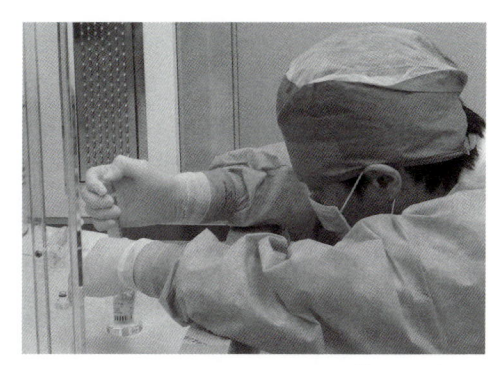

図 11-12　放射免疫性治療薬（^{90}Y-イブリツモマブ チウキセタン）調製中の薬剤師

化をきたすわけではないが，疼痛緩和効果が期待され，緩和医療領域で利用される．骨に取り込まれるのは，ストロンチウムがカルシウムと同族（第2族）の元素であり化学的性質が類似しているためであるが，このため注射時はカルシウムと同様，急速に静注すると熱感・顔面紅潮などの症状が出る場合があり，緩徐に静注する必要がある．

　近年実用化された核医学治療領域の薬剤として，悪性リンパ腫の一部に適応のある免疫抗体製剤（イブリツモマブ チウキセタン）がある．濾胞型B細胞性リンパ腫の表面発現抗原CD20に対する抗体製剤にβ線放出核種^{90}Yを標識したもので，実施できる医療機関は限られるがかなりの有効性を発揮する有望な治療手段である．実施にあたっては各医療機関でキットによる調製作業を行うことになるが，かなりの手間と時間を要する作業であり，講習を受けた医師または薬剤師が行う作業と定められているが，治療患者を担当する医師（通常は血液内科医）に当日その時間を費やしてもらうのは困難であることが多く，薬剤師にこの作業を担当してもらうことができるかどうかがその医療機関でこの治療を実施できるかどうかに大きくかかわる（図11-12）．このように，核医学部門における薬剤師の役割は，今後ますます重要になっていくと予想される．

索 引

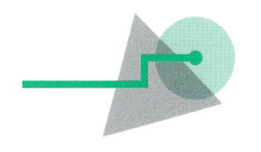

和文索引

1次宇宙線　42
1次電離　56
1次放射性核種　39
1標的1ヒットモデル　139
2次宇宙線　42
2次電子　56
2次放射性核種　42
2C3Dの原則　185
$4n$系列　41
$4n+1$系列　43
$4n+2$系列　41
$4n+3$系列　41

あ

悪性腫瘍診断薬　115
アクチニウム　41
　──系列　41
亜致死損傷　141
α壊変（α崩壊）　13
α線　27
α粒子　27
安定型異常　150
安定同位体（安定同位元素）　11
安定ヨウ素剤　199

い

イオフルパン　101
イオマゼニル　101
イオン加速器　47
イットリウムイブリツモマブ チウキセタン　118
遺伝的影響　154
イブリツモマブ チウキセタン　120, 219
イムノアッセイ　85
イムノラジオメトリックアッセイ　85
イメージングプレート　78
医薬品医療機器等法　95, 178
医療事故　4
医療被曝　137, 168, 193
医療用廃棄物　186
インジウムイブリツモマブ チウキセタン　117
陰性造影剤　125, 203

陰電子　14

う

ウェル型シンチレータ　69
宇宙線　42, 192
ウラン系列　41

え

永続平衡　22
エキサメタジムテクネチウム　100
液体シンチレーションカウンタ　69
液体シンチレータ　69
エコー　133, 206
エスケープピーク　68
〔N,N'-エチレンジ-L-システイネート(3-)〕オキソテクネチウム　100
X線画像検査　122, 203
X線コンピュータ断層撮影　124
X線造影剤　124
X線透視撮影　123
エネルギー依存性　75
エネルギー分解能　63
エリアモニタ　184
塩化インジウム　113
塩化ストロンチウム　118
塩化タリウム　105
塩酸 N-イソプロピル-4-ヨードアンフェタミン　101

お

オージェ効果　15
オージェ電子　15
オゾン層　163
オートラジオグラフィ　78, 88
親核種　13
音響インピーダンス　133
温度効果　145

か

ガイガー・ミューラー領域　59
外照射　208
外部被曝　137, 160
　──, 防護　180
壊変曲線　21
壊変系列　39
壊変図式　18
壊変定数　20
壊変律　20
壊変率（壊変数）　20, 24, 51

カウ・システム　48
ガウス分布　53
カウンタ　55
加温器　205
化学純度　84
化学的過程　138
化学的防護効果　144
化学発光　73
化学放射線治療　214
核医学　203
　──検査　95, 126, 214
核異性体　12, 16
　──転移　16
核エネルギー　11
殻構造　8
核子　8
核磁気共鳴　129
核実験　195
核種　11
核スピン　19
確定的影響　137, 168
核反応　39, 44
　──断面積　35
核分裂　44
　──収率　45
　──生成物　45
　──片　44
確率的影響　137, 168
核力　9
下限数量　172
可視光線　161
ガス増幅　56
ガスフロー計数管　60
ガスモニタ　184
数え落とし　61
加速質量分析　92
過テクネチウム酸ナトリウム　106
過渡平衡　22
下部尿路障害　212
ガラクトシル人血清アルブミンジエチレントリアミン五酢酸テクネチウム　112
肝機能診断薬　109
環境基本法　198
環境放射線　2
間接希釈法　88
間接作用　137
眼底検査　134
ガンマカメラ　126

γ線 32
γ線スペクトロメトリー 67
γ転移 16
管理区域 173
緩和ケア（緩和医療） 202
緩和現象 130

き
幾何学的効率 52
機器効率 52
希釈効果 143
輝尽性蛍光体 78
キセノン吸入用ガス 109
軌道電子 8
　── 捕獲 11,15
逆2乗の法則 180
逆バイアス電圧 63
吸収線量 36,169
急性放射線障害 155
強β線放出種 15
許可・届出使用者 173
キレート化 96
緊急被曝医療 199

く
腔内照射 208
空乏層 63
クエン酸ガリウム 115
クエンチング 70
グリッド付電離箱 58
グリッド付パルス電離箱 80
クリプトンジェネレータ 108
グレイ 37,169
クロム酸ナトリウム 113
クーロン障壁 17
クーロン力 8

け
蛍光ガラス線量計 77
計数効率 52
計数率 51
結合エネルギー 9
原子 7
原子核 7
　── 反応 44
原子質量単位 8
原子番号 8
原始放射性核種 39
原子炉 46

こ
光輝尽発光 78
光刺激ルミネセンス線量計 77
公衆被曝 169,194
高純度型Ge半導体検出器 65

甲状腺癌 117,218
甲状腺機能亢進症 117
甲状腺機能診断薬 106
甲状腺疾患治療薬 117
光線過敏症 163
光電効果 32
光電子 32
　── 増倍管 65,67
光量子 32
国際原子力機関 195
国際原子力事象評価尺度 189
国際放射線防護委員会 167
個人被曝線量計 77
個人モニタリング 184
コッククロフト・ワルトン型加速器 49
骨疾患診断薬 112
骨転移部位，疼痛緩和 118
コロイド 97
コンプトン効果 32

さ
サイクロトロン 47
再結合領域 56
歳差運動 130
再生係数 182
細胞周期，放射線感受性 147
細胞，放射線感受性 147
錯体 96
サーベイメータ 74,184
酸素効果 144
　── 比 144
サンドイッチ法 87
散乱 28

し
ジエチレントリアミン五酢酸
　── インジウム 102
　── テクネチウム 111
ジェネレータ 48,96
紫外線 161
しきい線量 168
磁気共鳴画像法 129,205
自然計数 53
自然放射線 137,192
実効線量 36,169
実効半減期 159
質量吸収係数 34
質量欠損 9
質量数 8
質量阻止能 28
自発核分裂 16,45
シーベルト 37,169
ジメルカプトコハク酸テクネチウム 111

遮へい 181
準安定 12,16
準しきい線量 140
障害防止主任者 179
消化管障害 211
照射線量 36
消滅ガス 60
消滅放射 16
　── 性核種 43
　── 線 16
職業被曝 168,194
食品衛生法 198
除染 185
心機能診断薬 102
腎機能診断薬 111
シンクロサイクロトロン 50
シンクロトロン 50
　── 放射光 50
人工放射性核種 39,46
人工放射線 192
腎性全身硬化症 206
身体的影響 154
診断用放射性医薬品 96
シンチグラフィ 126
シンチレーション 65
　── カメラ（シンチカメラ） 126
　── 検出器 65
シンチレータ 65

す
水溶性ヨード化合物 126
スミア法 184

せ
正孔 63
生成核 44
生成核種 13
制動放射 31
生物学的半減期 4,159
生物効果比 139
生物的過程 138
赤外線 161
赤血球寿命測定 113
線エネルギー付与 28,139
線吸収係数 34
線形加速器 49
線減弱係数 182
潜在的致死損傷 141
染色体異常 148
染色体型異常 149
染色分体型異常 149
全身カウンタ 185
線量減少率 145
線量限度 169

そ

造影　203
造影剤　203
増感効果　145, 214
造血骨髄診断薬　113
相対誤差　53
組織加重係数　37, 170
組織集積性　158
組織内照射　208
組織, 放射線感受性　151
阻止能　28
存在度　11

た

体外診断用放射性医薬品　120
体外被曝　137
胎児被曝　157
体内被曝　137
耐容線量　210
唾液腺障害　211
ターゲット核　44
ダストモニタ　184
縦緩和　130
多標的1ヒットモデル　140
単光子放出断層撮影　92, 126
単純X線撮影　122
弾性散乱　31
端窓型GM計数管　59

ち

チェレンコフ効果　73
逐次壊変　21, 40
中性子　8, 35
 ── 線　35
 ── 捕獲（反応）　36, 44
中性微子　14
超音波検査　133, 206
直接希釈法　88
直接作用　137
直線加速器　49, 207
治療用放射性医薬品　99, 117

て

テクネチウムスズコロイド　110
テクネチウム大凝集人血清アルブミン　108
テトロホスミンテクネチウム　103
電圧パルス　56
電気素量　8
電子　7
電子式ポケット線量計　78
電子対生成　32
電子なだれ　56, 62
電子ボルト　8

電磁波　13
天然存在比　11
天然放射性核種　39
電離　54
電離箱　58
 ── 式サーベイメータ　75
 ── 領域　56
電離放射線　12
電流型電離箱　58

と

同位体（同位元素）　11
 ── 希釈分析　88
 ── 効果　83
 ── 担体　24
等価線量　36, 169
同時計数回路　70
同重体　11
同中性子体　12
特性X線　13
特定許可使用者　173
突然変異　148
ドプラ法　133
トリウム系列　41
トレーサー　83
 ── 実験　15
 ── 量　217
トロン　41
トンネル効果　17

な

内視鏡検査　134
内照射　208, 218
内部転換　16
 ── 電子　16
内部被曝　137, 158
 ──, 防護　183
軟β線放出核種　15

に

2次宇宙線　42
2次電子　56
2次放射性核種　42
二重希釈法　88
二重造影　204
乳化シンチレータ　70
入射粒子　44
ニュートリノ　14

ね

熱中性子　35, 46
 ── 照射　46
熱ルミネセンス線量計　77
ネプツニウム系列　43
年代測定　43

粘膜炎　210

の

脳機能診断薬　100
脳脊髄液腔病変診断薬　102

は

バイオアッセイ法　185
倍加線量　148
波高分析器　65, 67
波長変換体　70
白血球減少症　212
パリティ　19
パルス型電離箱　58
パルス波高　56
半価層　34, 182
半減期　20, 39
反射波　133
半導体検出器　62
晩発性障害　156

ひ

p-n接合型半導体検出器　64
光核反応　44
ヒット論　139
飛程　28
比電離度　29
非電離放射線　12, 161
人血清アルブミンジエチレントリアミン五酢酸テクネチウム　106
ヒドロキシメチレンジホスホン酸テクネチウム　112
被曝事故　189
皮膚インク　213
皮膚紅斑　210
比放射能　24
ヒューマンカウンタ　185
標準偏差　53
標的の核　44
標的説　139
表面障壁型半導体検出器　64, 80
N-ピリドキシル-5-メチルトリプトファンテクネチウム　109
比例計数管　58
比例計数領域　58
ピロリン酸テクネチウム　106

ふ

不安定型異常　150
ファン・デ・グラフ型加速器　49
フィチン酸テクネチウム　110
フォールアウト　192
副腎疾患診断薬　114
物理学的半減期　3, 159
物理的画像診断法　121

物理的過程　138
ブラッグ曲線　29
プラトー特性　61
フルデオキシグルコース　116
分解時間　61
分割照射　209

へ
平均結合エネルギー　10
平均致死線量　139
ヘキサキス（2-メトキシイソブチルイソニトリル）テクネチウム　102
ベクレル　24,51
β壊変（β崩壊）　14
β$^+$壊変　15
β$^-$壊変　14
β線　30
β$^-$粒子　30
ベルゴニー・トリボンドゥの法則　147
ベント　2

ほ
崩壊定数　20
方向依存性　75
放射化学純度　85
放射化分析　90
放射性医薬品　95,126
　——, 基準　95,179
　——, 定義　95
　——, 分類　95
放射性医薬品取り扱いガイドライン　5,217
放射性壊変（放射性崩壊）　13
放射性核種　3
　——, 純度　84
放射性同位元素（放射性同位体）　3,11,172,203
放射性廃棄物　186
放射線　12,172
放射線加重係数　37,169
放射線感受性　147,151
放射線管理　167
　—— 状況報告書　178
放射線業務従事者　176
放射線効果　84
放射線作業者　179
放射線事故　195
放射線宿酔　212
放射線障害　137
　—— 予防規程　176
放射線照射　4
放射線診断　202
放射線測定器　54
放射線治療　202,207

放射線取扱主任者　175
放射線皮膚炎　210
放射線防護　167
　——, 3原則　180
　—— 体系　168
放射線モニタリング　183
放射能　13
　—— 濃度　25
放射平衡　21,23
放出粒子　44
ポジトロン　15,128

ま
マイクロバブル　206
魔法の数　10
マルチチャネル波高分析器　67
マンモグラフィ　123

み
水モニタ　184
ミルキング　48

む
娘核種　13
無担体状態　24,46
無担体放射性核種　44

め
メタヨードベンジルグアニジン
　——（^{123}I）　104
　——（^{131}I）　107
メチレンジホスホン酸テクネチウム　113
滅菌　92
メルカプトアセチルグリシルグリシルグリシンテクネチウム　111

も
モダリティ　202

ゆ
融合画像　216
誘導核分裂　45
誘導放射性核種　43

よ
ヨウ化ナトリウムカプセル
　——（^{123}I）　107
　——（^{131}I）　117
NaI（Tl）シンチレーション
　—— カウンタ　68
　—— 式サーベイメータ　75
ヨウ化人血清アルブミン　106
ヨウ化メチルノルコレステノール　114

陽子　8
陽性造影剤　125,203
陽電子　15,32,128
　—— 放出断層撮影　92,127
横緩和　130
15-(4-ヨードフェニル)-3 (R,S)-メチルペンタデカン酸　104
3-ヨードベンジルグアニジン
　——（^{123}I）　104
　——（^{131}I）　107

ら
ライナック　49,208
ラジオイムノアッセイ　85
ラジオルミノグラフィ　78
ラジカル　141
　—— スカベンジャー　144
ラド　37
ラムサール　2

り
リアルタイムバイオラジオグラフィ　93
リツキシマブ　119
立体角　52
リニアック　49,208
硫酸バリウム　126,204
粒子線　13
臨界　46

れ
励起　54
レム　37
連鎖反応　46
レントゲン　37

欧文索引

A

α-disintegration（α-decay） 13
α-ray 28
absorbed dose 36,169
abundance 11
Ac 41
acute radiation syndrome 155
annihilation radiation 16
appliance efficiency 52
ARG（autoradiography） 78,88
artificial radionuclide 46
atom 7
atomic mass unit 8
atomic number 8
atomic reactor 46
Auger effect 15
Auger electron 15

B

β-disintegration（β-decay） 14
β-ray 30
B 細胞性腫瘍 118
BF₃比例計数管 59
BG（background） 53
binding energy 9
boron trifluoride counter 59
Bq（becquerel） 24,51
Bragg curve 29
braking radiation 31
build-up factor 182

C

carrier free 24
characteristic X-rays 13
chemiluminescence 73
chemoradiotherapy 214
Cherenkov effect 73
Ci（curie） 24
coincidence circuit 70
Compton effect 32
contrast enhancement 203
contrast media 203
counter 55
counting efficiency 52
counting loss 61
counting rate 51
cow system 48
cpm（counts per minute） 51
cps（counts per second） 51
⁵¹Cr 113
critical 46

cross section 35
current type ionization chamber 58
cyclotron 47

D

daughter nuclide 13
decontaminate 185
delayed effect 156
depletion layer 63
deterministic effect 137,168
diluent effect 143
direction dependency 75
disintegration（decay）constant 20
disintegration law 20
disintegration rate 51
disintegration scheme 18
DNA 修復機構 146
dose limits 169
doubling dose 148
dpm（disintegration per minite） 24,51
dps（disintegration per second） 20,24,51
DRF（dose reduction factor） 145

E

EC（electron capture） 15
effective dose 36,169
elastic scattering 31
electric pocket dosimeter 78
electron 7
—— avalanche 56
emitted particle 44
emulsion scintillator 70
end window type GM counter 59
energy dependency 75
energy resolution 63
enhancement 203
equivalent dose 36,169
escape peak 68
eV（electron volt） 8
excitation 54
exemption level 172
exposure dose 36
external exposure 137

F

Feather の式 80
¹⁸F-FDG 116
fission fragment 44
fission yield 45

G

γ-ray 32
—— spectrometry 67
γ-transition 16
gas flow counter 60
gas multiplication 56
Gaussian distribution 53
generator 48
genetic effect 154
geometric efficiency 52
GM 計数管 59
—— 式サーベイメータ 75
GM 領域（Geiger-Müller region） 58
grided ionization chamber 58
Gy（gray） 37,169

H

half life 20
half-value layer 182
hard β emitter 15
high-purity Ge semiconductor detector 65
hit theory 139
human counter 185

I

IAEA 195
IC（internal conversion） 16
ICRP（International Commission on Radiation Protection） 167
¹²³I-IMP 101
¹²³I-IPMPDA 104
¹²³I-MIBG 104
¹³¹I［ヨウ化ナトリウムカプセル］ 117,218
¹³¹I-MIBG 107
immunoassay 85
¹¹¹In 113
¹¹¹In-イブリツモマブ チウキセタン 117
¹¹¹In-DTPA 102
in situ ハイブリダイゼーション 88
in vitro 核医学 203
in vitro 放射性医薬品 120
in vivo 核医学 203
incident particle 44
individual monitoring 184
induced fission 45
induced radionuclides 43
INES（International Nuclear Event Scale） 189
infrared rays 161
internal exposure 137

ion recombination region　56
ionization　54
　── chamber　58
　── ── region　56
ionizing radiation　12
IRMA（immunoradiometric assay）　85
isobar　11
isotone　12
isotope　11
　── dilution analysis　88
　── effect　83
isotopic carrier　24
IT（isomeric transition）　16
IVR（interventional radiology）　126, 206

K L

^{81m}Kr ジェネレータ　108
LET（linear energy transfer）　28, 139
linear accelerator　208
linear attenuation coefficient　182
liquid scintillator　69
LSC（liquid scintillation counter）　69

M

magic number　10
mammography　123
mass defect　9
mass number　8
mass stopping power　28
medical exposure　137, 168
metastable　12, 16
MRI（magnetic resonance imaging）　129, 205
　── 造影剤　132
multichannel pulse height analyzer　67

N

n 型半導体　64
NaI（Tl）シンチレーション式サーベイメータ　75
NaI（Tl）scintillation counter　68
natural abundance ratio　11
natural radiation　137
negative semiconductor　64
negatron　14
neutrino　14
neutron　8
　── beam　35
　── capture（reaction）　36, 44
NMR（nuclear magnetic resonance）　129
non-ionizing radiation　12, 161
nuclear fission　44
nuclear force　9
nuclear isomer　12, 16
nuclear reaction　39, 44
nucleon　8
nucleus　7
nuclide　11

O

^{15}O 標識 gas-PET　117
occupational exposure　168
OER（oxygen enhancement ratio）　144
orbital electron　8
OSLD（optically stimulated luminescence dosimeter）　77
oxygen enhancement effect　144

P

p 型半導体　64
pair production　32
parent nuclide　13
personal dosimeter　77
PET（positron emission tomography）　92, 127
PET 診断廃棄物　186
PHA（pulse height analyzer）　65, 67
photoelectric effect　32
photoelectron　32
photon　32
PLD（potentially lethal damage）　141
PMT（photomultiplier tube）　65, 67
p-n junction semiconductor detector　64
positive hole　63
positive semiconductor　64
positron　15, 32
PR ガス　59
primary ionization　56
primary radionuclides　39
produced nuclide　13
product nuclide　44
proportional counter　58
proportional region　58
proton　8
PSL（photo-stimulated luminescence）　78
public exposure　168
pulse hight　56
pulse type ionization chamber　58

Q

Q ガス　61
quenching　70
　── gas　60

R

rad　37
radiation control　167
radiation effect　84, 137
radiation handlingworker　176
radiation monitoring　183
radiation protection　167
　── ── supervisor　175
radiation weighting factor　37, 169
radioactivation analysis　90
radioactive disintegration（radioactive decay）　13
radioactive equilibrium　23
radioactivity　13
radiopharmaceutical standard　179
range　28
RBE（relative biological effect）　139
RBR（real-time bioradiography）　93
regulations on prevention of radiation hazards　176
relative error　53
rem　37
resolution time　61
reverse bias heating　63
RI（radioisotope）　11, 203
　── 規制法　171
RIA（radioimmunoassay）　85
RLG（radio-luminography）　78
RPLD（radiophoto luminescence dosimeter）　77

S

SA（specific activity）　24
scattering　28
scintillation　65
　── detector　65
scintillator　65
secondary electron　56
secondary radionuclides　42
secular equlibrium　22
semiconductor detector　62
SF（spontaneous fission）　16, 45
shell structure　8
SLD（sublethal damage）　141
smear test　184
soft β emitter　15
solid angle　52

somatic effect　154
specific ionization　29
SPECT（single photon emission computed tomography）　92, 127
^{89}Sr　118, 218
stable isotope　11
stimulable phosphor　78
stochastic effect　137, 168
stopping power　28
surface barrier type semiconductor detector　64
survey meter　74
Sv（sievert）　37, 169
system of radiation protection　168

T

T$_1$緩和　130
T$_1$強調画像　130
T$_2$緩和　130
T$_2$強調画像　130

target nuclide　44
target theory　139
^{99m}Tc-DMSA　111
^{99m}Tc-DTPA　111
^{99m}Tc-ECD　100
^{99m}Tc-HMDP　112
^{99m}Tc-HM-PAO　100
^{99m}Tc-MAG3　111
^{99m}Tc-MDP　113
^{99m}Tc-MIBI　102
^{99m}Tc-PMT　109
thermal neutron　35
threshold dose　168
tissue weighting factor　170
^{201}Tl　105
TLD（thermoluminescence dosimeter）　78
tracer　83
transient equlibrium　22

U V

ultrasonic waves　133
ultraviolet rays　161
visible rays　161
voltage pulse　56

W

wavelength convertor　70
well-type scintillator　69
whole-body counter　185

X Y

X線画像検査　122, 203
X線CT（computed tomography）　124
^{133}Xe吸入用ガス　109
^{90}Y-イブリツモマブ チウキセタン　118, 219

放射薬品学

2015年12月1日　第1刷発行	著　者　小佐野博史, 志村紀子, 原武　衛,
2024年1月31日　第3刷発行	坂本　光, 奈良場博昭, 岸本成史,
	小原東也
	発行者　小立鉦彦
	発行所　株式会社　南江堂
	〒113-8410　東京都文京区本郷三丁目42番6号
	☎(出版)03-3811-7236　(営業)03-3811-7239
	ホームページ https://www.nankodo.co.jp/
	印刷　三報社印刷／製本　ブックアート
	装丁　渡邊真介

Radiopharmacy
©Nankodo Co., Ltd., 2015

定価は表紙に表示してあります.　　　　　　　　　　　　　Printed and Bound in Japan
落丁・乱丁の場合はお取り替えいたします.　　　　　　　　ISBN978-4-524-40318-9
ご意見・お問い合わせはホームページまでお寄せください.

本書の無断複製を禁じます.

JCOPY 〈出版者著作権管理機構 委託出版物〉

本書の無断複製は, 著作権法上での例外を除き, 禁じられています. 複製される場合は, そのつど事前に, 出版者著作権管理機構(TEL 03-5244-5088, FAX 03-5244-5089, e-mail: info@jcopy.or.jp)の許諾を得てください.

本書の複製(複写, スキャン, デジタルデータ化等)を無許諾で行う行為は, 著作権法上での限られた例外(「私的使用のための複製」等)を除き禁じられています. 大学, 病院, 企業等の内部において, 業務上使用する目的で上記の行為を行うことは私的使用には該当せず違法です. また私的使用であっても, 代行業者等の第三者に依頼して上記の行為を行うことは違法です.